Hefte zur Unfallheilkunde

Beihefte zur Zeitschrift „Unfallheilkunde/
Traumatology"

Herausgegeben von J. Rehn und L. Schweiberer

160

Verletzungen des Schultergürtels

15. Reisensburger Workshop zu Ehren von M. Allgöwer
18.–20. Februar 1982

Herausgegeben von
Caius Burri und Axel Rüter

unter Mitarbeit von
M. Allgöwer (Basel), H. Arzinger-Jonasch (Leipzig), W. Bandi (Bern),
C. Burri (Ulm), H. Ecke (Gießen), F. zu Eulenberg (Stuttgart),
G. Friedebold (Berlin), A. Guggenbühl (Grenchen), G. Hierholzer
(Duisburg), U. Holz (Stuttgart), M. Jäger (München), K. H. Jungbluth
(Hamburg), L. Kempf (Mannheim), W. Keyl (München), L. Kinzl (Ulm),
E. H. Kuner (Freiburg), H. Loeprecht (Ulm), L.-J. Lugger (Innsbruck),
D. Marcus (Mainz), P. Matter (Davos), P. M. Max (Duisburg),
C. Mennicken (Mannheim), U. Mommsen (Hamburg), F. Mydla (Freiburg),
A. Pannike (Frankfurt), K. Parsch (Stuttgart), R. Plaue (Mannheim),
J. Poigenfürst (Wien), J. Rehn (Bochum), Th. Reiler (Wien), G. Ritter
(Mainz), A. Rüter (Ulm), O. Russe (Innsbruck), R. K. Schenk (Bern),
W. Schlickewei (Freiburg), K. P. Schmit-Neuerburg (Essen), W. Spier
(Ulm), E. Trojan (Wien), H. Weigand (Mainz), H. Weiss (Essen),
S. Weller (Tübingen), A. N. Witt (München), O. Wörsdörfer (Ulm),
D. Wolter (Hamburg), H. Zilch (Berlin)

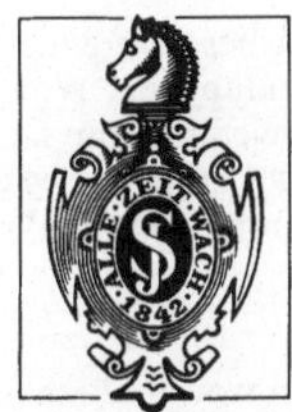

Springer-Verlag
Berlin Heidelberg New York 1982

Reihenherausgeber:

Prof. Dr. Jörg Rehn, Chirurgische Universitätsklinik und Poliklinik
der Berufsgenossenschaftlichen Krankenanstalten „Bergmannsheil",
Hunscheidtstraße 1, D-4630 Bochum

Prof. Dr. Leonhard Schweiberer, Direktor der Universitätsklinik
München-Innenstadt, Nußbaumstraße 20, D-8000 München 2

Mit 194 Abbildungen

ISBN-13:978-3-540-11767-4   e-ISBN-13:978-3-642-81886-8
DOI: 10.1007/978-3-642-81886-8

CIP-Kurztitelaufnahme der Deutschen Bibliothek.
Verletzungen des Schultergürtels. 15. Reisensburger Workshop zu Ehren von M. Allgöwer,
18.–20. Februar 1982. Hrsg. von Caius Burri u. Axel Rüter. Unter Mitarb. von M. Allgöwer... –
Berlin ; Heidelberg ; New York : Springer, 1982. (Hefte zur Unfallheilkunde ; 160)
ISBN-13:978-3-540-11767-4

NE: Burri, Caius [Hrsg.]; Allgöwer, Martin [Mitverf.]; Workshop zu Ehren von M. Allgöwer
<1982, Reisensburg>; GT

Vorwort

Vom 18. – 20. Februar 1982 fand auf Schloß Reisensburg die 15. Arbeitstagung zur klinischen Traumatologie statt. 45 Fachleute beschäftigten sich mit der Problematik von Verletzungen des Schultergürtels, wobei in Vorträgen und ausgiebigen Diskussionen die Biomechanik, Pathophysiologie, Diagnostik und Therapie sowie die Nachbehandlung der Traumafolgen in diesem wichtigen Skelettabschnitt abgehandelt wurden. Die Thematik umfaßte die Frakturen von Clavicula, Scapula und Humeruskopf sowie die Luxationen an den Gelenken des Schultergürtels. Ein spezielles Gewicht wurde auf die Weichteilverletzungen, insbesondere die Ruptur der Rotatoren am Schultergelenk sowie auf die Verletzungen von Gefäßen und Nerven gelegt.

Es hat sich dabei gezeigt, daß auch Experten über banale und alltägliche Probleme, wie z.B. die Claviculafraktur, ausgiebig diskutieren können. Die Indikationen zum operativen Vorgehen bei Brüchen des Schlüsselbeines, des Schulterblattes und des Oberarmkopfes konnten klar erarbeitet werden. Die Osteosynthese an der Scapula setzt eine genaue Anatomiekenntnis voraus, auch partielle Nervenschädigungen sollten vermieden werden können. In der Behandlung der Humeruskopffraktur scheint sich eine Tendenz zur vermehrten Anwendung „halboffener" Verfahren abzuzeichnen, indem die geschlossene Spickdrahtosteosynthese aus guten Gründen wieder vermehrt Anwendung findet. Viel zu wenig bekannt ist auch heute noch die Diagnostik der Rotatorenverletzungen, hier bringt die frühe Arthrographie eine signifikante Entscheidungshilfe für aktives Handeln. Diese häufig übersehene Verletzung führt in vielen Fällen zu einem Dauerschaden, der bei richtiger Diagnostik und adäquatem technischen Vorgehen vermieden werden kann.

Der vorliegende Band der Hefte zur Unfallheilkunde, vom Springer-Verlag in kurzer Zeit nach dem Workshop herausgebracht, enthält sämtliche Referate der Fachvertreter der entsprechenden Gebiete sowie die in ausgiebig und offen geführten Diskussionen gemeinsam erarbeiteten Schlußfolgerungen und Empfehlungen, die dem praktisch tätigen Unfallchirurgen eine wertvolle Hilfe bei seiner täglichen Arbeit sein möchten.

Der 15. Reisensburger Workshop stand im Zeichen der Ehrung von Professor Martin Allgöwer, anläßlich seines 65. Geburtstages. Organisatoren und Teilnehmer widmen ihm deshalb diesen Band in großer Dankbarkeit für seine wertvollen Beiträge in der Traumatologie und in voller Anerkennung seines unermüdlichen Einsatzes zum Wohle des unfallverletzten Patienten.

Die Ulmer Unfallchirurgen als Organisatoren des workshops danken allen Teilnehmern für ihre wertvollen Beiträge und Diskussionsvoten sowie dem Verlag für seine speditive und saubere Arbeit.

Ulm, im April 1982   C. Burri   A. Rüter

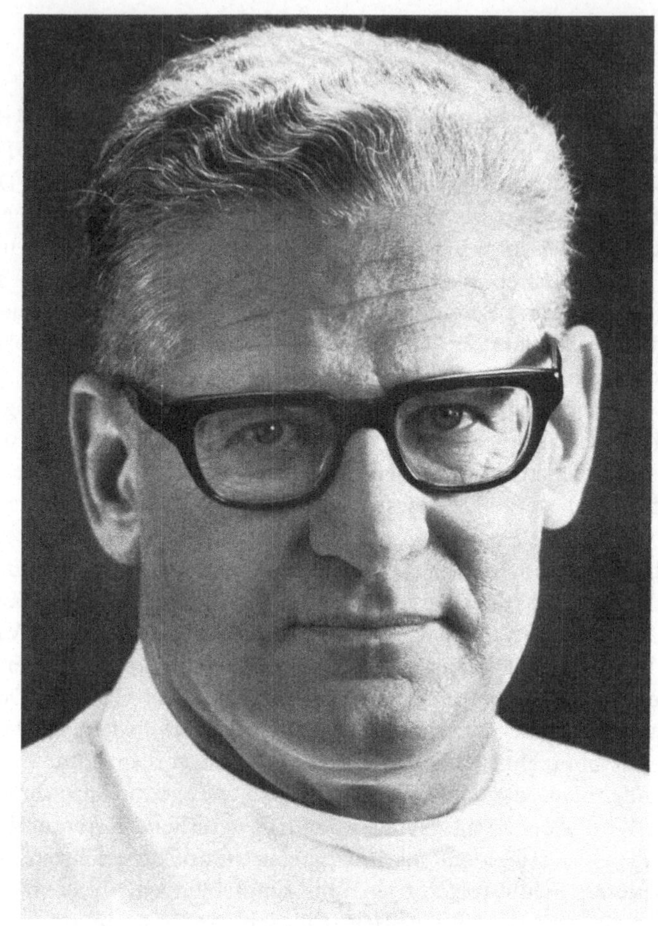

Prof. Dr. M. Allgöwer

Prof. Martin Allgöwer zum 65. Geburtstag

Martin Allgöwer wurde am 5. Mai in St. Gallen (Schweiz) geboren, schloß das Medizinstudium in Basel 1942 ab, wo er auch seine Ausbildung zum Chirurgen begann. Die experimentellen Grundlagen für seine Habilitation „The Cellular Basis of Wound Repair" erarbeitete er in Basel (CIBA-Forschungslabor) und in Texas (Prof. Blocker und Prof. Pomerat). Zwei Jahre nach erfolgreicher Habilitation wurde M. Allgöwer 1956 zum Chefarzt der Chirurgie am Kantonsspital Chur gewählt, die er in der Folge über 10 Jahre mit größtem Geschick leitete und zu Weltruf führte. Sicher als eines der bedeutendsten Ereignisse im Berufsleben des Jubilars muß die Gründung der Arbeitsgemeinschaft für Osteosynthesefragen (AO) und des Forschungsinstitutes in Davos 1958 bezeichnet werden. 1967 wurde M. Allgöwer auf den Lehrstuhl für Chirurgie an der Uni Basel berufen, den er bis heute integral vertreten hat. Die zahlreichen Ehrungen, die ihm zuteil wurden, belegen seine internationale Bedeutung und Anerkennung:

F.A.C.S. (1965), Membre associé de l'Académie de Chirurgie, (Paris 1969), Ehrenmitglied der British Orthopaedic Association (1970), Everett Idris Evans Memorial Lectureship (1971), Ehrenmitglied der American Burn Association (1971), korrespondierendes Mitglied der Norwegischen Chirurgengesellschaft (1971), korrespondierendes Mitglied der Polnischen Chirurgengesellschaft (1972), Alexander Simpson Smith Lecture (1973), Ehrenmitglied des Royal College of Surgeons (1974), Ehrenmitglied des American College of Surgeons (1975), Präsident des 4th World Congress of the Collegium Internationale Chirurgiae Digestivae (1976), Präsident der Schweizer Chirurgengesellschaft, Ehrenmitglied der Association of Surgeons of Great Britain and Irelands (1977), Ehrenmitglied der American Surgical Association, der Schweizer Gesellschaft für Orthopaedie und der Griechischen Akademie (1978), Präsident der Société Internationale de Chirurgie (1979), Ehrenmitglied der Deutschen Gesellschaft für Chirurgie (1980), und der Österreichischen Gesellschaft für Chirurgie sowie der Deutschen Gesellschaft für Unfallheilkunde (1981).

Neben all diesen kaum fassbaren internationalen Ehrungen ist Martin Allgöwer (bisher!) dreifacher Ehrendoktor, nämlich von *Ulm* (1979), *Uppsala* (1980) und *Belfast* (1981).

Wer die Persönlichkeit Allgöwers kennt und seine wissenschaftliche Tätigkeit auf den Gebieten des Schocks, der Verbrennung, der Ulcuschirurgie und der Traumatologie nur einigermaßen überblickt, weiß, daß er der letzte der ganz großen Chirurgen ist, der die absolute Fähigkeit besitzt die Allgemeinchirurgie und die Unfallchirurgie in der Krankenversorgung, Forschung und Lehre für alle „Beteiligten" in hervorragender und überlegener Art zu beherrschen.

Zum 65. Geburtstag herzliche Glückwünsche!

C. Burri

Inhaltsverzeichnis

Bandherausgeber

Prof. Dr. C. Burri, Klinik für Unfallchirurgie, Hand-, Plastische und Wiederherstellungschirurgie der Universität D–7900 Ulm

Prof. Dr. A. Rüter, Klinik für Unfall- und Wiederherstellungschirurgie, Krankenhauszweckverband, D–8900 Augsburg 1

Mitarbeiter

Prof. Dr. M. Allgöwer, Kantonsspital Basel, Departement für Chirurgie, CH–4031 Basel

Prof. Dr. H. Arzinger-Jonasch, Traumatologische Abteilung der Universitätsklinik, DDR–701 Leipzig

Prof. Dr. W. Bandi, AO International, CH–3008 Bern

Prof. Dr. C. Burri, Klinik für Unfallchirurgie, Hand-, Plastische und Wiederherstellungschirurgie der Universität, D–7900 Ulm

Prof. Dr. H. Ecke, Unfallchirurgische Klinik und Poliklinik der Justus-Liebig-Universität D–6300 Gießen

Dr. F. zu Eulenberg, Orthopädische Klinik, Olgahospital, D–7000 Stuttgart

Prof. Dr. G. Friedebold, Orthopädische Klinik und Poliklinik der Freien Universität Berlin im Oskar-Helene-Heim, D–1000 Berlin

Dr. A. Guggenbühl, Spital, CH–2540 Grenchen

Prof. Dr. G. Hierholzer, Berufsgenossenschaftliche Unfallklinik, D–4100 Duisburg

Priv.-Doz. Dr. U. Holz, Abteilung für Unfallchirurgie, Katharinenhospital, D–7000 Stuttgart

Prof. Dr. M. Jäger, Orthopädische Klinik und Poliklinik, Ludwig-Maximilians-Universität D–8000 München

XIV

Prof. Dr. K. H. Jungbluth, Abteilung für Unfallchirurgie, Universitätskrankenhaus Eppendorf, D—2000 Hamburg

Dr. L. Kempf, Unfallchirurgische Klinik, Städt. Krankenanstalten, D—6800 Mannheim

Prof. Dr. W. Keyl, Staatl. Orthopädische Klinik der Universität, D—8000 München

Priv.-Doz. Dr. L. Kinzl, Klinik für Unfallchirurgie, Hand-, Plastische und Wiederherstellungschirurgie der Universität, D—7900 Ulm

Prof. Dr. E.H. Kuner, Abteilung für Unfallchirurgie, Chirurg. Universitätsklinik, D—7800 Freiburg

Prof. Dr. H. Loeprecht, Klinik für Thorax- und Gefäßchirurgie der Universität, D—7900 Ulm

Dr. L.-J. Lugger, Univ.-Klinik für Unfallchirurgie, A—6020 Innsbruck

Dr. D. Marcus, Abteilung für Unfallchirurgie, Klinikum der Johannes-Gutenberg-Universität, D—6500 Mainz

Priv.-Doz. Dr. P. Matter, Spital, CH—7270 Davos

Dr. P.M. Max, Berufsgenossenschaftliche Unfallklinik, D—4100 Duisburg

Dr. C. Mennicken, Unfallchirurgische Klinik, Städt. Krankenanstalten, D—6800 Mannheim

Priv.-Doz. Dr. U. Mommsen, Abteilung für Unfallchirurgie, Universitätskrankenhaus Eppendorf, D—2000 Hamburg

Dr. F. Mydla, Abteilung für Unfallchirurgie, Chirurg. Universitätsklinik, D—7800 Freiburg

Prof. Dr. A. Pannike, Unfallchirurgische Klinik, Klinikum der Johann-Wolfgang-Goethe-Universität, D—6000 Frankfurt

Prof. Dr. K. Parsch, Orthopädische Klinik, Olgahospital, D—7000 Stutrgart

Prof. Dr. R. Plaue, Unfallchirurgische Klinik, Städt. Krankenanstalten, D—6800 Mannheim

Prof. Dr. J. Poigenfürst, Allgemeines Krankenhaus der Stadt Wien, 1. Univ.-Klinik für Unfallchirurgie, A—1097 Wien

Prof. Dr. J. Rehn, Chirurgische Klinik und Poliklinik der Berufsgenossenschaftlichen Krankenanstalten „Bergmannsheil", D—4630 Bochum

Dr. Th. Reiler, Allgemeines Krankenhaus der Stadt Wien, 1. Univ.-Klinik für Unfallchirurgie, A—1097 Wien

Prof. Dr. G. Ritter, Abteilung für Unfallchirurgie, Klinikum der Johannes Gutenberg-Universität, D–6500 Mainz

Prof. Dr. A. Rüter, Klinik für Unfallchirurgie, und Wiederherstellungschirurgie, Krankenhauszweckverband, D–8900 Augsburg 1

Prof. Dr. O. Russe, Univ.-Klinik für Unfallchirurgie, A–6020 Innsbruck

Prof. Dr. R.K. Schenk, Anatomisches Institut der Universität, CH–3012 Bern

Dr. W. Schlickewei, Abteilung für Unfallchirurgie, Chirurg. Universitätsklinik, D–7800 Freiburg

Prof. Dr. K.P. Schmit-Neuerburg, Abteilung für Unfallchirurgie, Universitätsklinikum D–4300 Essen

Prof. Dr. W. Spier, Klinik für Unfallchirurgie, Hand-, Plastische und Wiederherstellungschirurgie der Universität, D–7900 Ulm

Prof. Dr. E. Trojan, Allgemeines Krankenhaus der Stadt Wien, 1. Univ.-Klinik für Unfallchirurgie, A–1097 Wien

Dr. H. Weigand, Abteilung für Unfallchirurgie, Klinikum der Johannes Gutenberg-Universität, D–6500 Mainz

Dr. H. Weiss, Abteilung für Unfallchirurgie, Universitätsklinik, D–4300 Essen

Prof. Dr. S. Weller, Berufsgenossenschaftliche Unfallklinik, D–7400 Tübingen

Prof. Dr. A.N. Witt, Staatl. Orthopädische Klinik der Universität, D–8000 München

Priv.-Doz. Dr. O. Wörsdörfer, Klinik für Unfallchirurgie, Hand-, Plastische und Wiederherstellungschirurgie der Universität, D–7900 Ulm

Priv.-Doz. Dr. D. Wolter, Abteilung für Unfall-, Wiederherstellungs- und Handchirurgie, Allgem. Krankenhaus St. Georg, D–2000 Hamburg

Priv.-Doz. Dr. H. Zilch, Orthopädische Klinik und Poliklinik der Freien Universität Berlin im Oskar-Helene-Heim, D–1000 Berlin

I. Anatomie und Pathophysiologie

Anatomie des Schultergürtels

R. K. Schenk

Einleitung

Die als Greiforgan ausgebildete obere Extremität verdankt ihren großzügig bemessenen Bewegungsumfang dem auf möglichst große Beweglichkeit ausgelegten Schultergelenk und der Konstruktion des Schultergürtels, bei der die in Muskelschlingen geführte Scapula nur über die Clavicula mit dem Thorax gelenkig verbunden ist. Die Bewegungen der Scapula erfolgen nicht nur in streng anatomisch definierten, echten Gelenken (Articulatio humeri, Articulationes sternoclavicularis und acromioclavicularis), sondern ebensosehr in einem ausgedehnten Sytem von Gleitspalten, die als funktionelle oder physiologische Gelenke angesprochen werden und im angloamerikanischen Schrifttum als ‚joints' aufgeführt sind. Dazu zählen die subacromiale Gleitschicht (‚Articulatio subacromialis') und die subscapuläre Gleitschicht (‚Articulatio thoracoscapularis'). Die Clavicula nimmt in diesem System eine Schlüsselstellung ein, indem sie als Führungsstab für das Acromion der Scapula dient, die sich im übrigen auf der thorakalen Gleitfläche in allen Richtungen verschieben läßt.

Die folgende Übersicht befaßt sich mit den passiven, dann mit den aktiven Einrichtungen des Bewegungsapparates und anschließend mit ausgewählten Besonderheiten der Gefäßversorgung und der Innervation.

Passive Bewegungseinrichtungen am Schultergürtel

Zur Entwicklung der Knochen am Schultergürtel

Von der Entwicklung her gehört die Clavicula zu den Deckknochen. Ihr Schaft entsteht embryonal sehr frühzeitig direkt aus dem Bindegewebe, nur die Gelenkenden werden knorpelig angelegt. Das acromiale Ende stellt das Längenwachstum schon frühzeitig ein. Im sternalen Knorpelende bildet sich erst spät, d.h. etwa im 18.–20. Lebensjahr, ein kleiner, schuppenartiger Knochenkern, so daß sich eine Epiphysenfuge abgrenzen läßt, die mit 21–24 Jahren verknöchert. Der Überzug der claviculären Gelenkenden stammt aus Faserknorpel, ähnlich wie im Unterkieferköpfchen. Dies läßt ein etwas besseres Regenerationsvermögen erwarten als bei einem rein hyalinen Gelenkknorpel.

Scapula und Humerus sind dagegen Ersatzknochen und entstehen auf knorpeliger Grundlage. Für das Wachstum der Scapula ist einmal die Randepiphyse entlang des Margo medialis maßgebend, die etwa bis zum 21. Lebensjahr erhalten bleibt, sowie der Knorpel der Gelenkfläche auf dem Angulus lateralis. Eigene Knochenkerne haben Acromion und Processus coracoideus, sie sind durch Knorpelfugen abgegrenzt, ebenso wie die Basis des Coracoids von der Scapula. Diese Fugen verknöchern zwischen dem 18. und 20. Jahr.

Im proximalen Humerusende ist zu beachten, daß in den ersten Lebensjahren getrennte Knochenkerne im Caput, im Tuberculum maius und minus auftreten, die bis zum 5. Lebensjahr miteinander verschmelzen. Von diesem Zeitpunkt an geht das Längenwachstum von einer sekundären, transversal zum Schaft eingestellten Fuge aus, die etwas proximal vom Collum chirurgicum liegt. Medial verläuft sie intraarticuläre, lateral außerhalb der Gelenkkapsel. Sie kann bis zum 25. Lebensjahr offen bleiben.

Das Sternoclaviculargelenk

In diesem Gelenk läßt sich die Clavicula auf einem Kegelmantel bewegen, dessen Spitze ungefähr im Gelenk und dessen Basis am Acromion liegt. Aus der Neutral-0--Stellung läßt sich das Acromion um etwa 10 cm nach cranial und nach ventral, und um je 3 cm nach caudal und nach dorsal bewegen. Außerdem kann man die Clavicula um ihre Längsachse um insgesamt 30° rotieren. Diese, einem Kugelgelenk vergleichbare Bewegungsfreiheit wird erreicht durch die Einschaltung eines Diskus zwischen die inkongruenten Gelenkflächen von Sternum und Clavicula. Die Gelenkfläche am Brustbein ist wesentlich kleiner als am sternalen Ende der Clavicula, das vor allem ins Thoraxinnere vorspringt. Kräftige Bandzüge verstärken die Gelenkkapsel. Für den Bewegungsablauf ist das Lig. costoclaviculare entscheidend, das seitlich vom Gelenk ansetzt und die Bewegungsachsen um 1-2 cm nach lateral vom Gelenkspalt verlagert (Abb. 1). Um diese Achsen bewegt sich die Clavicula wie ein zweiarmiger Hebel, d. h. beim Anheben der Schulter weicht das sternale Ende nach unten aus etc. Die übrigen Bänder — Lig. sternoclaviculare und interclaviculare —

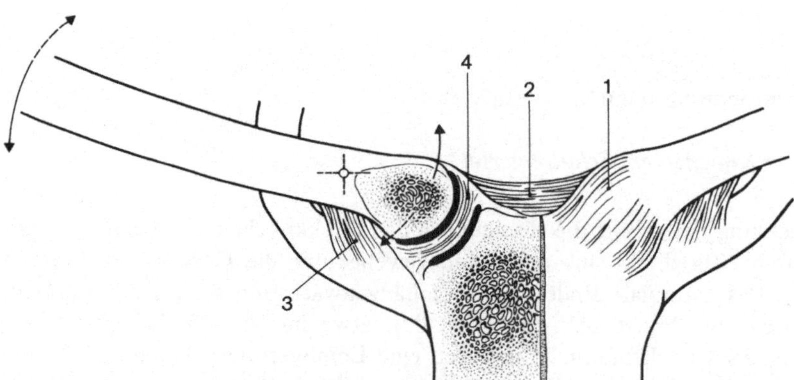

Abb. 1. Achsenverlauf für Elevationsbewegungen der Clavicula im Sterno-claviculargelenk. _1_ — Lig. sternoclaviculare, _2_ — Lig. interclaviculare, _3_ — Lig. costoclaviculare, _4_ — Discus articularis. Das Lig. costoclaviculare bestimmt die Verschiebung der Achse nach lateral, sodaß die Clavicula wie ein 2-armiger Hebel wirkt (umgezeichnet nach Kapandji [2].

sichern das Gelenk gegen axialen Zug, unterstützt durch den M. subclavius, der überdies als Unterpolsterung der Clavicula aufgefaßt werden kann. Diese kommt den im costoclaviculären Engpass verlaufenden Gefäßen und Nerven zugute.

Das Acromioclaviculargelenk (Schultereckgelenk, AC-Gelenk)

Mit seinen relativ kleinen, planen bis konvexen Gelenkflächen muß auch bei diesem Gelenk die Kongruenz durch ein faserknorpeliges Paßstück erreicht werden. Dieses ist allerdings recht variabel ausgebildet und unterteilt die Gelenkspalte meist nur unvollständig. Seine Stabilität verdankt das AC-Gelenk weniger den Verstärkungszügen in der Gelenkkapsel als dem Lig. coracoclaviculare, das einen großen Teil der an der Scapula angreifenden Kräfte unter Umgehung des Gelenks direkt auf das laterale Drittel der Clavicula überträgt. Das Lig. coracoclaviculare bestimmt gemeinsam mit dem Lig. costoclaviculare den Verlauf der Rotationssache für die Clavicula. Im AC-Gelenk wird die Rotationsmöglichkeit der Scapula um weitere 30° auf total 60° erweitert. Verschiebungen der Scapula in der Transversalebene ändern die Winkelstellung zwischen Scapula und Clavicula, bei einer dorsomedialen Verschiebung wird er größer, bei der Ventrolateralverschiebung kleiner (Abb. 2). Die Ver-

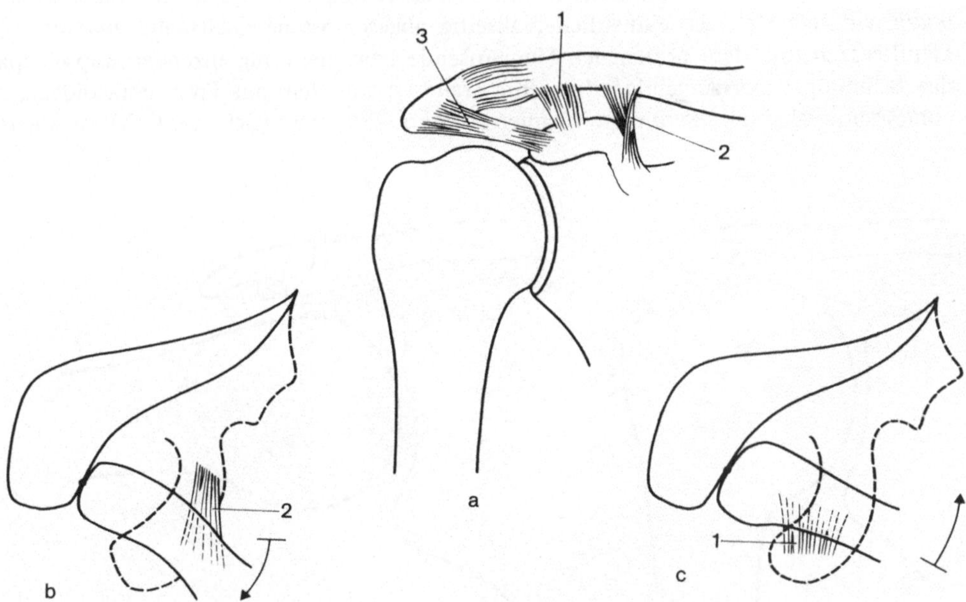

Abb. 2 a–d. Die Wirkung des Lig. coracoclaviculare bei Stellungsänderungen zwischen Clavicula und Acromion in der Transversalebene. **a** *1* – Pars trapezoidea, *2* – Pars conoidea des Lig. coracoclaviculare, *3* – Lig. coracocromiale. **b** Beim Vergrößern des Winkels wird die Pars conoidea, **c** beim Verkleinern die Pars trapezoidea gespannt (umgezeichnet nach Kapandji [2].

4

größerung des Winkels wird durch die Pars conoidea des Bandes begrenzt, beim Verkleinern
spannt sich die Pars trapezoidea. Ein Vergrößern das scapuloclaviculären Winkels begleitet
selbstverständlich die Stellungsänderungen des Schulterblattes im Sinne einer Scapula alata.

Im Hinblick auf die Lokalisation von Claviculafrakturen sei noch einmal darauf hingewiesen, daß durch die Ligg. costoclaviculare und coracoclaviculare ein großer Teil der Belastung unter Umgehung der Gelenke direkt auf den Schaft der Clavicula übertragen wird.
Auf der anderen Seite ist die Clavicula wie ein querer Stab in Muskelschlingen eingebaut,
einer ‚verknöcherten Zwischensehne‘ vergleichbar. Lateral gilt dies für die Tragschlaufe aus
M. trapezius und M. deltoideus, medial für den Muskelzug Sternocleidmastoideus-Pectoralis
maior. Die Kontraktion dieser Muskeln greift quer zur Längsachse der Clavicula an, die —
mit Ausnahme des unbedeutenden M. subclavius — von keinen achsenparallell verlaufenden
Muskelzügen begleitet wird, die bei einer Extension reponierend wirken oder bei einer
Markraumschienung eine Querfraktur unter Kompression setzen könnten.

Die subacromiale Gleitschicht (Bursa subacromialis, Nebengelenk der Articulatio humeri)

Zwischen dem inneren und äußeren Muskelmantel des Schultergelenks besteht ein ausgedehntes System von Gleitspalten und Verschiebeschichten, die für einen ungestörten
Bewegungsablauf unentbehrlich sind. Innerhalb dieses Systems lassen sich mehr oder
weniger konstante Schleimbeutel abgrenzen, die untereinander und teilweise auch mit
dem Schultergelenk kommunizieren. Eine Sonderstellung nimmt aber die *Bursa subacromialis* ein, die sich als einheitliche, allseitig abgeschlossene Gleitspalte zwischen dem
Schulterdach und dem proximalen Humerusende bzw. dem angrenzenden Kapselapparat
des Schultergelenks ausgebildet hat. Ihre Wand ist mit dem aus Proc. coracoideus, Lig.
coracoacromiale und Acromion formierten Fornix humeri (Schulterdach) verwachsen.

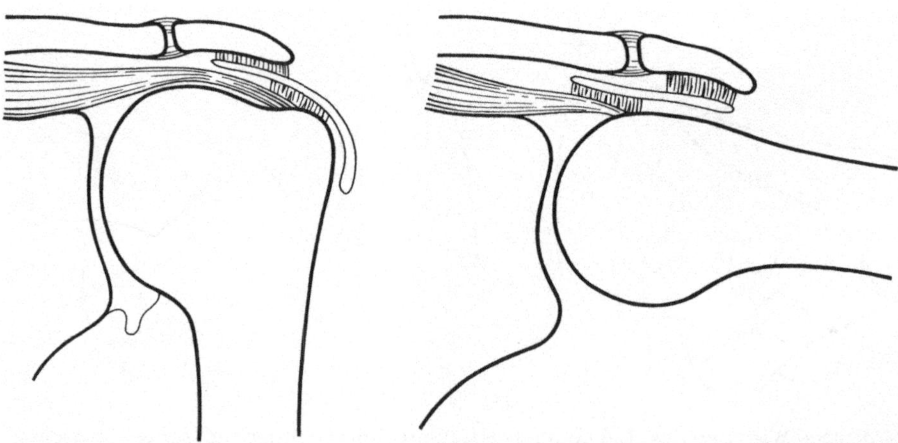

Abb. 3. Verhalten der Bursa subacromialis bei der Abduktion. Durch die feste Verbindung
zum Schulterdach und zur Sehne des M. supraspinatus wird die Wand der Gleitspalte
zwangsläufig verformt.

Auf der Gegenseite haftet sie auf der Supraspinatussehne bis zum Tuberculum maius und der angrenzenden, durch die Sehnen der Rotatoren verstärkten Gelenkkapsel (Abb. 3). Ihre seitlichen Partien sind locker mit dem Bindegewebe der Fascia subdeltoidea verbunden. Da die Wand der Bursa mit der knöchernen Unterlage am Humerus und am Schultergürtel unverschiebbar verbunden ist, müssen Verklebungen und Veröderungen zu Bewegungseinschränkungen führen. Dieser Umstand berechtigt dazu, von einem funktionellen Nebengelenk zu sprechen.

Normalerweise besteht keine Kommunikation zwischen der Bursa subacromialis und dem Schultergelenk, weder direkt noch über eine Verbindung zum Recessus subscapularis. Dagegen können Verbindungen zu den synovialen Spalträumen (Bursa subdeltoidea) innerhalb der Fascia subdeltoidea vorkommen, welche die subacromiale Gleitschicht nach distal verlängern.

Die thoracoscapuläre Gleitschicht

Lockeres Bindegewebe bildet auch die Gleitbahn zwischen der Thoraxwand und dem inneren Muskelmantel der Scapula. Durch den M. serraturs anterior wird dieses *Spatium thoracoscapulare* in zwei Schichten unterteilt. Die tiefe Schicht ermöglicht Verschiebungen zwischen Thoraxwand und der am Margo medialis angehefteten Rhomboideus-Serratusschlinge; die oberflächliche Gleitbewegungen zwischen M. serratus ant. und M. subscapularis. Die Gleitbahn auf dem Thorax beeinflußt die Stellung der Scapula im Raum, insbesondere die Einstellung der Gelenkpfanne, die als Plattform für die Bewegungen im Schultergelenk dient. Im Sinne einer Flügelbewegung kann die Scapula mit ihrem medialen oder lateralen Rand von dieser Unterlage abgewinkelt werden, soweit dies ihre Verbindung über die Schlüsselbeingelenke zum Thorax zuläßt.

Zur Anatomie des Schultergelenks (Articulatio humeri)

Die wichtigsten Baumerkmale dieses freiläufigen Gelenkes sind:
- Mißverhältnis zwischen großem Kopf und kleiner Pfanne, die auch unter Einbezug des Labrum glenoidale nur einen Viertel der Kopfgelenkfläche deckt.
- Weite, nur durch wenige Bänder verstärkte Gelenkkapsel, damit ver bunden Ausbildung von Recessus (axillaris, subscapularis) und mangelhafte passive Sicherung. Der distale Ansatz der Kapsel liegt auf Höhe des Collum anatomicum.
- Umso größere statische Bedeutung der aktiven Muskelsicherung, welche anatomisch in der Ausbildung der Rotatorenmanschette und im Verlauf der langen Bicepssehne zum Ausdruck kommt.

Bänder des Schultergelenks. Kräftigstes und eindeutig definiertes Band im Schultergelenk ist das *Lig. coracohumerale*, welches von der Basis des Proc. coracoideus zu den Tubercula maius et minus zieht. In seiner Fortsetzung überbrückt ein *Lig. transversum humeri* den Sulcus intertubercularis mit der Sehnenscheide der langen Bicepssehne. Das Lig. coracohumerale verstärkt die Kapsel an der Stelle, wo die Rotatorenmanschette eine craniale

Lücke aufweist. Von den 3 *glenohumeralen Bändern* verlaufen das obere parallel zur langen Bicepssehne, das mittlere und untere parallel zu den Rändern des M. subscapularis. Zwischen dem oberen und mittleren Faserzug liegt die Eingangsöffnung in den *Recessus subscapularis*. Als Halteapparat sind die glenohumeralen Bänder praktisch wirkungslos.

Muskelsicherung des Schultergelenks (Abb. 4). Die Stabilisierung des Schultergelenks beruht auf den Muskeln des inneren Muskelmantels (Rotatorenmanschette), die muskulär und sehnig der Kapsel aufliegen und teilweise mit ihr verwachsen sind. Die dorsal auf der Scapula entspringenden Aussenroller sind in M. supraspinatus, infaspinatus und teres minor unterteilt. Die Mm. supra- und infraspinatus sind von einer kräftigen, an den Rändern der Scapula und an an der Spina haftenden Fascie bedeckt, die eigentliche osteofibröse Kammern abgrenzen. Der M. teres minor ist an die Kante des Angulus inferior und des Margo lateralis verlagert. Aufgrund ihrer Anordnung wirken nur der M. infraspinatus und der M. teres minor als Außenroller, der nach cranial verschobene M. supraspinatus ist ein Abduktor, der vor allem in der Initialphase des Seitwärtshebens wirksam wird. Als Inneroller funktioniert der M. subscapularis, der die ganze Innenfläche der Scapula bedeckt und breitflächig mit der Vorderfläche der Kapsel in Verbindung tritt. Sein oberer Rand ist durch die Bursa subscapularis unterpolstert, die durch die regelmäßige Verbindung zum Schultergelenk einen eigentlichen Recessus darstellt. Auch die übrigen Rotatoren sind von gleichnamigen Bursae unterlagert, von denen aber lediglich die Bursa infraspinata gelegentlich mit der Gelenkhöhle kommuniziert. Völlig ins Gelenkinnere verlagert ist die Sehne des langen Bicepskopfes. Von ihrem Ursprung an der Tuberositas supraglenoidalis zieht sie über

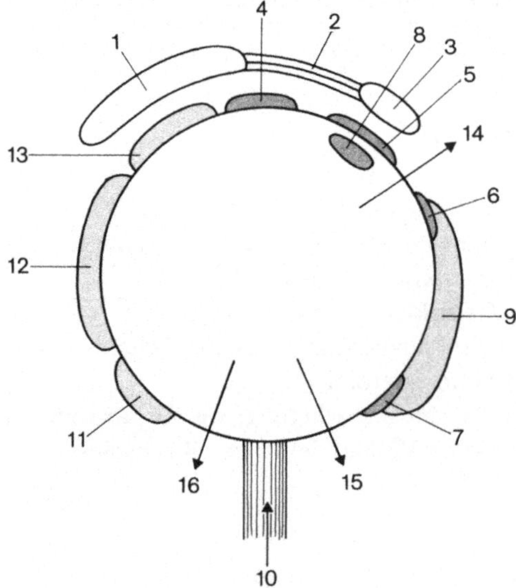

Abb. 4. Band- und Muskelsicherung des Schultergelenks. Schematische Zeichnung, nach Lanz-Wachsmuth [4] leicht verändert. *1* – Acromion, *2* – Lig. coracoacromiale, *3* – Proc. coracoideus, *4* – Lig. coracohumerale, *5–7* Ligg. glenohumeralia, *8* – Sehne des langen Bicepskopfes, *9* – M. subscapularis, *10* – Sehne des langen Tricepskopfes, *11* – M. teres minor, *12* – M. infraspinatus, *13* – M. supraspinatus, *14* – Austrittstelle bei der Luxatio subcoracoidea *15 – 16* – Austrittsstellen bei der Luxatio axillaris

den ventrocranialen Umfang des Humeruskopfes zum Sulcus intertuber – cularis, wo sie in ihre Sehnenscheide übertritt. Intraarticulär verläuft die Bicepssehne parallel zum Lig. coracohumerale. Zwischen ihm und dem oberen Rand des M. subscapularis ist die Kapsel weder ligamentös noch muskulär verstärkt. Diese Stelle präjudiziert für die Luxatio subcoracoidea. Der zweite, unverstärkte Kapselbereich liegt im Bereich des Recessus axillaris, wo der Kopf bei der Luxatio axillaris aus der Pfanne springt. Direkt infraglenoidal entspringt zwar die Sehne des langen Tricepskopfes, doch kann dieser nur bei abduziertem Arm einem Abgleiten des Kopfes Richtung Axilla entgegenwirken. Im cranialen Bereich ist dagegen durch das Schulterdach ein wirksames Widerlager gegen ein Hochschieben des Humerus vorhanden.

Bewegungsumfang des Schultergelenks. Für den Bewegungsumfang des Humerus im Schultergelenk werden folgende Normwerte angegeben (Debrunner [1]):

Neutral-0-Stellung: Im Stehen hängt der Arm seitlich am Körper,
                                    der Daumen ist nach vorne gerichtet.

Abduktion / Adduktion: 90° / 0° / 20–40°

Vorheben / Rückwärtsheben: 90ü / 0° / 40°
= Flexion /Extension
=Anteversion / Retroversion
Innenrotation / Aussenrotation : 95° / 0° / 40–60°.

Abduktion und Flexion im Schultergelenk können über 90° bis ca. 120° weitergeführt werden, wenn durch eine Außenrotation das Tuberculum maius aus dem Bereich des Fornix humeri herausgedreht wird. Durch die Mitbewegung der Scapula kann der Arm seitlich in die Hochhalte geführt werden, über das Vorheben ist dies nur unter gleichzeitiger Streckung der Wirbelsäule möglich.

Der aktive Bewegungsapparat des Schultergürtels

Für die systematische Anatomie der Schultergürtelmuskulatur wird auf die Tabelle 1 verwiesen. Das Prinzip der Aufhängung in Muskelschlingen ist vor allem in der Rhomboideus-Serratusschlinge realisiert, welche den Margo vertebralis verschieblich gegen die Thoraxgleitfläche fixiert und nach praktisch allen Richtungen verlagern kann. Eine differenzierte Innervation von Unterabschnitten dieser Muskeln bildet die Grundlage für ihre Mitwirkung bei der Abduktions- und Elevationsschwenkung der Scapula, bei welcher der Angulus inferior nach lateral oder ventrolateral bewegt wird. Diese Bewegung wird unterstützt vom M. trapezius, dessen Pars ascendens den medialen Teil der Spina scapulae nach unten zieht, während die cranial entspringende Pars descendens Clavicula und Acromion anhebt. Als reiner Heber funktioniert der M. levator scapulae, in der Gegenrichtung zieht der am Proc. coracoideus inserierende M. pectoralis minor (Tabelle 1), d.h. durch Vermittlung von Humerus und Schultergelenk, greifen der M. pectoralis maior und der M. latissimus dorsi (Tabelle 3) in die Bewegungen des Schultergürtels ein, welche zum Ziel haben, das Schultergelenk in die für die Bewegungen der freien oberen Extremität günstigste Ausgangslage zu bringen und den Umfang der raumgreifenden Bewegungen zu erweitern.

Tabelle 1. Muskeln zwischen Rumpf und Schultergürtel

Bezeichnung (Innervation)	Ursprung (o:) Ansatz (i:)		Funktion
M. levator scapulae (N. dorsalis scapulae)	o:	Querfortsätze C1—C4	Heben der Scapula
	i:	Angulus superior scapulae	
M. rhomboideus (N. dorsalis scapulae)	o:	Dornfortsätze C6—Th4	Verschiebung nach medio-cranial
	i:	Margo medialis scapulae	Aufhängung der Scapula Abduktionsschwenkung
M. serratus anterior (N. thoracicus longus)	o:	1.—9. Rippe	Verschiebung nach laterae-caudal
	i:	Margo medialis	Aufhängung der Scapulae Abduktionsschwenkung
M. trapezius (N. accessorius) — Pars descendens	o:	Occiput, Dornfortsätze	Heben der Scapula
	i:	Clavicula, Acromion	Abduktionsschwenkung
— Pars horizontalis	o:	Dornfortsätze mittlere Brustwirbel	Verschiebung der Scapu- la nach medial
	i:	Spina scapulae, Mitte	
— Pars ascendens	o:	Dornfortsätze untere Brustwirbel	Senken der Scapula Abduktionsschwenkung
	i:	Spina scapulae, medial	
M. pectoralis minor (Nn. pectorales medialis et lateralis)	o:	3.—5. Rippe	Zug nach ventral und caudal
	i:	Proc. coracoideus	
M. subclavius (N. subclavius)	o:	1. Rippe	Sicherung der Art. ster- noclavicularis, Polster für
	i:	Clavicula	A. subclavia und Plexus brachialis in der costo- claviculären Passage

Der aktive Bewegungsapparat für das Schultergelenk

Systematik und Innervation der im Schultergelenk bewegenden Muskeln sind in den
Tabellen 2 und 3 zusammengefaßt. In sämtliche Bewegungen greift eine größere Zahl
von Muskeln ein, deren Beiträge auch im Laufe der Stellungsänderung zwischen Scapula und Humerus wechseln. Dies läßt sich am Beispiel der *Abduktionsbewegung* zeigen, bei
der über den ganzen Bewegungsumfang der M. deltoideus im Einsatz ist. Aus der Neu-
tral-0-stellung heraus abduziert zuerst seine Pars acromialis. Mit zunehmender Abduktion überwandern mehr und mehr Fasern der Pars clavicularis und spinata die sagittale Achse, und ab 60° ist der gesamte Deltoideus als Abduktor wirksam. In der Neutral-
0-Stellung ist aber zu beachten, daß die Zugrichtung der Pars acromialis parallel zur Längsachse des Humerus steht und diesen gegen das Schulterdach hochzieht. In dieser Stellung

Tabelle 2. Muskeln zwischen Schultergürtel und Humerus

Bezeichnung (Innervation)	Ursprung (o:) Ansatz (i:)		Funktion
M. supraspinatus (N. suprascapularis)	o:	Fossa und Fascia infraspinata	Abduktion 0–15°
	i:	Tuberculum maius	
M. infraspinatus (N. suprascapularis)	o:	Fossa infraspinata	Außenrotation
	i:	Tuberculum maius	
M. teres minor (N. axillaris)	o:	Margo lat. scapulae	Außenrotation (Adduktion)
	i:	Tuberculum maius	
M. subscapularis (N. subscapularis)	o:	Fossa subscapularis	Innenrotation
	i:	Tuberculum minus	
M. teres maior (N. subscapularis oder thoracodorsalis)	o:	Angulus inf. scapulae	Innenrotation
	i:	Crista tuberculi minoris	Adduktion Retroversion
M. coracobrachialis (N. musculocutaneus)	o:	Proc. coracoideus	Anteversion
	i:	Humerus	Adduktion
M. deltoideus (N. axillaris)			
– Pars clavicularis	o:	Clavicula, laterales Drittel	Anteversion, Innenrotation, Adduktion unterhalb 60°,
	i:	Tuberositas deltoidea	Abduktion über 60°
– Pars acromialis	o:	Acromion	Abduktion
	i:	Tuberositas deltoidea	
– Pars spinata	o:	Spina scapulae	Retroversion, Außenrotation,
	i:	Tuberositas deltoidea	Adduktion unterhalb 60° Abduktion über 60°

hat aber der weitaus schwächere M. supraspinatus bereits sein bestes Drehmoment und erbringt damit in der Initialphase der Abduktion von 0–15° die Hauptleistung.

Bei der *Adduktion* beteiligen sich in der Reihenfolge ihrer Arbeitsmöglichkeit die folgenden Muskeln (nach Lanz-Wachsmuth, [5]): M. pectoralis – M. triceps caput longum – M. teres maior – M. latissimus dorsi.

Beim *Vorwärtsheben* (Anteversion) ergeben sich aus der Neutral-0-Stellung heraus folgende Hauptbeiträge: M. deltoideus (pars acromialis und clavicularis) – M. pectoralis maior – M. coracobrachialis – M. biceps – M. supraspinatus.

Für das *Rückwärtsheben* (Retroversion) ergibt sich aus der Neutral-0-Stellung als Reihenfolge der Wirksamkeit:
M. teres maior – M. latissimus dorsi– M. deltoideus (pars spinata).

Analog gilt für die *Außenrotation* die Reihenfolge M. infraspinatus – M. deltoideus pars spinata – M. teres minor; und für die *Innenrotation* : M. subscapularis – M. pectoralis maior – M. teres maior – M. biceps caput longum – M. latissimus dorsi.

Nur durch die *Muskelsicherung* läßt sich bei all diesen Bewegungen der Achsenverlauf auf die Mitte des Caput humeri zentrieren und damit ein kongruentes Gleiten zwi-

Tabelle 3. Muskeln zwischen Rumpf und Humerus und Muskeln zwischen Schultergürtel und Unterarm

Bezeichnung (Innervation)	Ursprung (o:) Ansatz (i:)		Funktion
M. latissimus dorsi (N. thoracodorsalis)	o:	Dornfortsätze Th7—L5 Os sacrum, Crista iliaca, Rippe 10—12	Innenrotation Adduktion Retroversion
	i:	Crista tuberculi minoris	
M. pectoralis maior (Nn. pectorales medialis et lateralis)	o:	mediale Hälfte der Clavicula (*Pars clavi- cularis*) Sternum und Rippe 2—7 (*Pars sternocostalis*) Rectusscheide (*Pars abdominalis*)	Innenrotation Adduktion Anteversion
M. biceps brachii (N. musculocutaneus)			Im Schultergelenk:
— Caput breve	o:	Proc. coracoideus	Anteversion, Adduktion
	i:	Tuberculum radii	
— Caput longum	o:	Tuberositas supra- glenoidalis	Abduktion, Sicherung des Schultergelenks
	i:	Tuberculum radii	
Caput longum m. tricipitis (N. radialis)	o:	Tuberositas infragle- noidalis	Adduktion Sicherung, besonders in
	i:	Olecranon	Abduktionsstellung

schen Kopf und Pfanne erzielen. Ausschlaggebend ist die Funktion des bereits beschriebenen Muskelmantels der Rotatorenmanschette, sowie die Anspannung der Sehne des langen Bicepskopfes. In der Abduktionsstellung kommen der lange Tricepskopf und der M. coracobrachialis hinzu, welche bei 90° Abduktion den Kopf direkt in die Pfanne pressen. Da sowohl der Biceps wie der Triceps zweigelenkige Muskeln sind, wird ihr Spannungszustand auch von der Stellung des Armes im Ellbogengelenk beeinflußt.

Gefäßversorgung der Schulterregion

Die Schulterrregion wird aus Arterien versorgt, die durch ausgedehnte Anastomosen im Bereich des Rete arteriosum scapulae und Rete acromiale miteinander in Verbindung stehen (Abb. 5). Als Zugang zur Schulter benützen sie vom Hals aus den Weg über den medialen und oberen Rand der Scapula, und von der Axilla her die mediale und laterale Achsellücke, an deren Begrenzung sich die Mm. teres minor et maior, das Caput longum des Triceps und der Humerus beteiligen.

Aus der *A. subclavia* ziehen nach der Dorsalseite die *A. suprascapularis* (Abgang meist aus dem Truncus thyreocervicalis) und etwas weiter distal die *A. transversa colli*. Die letztere gibt einen Ramus superficialis zum M. trapezius ab. Ihr Ramus profundus zieht am

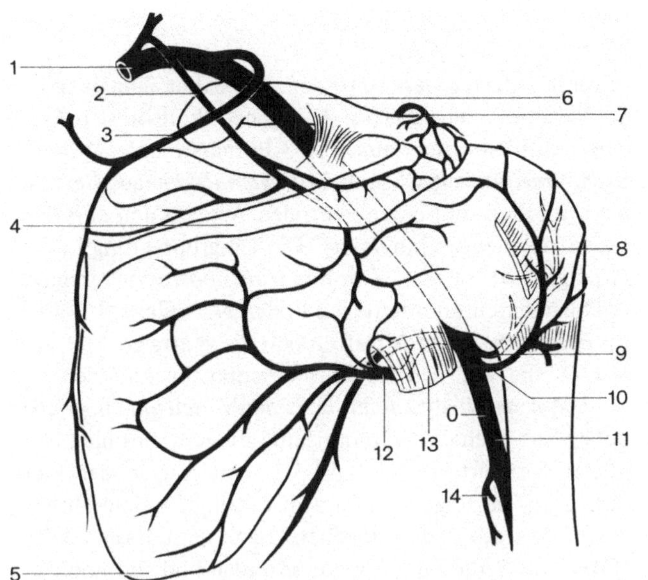

Abb. 5. Arterien der Scapularregion (umgezeichnet nach Lanz–Wachsmuth) [4], aus Töndury)

medialen Rand der Scapula unter dem M. rhomboideus bis zum M. latissimus dorsi hinab und beteiligt sich an der Vaskularisation dieser Muskeln. Die *A. suprascapularis* verläuft parallel zum gleichnamigen Nerven zur Incisura scapulae, welche die Arterie über, der Nerv unter dem Lig. transversum scapulae überquert. Gemeinsam ziehen sie aus der Fossa supraspinata lateral an der Basis der Spina scapulae vorbei in die Fossa infraspinata, wo die Arterie mit Ästen der *A. circumflexa scapulae* aus aus der A. subscapularis anastomosiert (Rete scapulare). Nach ventral geht noch vor dem medialen Rand des M. pectoralis minor aus der A. axillaris die *A. thoracoacromialis* ab, die neben Ästen für den M. pectoralis und deltoideus den Ramus acromialis abgibt, der im Rete acromiale mit der A. suprascapularis in Verbindung steht. Am lateralen Rand des M. pectoralis minor folgt als nächster Ast der A. axillaris die *A. thoracica lateralis* für die Mm. pectorales und den M. serratus anterior. Auf Höhe des lateralen Randes des M. subscapularis entspringt die *A. subscapularis*, die sich in die bereits erwähnte A. circumflexa scapulae und in die *A. thoracodorsalis* für die Mm. latissimus dorsi und teres maior aufteilt. Fast auf gleicher Höhe, oft gemeinsam mit der A. subscapularis entläßt die A. axillaris die *A. circumflexa humeri posterior*, und, meist etwas weiter distal, die A. circumflexa humeri anterior. *Die A. circumflexa humeri posterior* passiert die laterale Achsellücke auf dem Weg an die Unterfläche des M. deltoideus, den sie versorgt. Neben den Anastomosen über das Rete acromiale und scapulare steht sie auch mit der A. circumflexa humeri anterior in Verbindung, die ihrerseits Äste zu den Mm. coraco-brachialis und biceps entläßt. Zwischen dem Abgang der Aa. circumflexae und der A. profunda brachii liegt eine der klassischen Stellen, an denen eine Unterbindung wegen ungenügender Collateralen nicht zulässig ist.

Innervation der Schulterregion

Der *Plexus brachialis* (Abb. 6) rekrutiert sich aus den ventralen Ästen der Spinalnerven C5–8 und Th1. Auch aus dem 4. Cervical-, ev. dem 2. Thorakalsegment können sich Äste beteiligen. Aus diesen ventralen Ästen formieren sich zunächst 3 Primärstränge: *Truncus superior* aus (C4), C5 und C6, *Truncus medius* aus C7 und *Truncus inferior* aus C8 und Th1. Die Trunci teilen sich in je einen dorsalen und einen ventralen Ast, aus den dorsalen werden die Strecker, aus den ventralen die Beuger innerviert. Die Umgruppierung in die Armnerven erfolgt über 3 Sekundarstränge oder Faszikel. Der *Fasciculus posterior* vereinigt die dorsalen Äste aus allen beteiligten Segmenten, und teilt sich in den N. axillaris (C5+C6) und den N. radialis (C5–C8) auf. Im *Fasciculus lateralis* treffen sich die ventralen Äste aus Truncus superior und medius (C5–C7), die auf den N. muscolocutaneus und den N. medianus aufgeteilt werden. Der N. medianus erhält zudem über den *Fasciculus medialis* noch Fasern aus C8 und Th1, von denen aus auch der N. ulnaris und die rein sensiblen Nn. cutanei brachii et antebrachii mediales formiert werden. An der Innervation der hier interessierenden Schultermuskeln sind auch die folgenden Nerven beteiligt, welche direkt aus den Wurzeln und aus den Primärsträngen des Plexus abgehen. Nach der dorsalen Seite sind dies der *N. dorsalis scapulae* (C4–C5) für die Mm. levator scapulae und rhomboidei, der *N. suprascapularis* (C4–C6) für Mm. supra– und infraspinatus, der *N. subscapularis* (C5–C7) für die Mm. subscapularis und teres maior, der *N. thoracicus longus* (C5–C7(8)) für den M. serratus anterior und der *N. thoracodorsalis* (C6–C8) für den M. latissimus dorsi. Nach ventral gehen ebenfalls noch vom Plexus selbst der *N. subclavius* (C5–C6) und die *Nn. pectorales medialis und lateralis* (C5–Th1) zu den Mm. pectorales maior et minor ab.

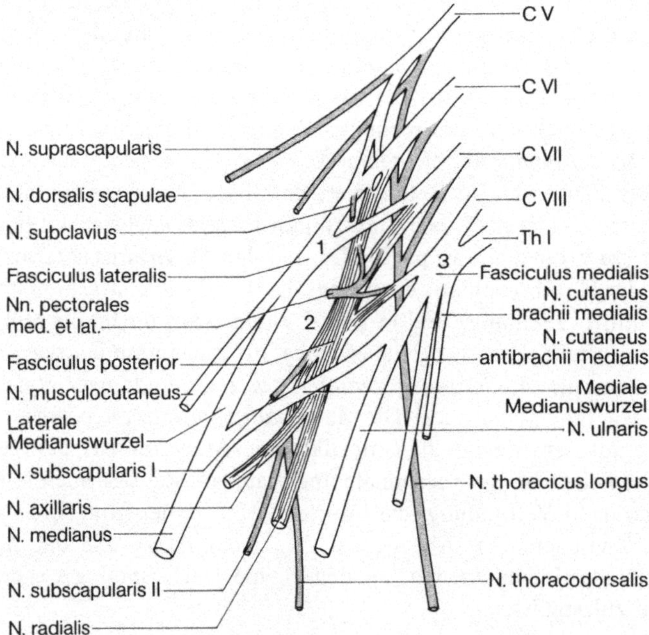

Abb. 6. Plexus brachialis und direkte Äste zur Schultermuskulatur (schwarz)

Zur Lage des Plexus brachialis ist zu bemerken, daß er im ganzen einen sanduhrförmigen Raum beansprucht, dessen Einengung im Bereich der costoclaviculären Passage liegt. Hier können tatsächlich Kompressionserscheinungen eintreten, besonders auch in Extremstellungen des Schultergürtels (Hyperabduktionssyndrom). Aufgrund der Lage zur Clavicula wird eine *Pars supraclavicularis* unterschieden, die von der Fascia colli profunda bedeckt in der Scalenuslücke relativ fest fixiert ist, und eine *Pars infraclavicularis* in der Tiefe der Mohrenheim'schen Grube (Trigonum deltoideopectorale). In der Pars infraclavicularis erfolgt die Umordnung der Faszikel in die Endäste auf Höhe des M. pectoralis minor und in enger Beziehung zur A. axillaris, um die sich die drei Faszikel entsprechend ihrer Lagebezeichnung gruppieren. Motorische Innervationsgebiete und Ausfallerscheinungen bei isolierten Nervenverletzungen ergeben sich aus dem vorher gesagten und aus den Tabellen 1 – 4. In Bezug auf den peripheren Verlauf einzelner Nerven sind noch folgende Einzelheiten beachtenswert.

N. dorsalis scapulae (C4–C5)

Nach der Abzweigung aus dem Plexus zieht er meist über den M. scalenus medius hinweg zum M. levator scapulae und mit diesem zusammen zum Angulus superior, wo er die Rückfläche des M. rhomboideus erreicht. Er führt nur motorische Fasern.

N. suprascapularis (C4–C6)

Geht nach der Scalenuslücke hinter dem claviculären Ansatz des M. trapezius zur Incisura scapulae und unter dem Lig. transversum in die Fossa supra— und infraspinata. Er entläßt außer motorischen Ästen auch sensible Fasern zu den Bändern und zur Kapsel des Schultergelenks.

N. subscapularis (C5–C7)

Die Äste zum M. subscapularis und M. teres maior sind meistens bereits bei der Abgangsstelle vom oberen Primärstrang und vom Fasciculus posterior voneinander getrennt. Er ist rein motorisch.

N. thoracicus longus (C5–C7)

Relativ exponierte Stellen in seinem Verlauf sind die Strecken nach dem Durchbohren des M. scalenus medius auf dem Weg zur obersten Serratuszacke und sein weiterer Verlauf auf dem Serratus, der die mediale Wand der Axilla bildet.

N. thoracodorsalis (C6–C8)

Er zweigt aus dem Fasciculus posterior direkt zum M. latissimus ab und begleitet diesen entlang der hinteren Achselfalte. Gelegentlich innerviert er auch den M. teres maior.

Nn. pectorales medialis und lateralis (C5 – Th1)

Diese rein motorischen Äste verlassen den Plexus ventral, überkreuzen A. und V. subclavia. unter der Clavicula. Laterale Ästen gehen zum M. pectoralis minor, die medialen durchbohren die Fascia clavipectoralis und verzweigten sich mit den Rami pectorales der A. thoracoacromialis an den M. pectoralis maior.

Tabelle 4. Charakteristische Ausfallserscheinungen und Funktionsprüfung von Schultermuskeln (in Anlehnung an Mumenthaler und Schliack, 5)

Bezeichnung (Innervation)		
	A—	Ausfallserscheinung
	FP—	Funktionsprüfung
M. trapezius (N. accessorius)	A:	Scapula in Schaukelstellung: Angulus lateralis zu weit seitlich und unten, Margo medialis verläuft schräg von oben lateral nach unten medial
	FP:	Schulter unter Palpation der Schulterwölbung anheben lassen.
M. rhomboideus (N. dorsalis scapulae)	FP:	in Bauchlage: Schulter von der Unterlage Abheben lassen, M. rhomboideus palpieren
	FP:	im Stehen: Arm in Hüfte gestemmt, Ellbogen nach hinten drücken lassen.
M. supraspinatus (N. suprascapularis)	FP:	Abduktionsschwäche zwischen 0–15°
M. infraspinatus (N. suprascapularis) M. teres minor (N. axillaris)	FP:	Außenrotation bei rechtwinklig gebeugtem Ellbogen
M. subscapularis M. teres maior (N. subscapularis)	FP:	Innenrotation bei rechtwinklig gebeugtem Ellbogen
M. serratus anterior (N. thoracicus longus)	A: FP:	Scapula alata, verstärkt wenn der stehende Patient die ausgestreckten Hände gegen eine Wand drückt.
M. latissimus dorsi (N. thoracodorsalis)	FP:	im Stehen: 90° elevierten Oberarm nach unten und vorne drücken lassen
	FP:	in Bauchlage: Arme aus der Nullstellung von der Unterlage abheben lassen.
M. pectoralis maior (Nn. pectorales medialis et lateralis)	FP:	Aufeinanderpressen der Fingerkuppen vor der Brust, Spannung des Muskels in der vorderen Achselfalte palpieren
M. deltoideus (N. axillaris)	FP:	Abduktion des Armes oberhalb von 30°

N. axillaris (C5–C6)

Aus der dorsal von der A. axillaris gelegenen Aufteilung des Fasciclus posterior gehen der N. axillaris und N. radialis hervor. Mit der A. circumflexa humeri posterior verläßt der N. axillaris die Achselhöhe durch die laterale Achsellücke und lehnt sich von da an dem Collum chirurgicum humeri an, um das er nach lateral und ventral verläuft. Diese Verlaufstrecke erklärt seine besondere Exposition. Neben motorischen Ästen zum M. deltoideus und M. teres minor gibt er auch Rami articulares ans Schultergelenk ab, sowie den N. cutaneus brachii lateralis superior, der um den Hinterrand des Deltamuskels zur Haut über der Schulterwölbung und des dorsolateralen Teils des Oberarms zieht. Die Kenntnis seines autonomen Innervationsfeldes über der Pars acrominalis m. deltoidei ist für die Sensibilitätskontrolle bei Verdacht auf eine Läsion des Nervenstammes wesentlich.

N. musculocutaneus (C5–C7)

Dieser Nerv interessiert vor allem durch seine enge Beziehung zum Coracoid und zum M. coracobrachialis, den er als seinen Leitmuskel begleitet und durchbohrt. Er verdient beim vorderen Zugang zum Schultergelenk Beachtung, innerviert er doch die gesamte Beugergruppe am Oberarm und ein ausgedehntes Hautfeld über der radialen Seite des Unterarms bis zur Basis des Thenar. Eine autonome Innervationszone fehlt meistens, zudem kann ein Sensibilitätsausfall durch Anastomosen mit dem Ramus superficialis des N. radialis verdeckt sein.

Einige der Ausfallserscheinungen bei Lähmung der von diesen Nerven versorgten Muskeln und die Möglichkeiten ihrer Funktionsprüfung sind in der Tabelle 4 zusammengestellt.

Literatur

1. Debrunner H. U: (1971) Gelenkmessung (Neutral-0-Methode), Längenmessung, Umfangmessung, AO-Bulletin,
2. Kapandij I. A: (1970) The Physiology of Joints. Volume 1, Upper Limb. Livingstone, Edingburgh London
3. Kessel L: (1982) Clinical Disorders of the Shoulder, Churchill Livingstone, Edingburgh London
4. von Lanz T, Wachsmuth W: (1959) Praktische Anatomie. Band 1, Teil 3: Arm. Springer, Berlin Göttingen Heidelberg
5. Mumenthaler M, Schliack H: (1977) Läsionen peripherer Nerven. 3. Auflage. Thieme, Stuttgart

Pathophysiologie und Pathomechanik des Schultergürtels

H. Zilch und G. Friedebold

Die Schulter — funktionelle Einheit aus vier unabhängigen Gelenken zwischen den Knochen des Schulterkomplexes — ist der Anfang einer Gliederkette, deren vornehmlichste Aufgabe es ist, die Hand vor den Rumpf und damit in das Blickfeld zu bringen. Somit fallen Blick- und Bewegungsfeld annähernd zusammen.

Pathologische Zustände im Schulterbereich verursachen zwangsläufig auch eine veränderte Mechanik. Somit beschreibt die Pathomechanik Störungen der mechanischen Funktion, die auf Veränderungen der Geometrie, der aktiven und passiven Weichteile einschließlich der Antriebsmechanismen und nervaler Steuerungen beruht (Kölbel [14]). Die Pathomechanik ist somit eine pathologische funktionelle Anatomie.

Die Erkenntnisse über die normale und pathologische Mechanik der Schulter sind seit der Jahrhundertwende nur noch gelegentlich erweitert worden. Die Arbeiten von Braune und Fischer [4] müssen erwähnt werden, weiterhin erprobte Mollier [19] bereits 1899 die Wirkung der einzelnen Muskeln und deren Zusammenspiel an einem selbst entwickelten Modell.

Mit der Anwendung ingenieursmäßiger Prüfungsmethoden erhofft man sich in den letzten Jahren verbesserte Einsichten in diese Materie. Auch bei Anwendung dreidimensionaler Berechnungsverfahren weisen selbst multisegmentale Modelle der Schulter an diesem Gelenkkomplex die am wenigsten aussagekräftigen Ergebnisse im Vergleich zu denen an an-

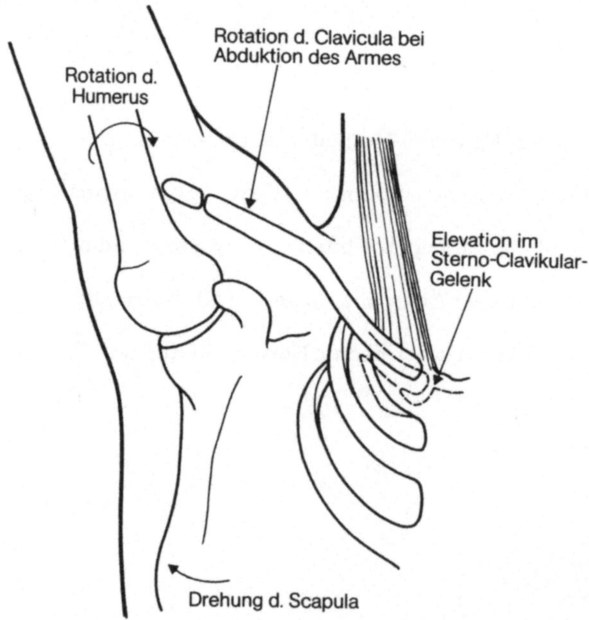

Abb. 1. Gemeinsame Bewegungskette aller Gelenke des Schultergürtels bei Abduktion

deren Gelenken auf. Dies erklärt sich hauptsächlich durch die Komplexität dieser Gelenke sowohl in anatomischer als auch in kinesiologischer Hinsicht (Engin [8], Langrana [16]).

Die Schulter mit dem Glenohumeralgelenk und den Nebengelenken funktioniert als eine Einheit. Viele Bewegungen, die im eigentlichen Schultergelenk ausgeführt werden, finden in den Nebengelenken statt (Inman [12]). Ohne deren Beteiligung wäre die Beweglichkeit der oberen Extremität stark beeinträchtigt (Abb. 1). Andererseits ist hierdurch gewährleistet, daß sich Teilfunktionen eines Gelenkes durch andere ersetzen lassen, was im Hinblick auf die Kompensation von Funktionseinbußen durch unterschiedliche Erkrankungen von Bedeutung ist.

Glenohumeralgelenk

Die Stabilisierung des Glenohumeralgelenkes als ein fast ideales Kugelgelenk wird gewährleistet durch die Gelenkresultierende, die für den Andruck des Oberarmkopfes gegen die Pfanne verantwortlich ist. Diese Resultierende setzt sich aus den beiden am Gelenk angreifenden Kräften zusammen: Der Muskelkraft und der Last bzw. dem Eigengewicht des Armes. Sie muß bei einem Kugelgelenk durch den Krümmungsmittelpunkt gehen. Nur am herabhängenden Arm, wenn der Schwerpunkt des Armes senkrecht unterhalb des Drehpunktes liegt, würden theoretisch keine Muskeln zur Stabilisierung des Gelenkes benötigt werden, da das Drehmoment der Last 0 ist. Jedoch werden auch in dieser Situation die distrahierenden Kräfte durch Muskelkräfte aufgenommen (Kummer [15]).

Ein vereinfachtes Schema zur Darstellung der Schultergelenkresultierenden gibt Abb. 2 bei geringer Abduktion wieder. Das Eigengewicht des Armes wird im Massenschwerpunkt konzentriert, der nach Dempster [6] mit dem Zentrum der Fossa olecrani zusammen-

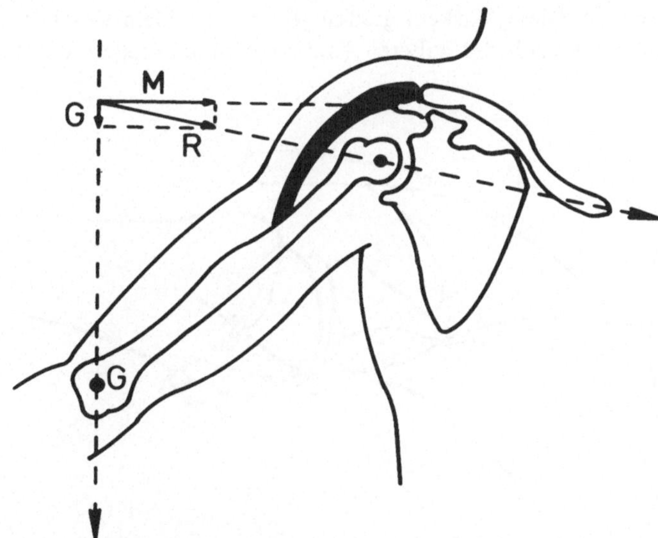

Abb. 2. Die Resultierende R aus Muskelkraft M (hier vereinfacht: Pars acromialis m. deltoid) und Gewicht des Armes — im Massenschwerpunkt konzentriert — geht durch den Krümmungsmittelpunkt des Humeruskopfes und drückt diesen gegen die Pfanne (in Anlehnung an Kummer [15])

fällt. Das Eigengewicht des Armes wird mit etwa 5% des Körpergewichtes angenommen (De Duca und Forrest [7]). Bei isometrischer Kontraktion muß eine entsprechende Muskelkraft von den wichtigsten Abduktoren — dem mittleren Anteil des M. deltoideus und dem M. supraspinatus — aufgebracht werden. Im Zustand des Gleichgewichts verläuft die Resultierende durch den Drehpunkt, Kopf und Pfanne werden aufeinandergepreßt.

Instabilitäten

Instabilitäten am Glenohumeralgelenk können durch strukturelle Veränderungen bedingt sein. Diese können die Kapsel mit ihren bandartigen Verstärkungen betreffen, die Ansätze der Bänder sowie das Labrum glenoidale. Diese Strukturen wirken extremen Bewegungsstellungen des Humeruskopfes entgegen, wenn der Kraftvektor tangential am Glenoidrand vorbeizieht (Abb. 3). Kann die Muskulatur die Bewegung nicht ausbalancieren, drängt der Kopf auf die Kante des Glenoids. Eine solche Subluxationsstellung verursacht Schmerzen, wodurch eine weitere zusätzliche muskuläre Stabilisierung unmöglich wird. Die bekannteste strukturelle Veränderung, die zur Instabilität führen kann, ist die Bankart-Läsion (Abb. 4).

Traumatische und rezidivierende Luxation

Das Gleichgewicht der Kräfte kann durch von außen einwirkende Kräfte gestört werden. Bei einem Sturz mit gestrecktem und abduziertem Arm werden die von außen auf den Arm einwirkenden stark abduzierenden Kräfte durch die Kontraktion der adduzierenden Muskeln, M. pectoralis major, M. latisssimus dorsi und M. teres major, wieder aufgefangen (Abb. 5). Diese Muskeln greifen jedoch an einem wesentlich kürzeren Hebelarm an und müssen deshalb der äußeren Kraft wesentlich größere Kräfte entgegenstellen. Da sich der

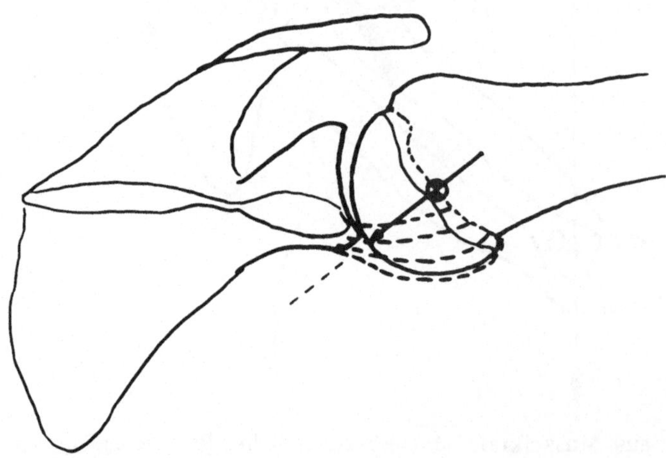

Abb. 3. Bei Instabiliäten, z.B. des Labrum glenoidale, zieht der Kraftvektor tangential am Glenoid vorbei. (Nach Kölbel [14])

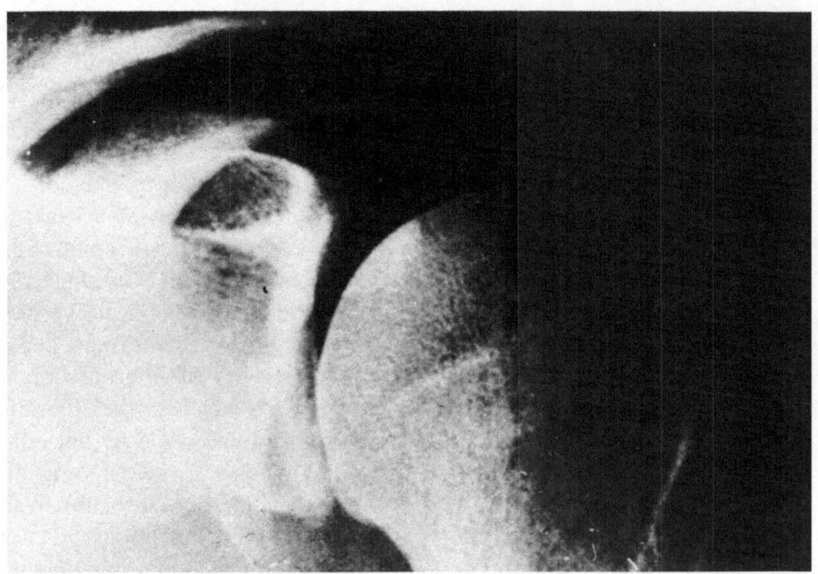

Abb. 4. Die Bankart-Läsion ist eine häufige strukturelle Ursache für Instabilität des Glenohumeralgelenkes

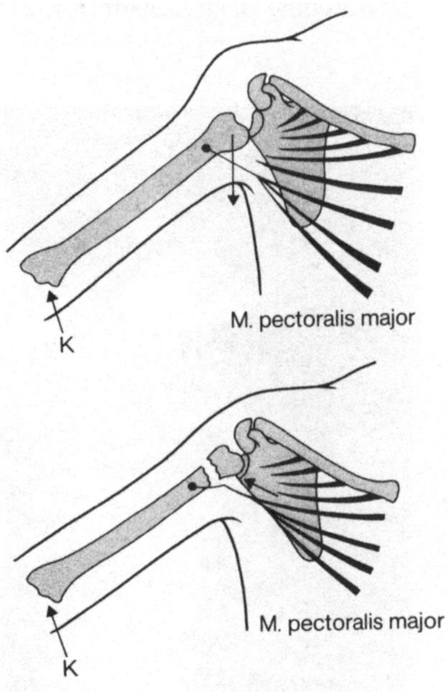

Abb. 5. Bei einem Sturz auf den gestreckten und abduzierten Arm verläuft die Resultierende caudal am Glenoid vorbei, wodurch — je nach Stabilität der Kaspel — eine Luxation oder eine subcapitale Fraktur entstehen kann

Arm in Abspreizstellung befindet, verläuft die Resultierende mehr oder weniger steil nach caudal und verleiht dem Humeruskopf eine starke Schubkomponente in diese Richtung.

Art und Ausmaß des entstehenden Schadens sind abhängig von der Festigkeit des Gelenkschlusses. Ist dieser instabil, so kommt es zur Luxation, die aus anatomischen Gründen überwiegend nach vornunten erfolgt, wo der Austritt des Kopfes an einer schwachen Stelle der Gelenkkapsel zwischen M. subscapularis und dem Caput longum des Triceps brachii begünstigt wird. Bei festem Gelenkschluß entsteht dagegen eine Fraktur des proximalen Humerus, in höherem Lebensalter in der Regel in Form der subcapitalen Fraktur.

Von den vorgenannten Instabilitäten gibt es fließende Übergänge zur rezidivierenden Luxation. In den letzten Jahren wurde der sog. Hill-Sachs-Delle vermehrt Aufmerksamkeit geschenkt (Abb. 6). Diese postero-laterale Impressionsfraktur — bereits von Flower (1861) beschrieben und von Malgaigne (1880) mit der Schulterluxation in Zusammenhang gebracht — rastet bei Außenrotation und unterschiedlich starker Elevation in den ventralen Pfannenrand ein [10]. Raffung des M. subscapularis, wie sie bei verschiedenen Operationsverfahren durchgeführt wird, verhindert infolge Einschränkung der Außenrotation diesen pathologischen Mechanismus, so daß die Luxation ausbleibt. Weber [25] sah nach der nach Bankart modifizierten Operation einen Außenrotationsverlust von durchschnittlich 32°. Die eingeschränkte Außenrotation kann durch eine subcapitale Drehosteotomie des Humerus, bei der der Humeruskopf gegenüber dem Schaft um 20–25° nach innen gedreht wird, aufgehoben werden (Abb. 7). Im allgemeinen wird als Voraussetzung zu dieser Osteotomie nach Weber der Nachweis einer Hill-Sachs-Delle gefordert.

Saha [22] führte aus anderen Gründen eine Derotationsosteotomie des Humerus durch, insbesondere bei verstärkter Retrotorsion des Humerus über 30°, wenn nicht gleichzeitig eine stärkere Vorwärtsneigung der Pfanne vorlag. Er sah einen Übergang der Retrotorsion in eine relative Antetorsion während der Elevation. Durch die Derotationsosteotomie

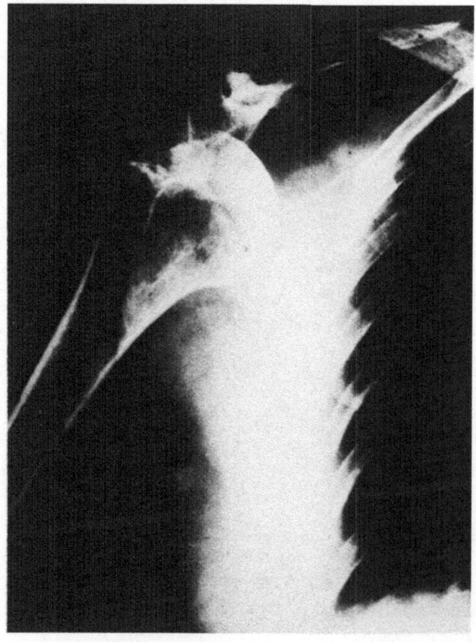

Abb. 6. Schulterluxation mit sog. Hill-Sachs-Delle

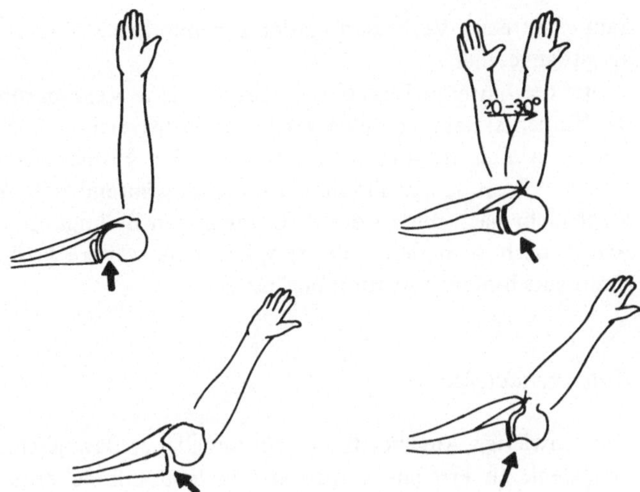

Abb. 7. Luxationsmechanismus bei sog. Hill-Sachs-Delle. Bei Außenrotation und Elevation rastet die Delle über den Pfannenrand ein und leitet damit die Luxation ein (*links*). Nach Versetzung der Sehne des M. subcapularis und Innendrehung des Oberarmkopfes um $\sim 25°$ gegenüber dem Schaft erreicht die Impressionsfraktur nicht mehr das Glenoid. Die Luxation bleibt aus (*rechts*)

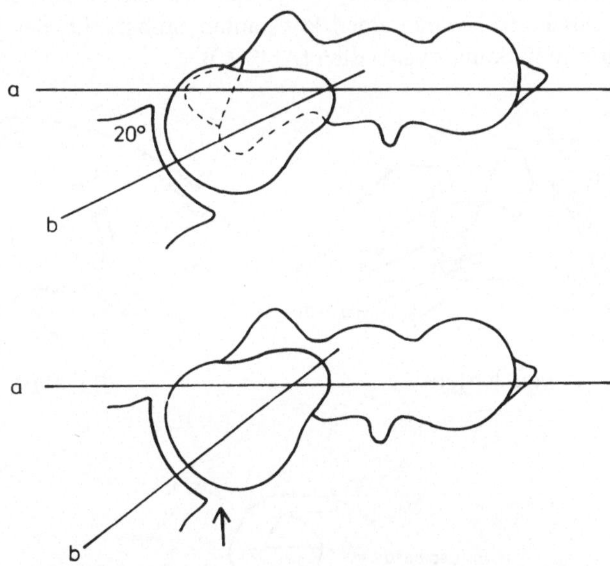

Abb. 8. Bei der hinteren Luxation findet sich häufig eine vermehrte Retroversion des Kopfes. Ein Anheben des Armes nach vorn wird nunmehr den Gelenkkopf in eine weitere Position nach rückwärts bringen und somit eine hinter Luxation begünstigen (*Oben:* normale, *unten:* vermehrte Retroversion)

kam es zu einer Verbesserung der dynamischen Stabilität. Das funktionelle Resultat wurde als gut angesehen.

Bei der hinteren Luxation findet sich eine Veränderung in der Geometrie des proximalen Humerus, nämliche eine verstärkte Retroversion des Kopfes (Abb. 8). Jetzt ist eine verstärkte Außenrotation notwendig, um den Humeruskopf in die günstigste, nämlich die stabilste, Position zur Pfanne zu bringen, während sich am zwangslos hängenden Arm der Kopf mehr nach hinten dreht. Unter diesen Bedingungen wird ein einfaches Anheben des Armes nach vorn den Gelenkkopf in eine weitere Position nach rückwärts bringen und somit eine hintere Luxation begünstigen.

Rotatorendefekte

Die schwierige Augabe, trotz größtmöglicher Beweglichkeit eine Stabilität im Glenohumeralgelenk zu erreichen, wird bei fehlender knöcherner Stabilität und mehr marginaler Stabilisierung durch die Bänder nur durch die Anordnung der Muskulatur gelöst. Es ist die Rotatorenmanschette, die wesentlich zur Stabilität beiträgt, indem sie — bedingt durch ihre Resultierende — während kraftvoller Bewegung den Kontakt zwischen Humeruskopf und Glenoid herstellt und aufrecht erhält (Abb. 9). Dies ist besonders wichtig, da der kräftigste Motor für die Schulterbewegung, der M deltoides, bei alleiniger Wirkung den Humeruskopf cranialwärts und aus dem Glenoid herauszieht, d.h., der Kraftvektor zieht am oberen Glenoidalrand vorbei. Die Stabilisierung durch die Rotatorenmanschette bewirkt einen konstanten Stützpunkt, der es dem Deltamuskel erlaubt, seine größte Wirkung zu entfalten (Abb. 10).

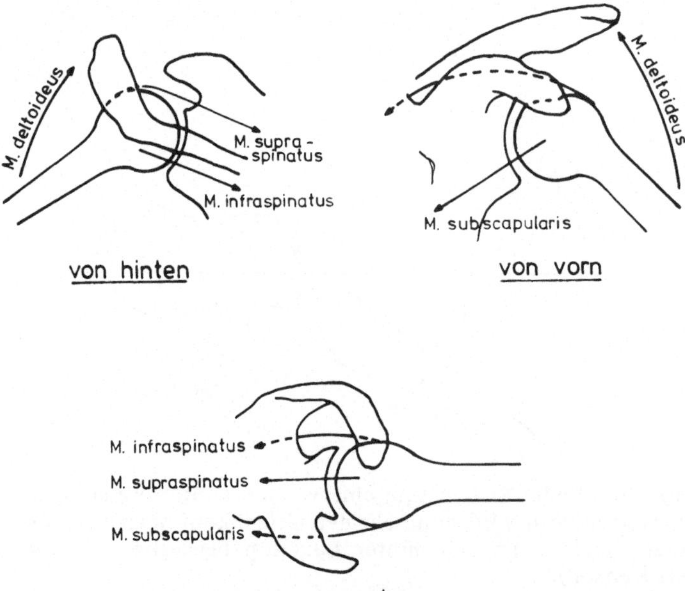

Abb. 9. Durch die Anordnung der Rotatorenmanschette wird ein ständiger Kontakt zwischen Kopf und Pfanne hergestellt

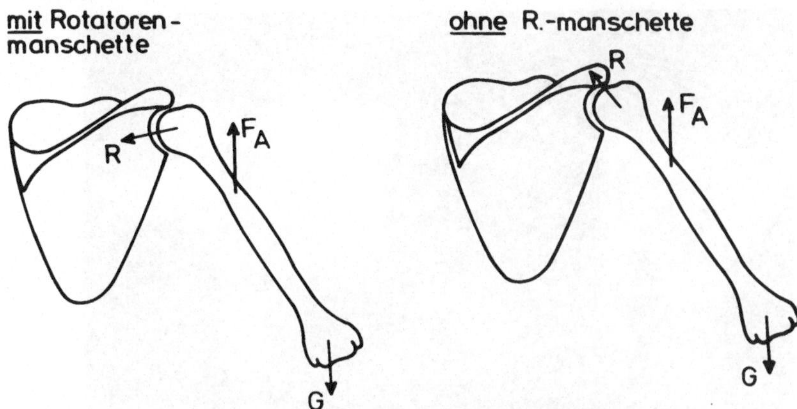

Abb. 10. Resultierende Gelenkkraft (R) bei Abduktion (FA = abduzierende Kraft). Bei Ausfall der Rotatoren zieht die Resultierende am oberen Glenoidalrand vorbei (*rechts*) (G = Gewichtskraft des Armes)

Somit wird beim Riß der Rotatorenmanschette der Oberarm nicht mehr kraftvoll abduziert werden können, da der Kopf sich nicht mehr voll in der Pfanne abstützt. Wird der Arm allerdings passiv in Abduktion geführt, kann der Deltamuskel noch wirkungsvoll arbeiten und der Patient kann den Arm aktiv in dieser Position halten, auch bei defekten Rotatorenmuskeln (Post [20]).

Häufig wird dann der Arm bei 90° Abduktion in innenrotierter Stellung gehalten, bedingt durch den Verlust des Kraftvektors vom M. infraspinatus. Man muß sich aber vergegenwärtigen, daß die Rotatoren bei zunehmender Abduktion normalerweise ihren drehenden Einfluß mehr und mehr einbüßen. Normalerweise bewirkt der kräftige Infraspinatus durch eine Kombinationsbewegung von Depression des Kopfes, Extension und Außenrotation, daß der große Höcker unter dem überhängenden coracoacromialen Bogen gleiten kann. Beim Infraspinatusriß ist die o.g. Abduktion auch schmerzhaft, da der Humeruskopf nun den Bogen des Daches rammt. Diese Bewegung erfordert eine Fixierung der Scapula an der Thoraxwand, wie dies z.B. der M. rhomboideus bewirkt.

Die Bedeutung der Rotatorenmanschette wird dem Kliniker immer wieder vor Augen geführt, wenn nach Kopfresektion und Einsetzen einer Prothese der Knochendefekt zwar behoben wird (Abb. 11a), die wieder angehefteten Rotatoren aber infolge Dehiszenzen oder Verwachsungen ihre Funktionen einbüßen. Der Arm wird kaum bis zur Horizontalen gehoben, die Wirkung des Deltamuskels besteht nur in einer cranialwärtigen Verschiebung des Humerus (Abb. 11b).

Gelegentlich reißt die Rotatorenmanschette knöchern aus. Bei Dislokation des Knochenstückchens kommt es neben der muskulären Beeinträchtigung zu einer weiteren mechanischen Funktionseinbuße. Hieraus ergibt sich eine Operationsindikation mit Fixation des knöchernen Ausrisses durch Zugschraube (Abb. 12).

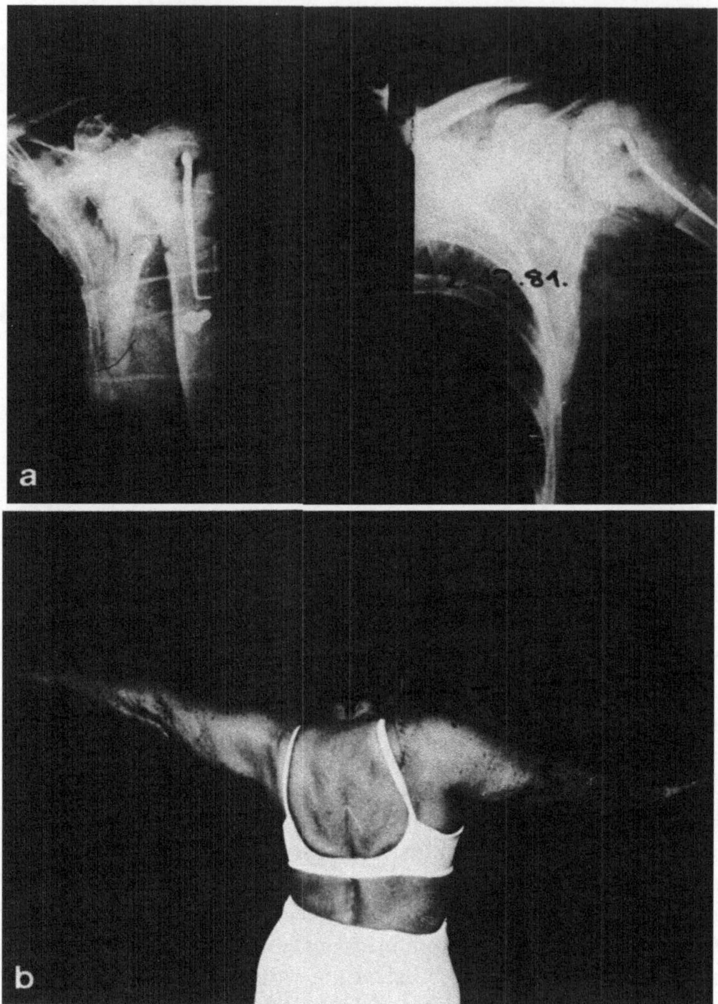

Abb. 11 a, b. Nach Kopfresektion und Einsetzen einer Prothese (**a**) büßen die Rotatoren infolge Dehiscenzen oder Verwachsungen ihre Funktion häufig ein. Der Arm wird kaum bis zur Horizontalen gehoben, der Deltamuskel zieht den Oberarm nur nach cranial (**b**)

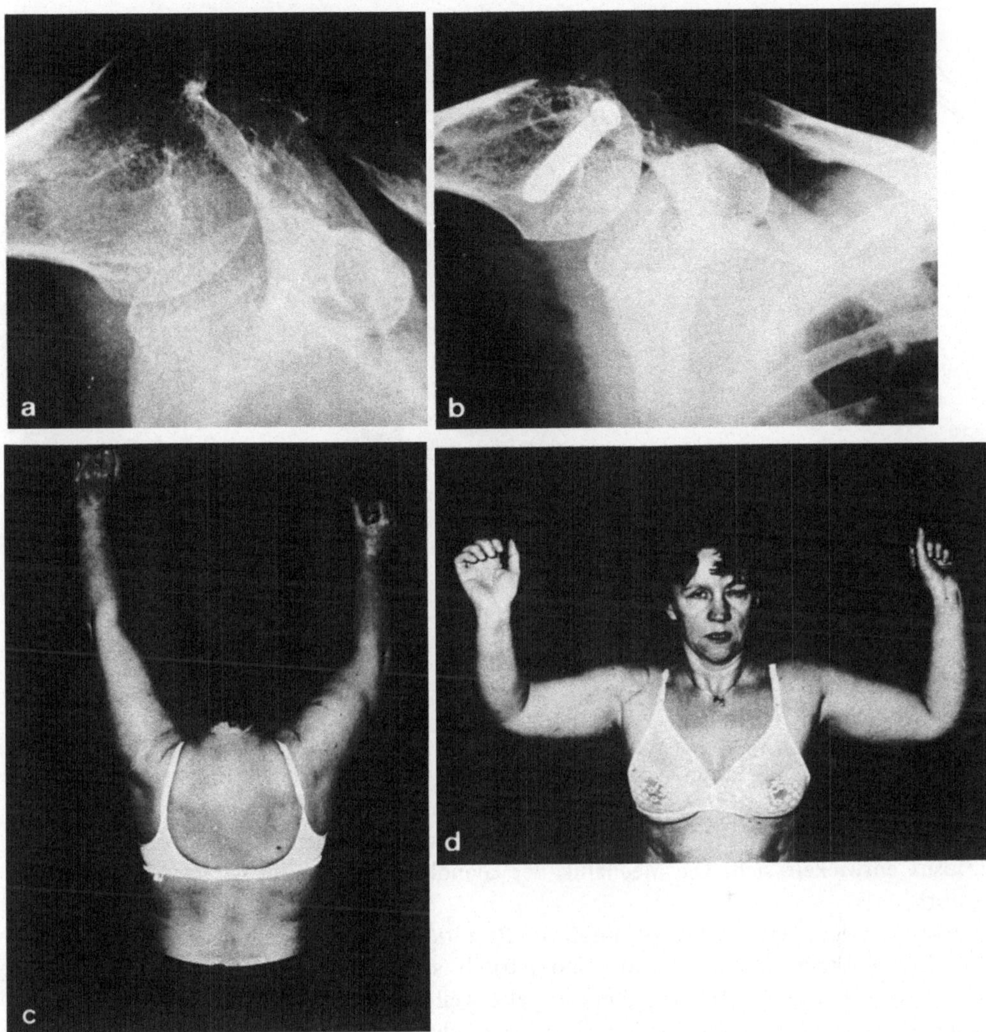

Abb. 12 a–d Knöcherner Ausriß der Rotatorenmanschette mit größerem knöchernen Anteil des Tuberculum maius. 1/2 Jahr nach dem Unfall Reinersertion nach caudaler Versetzung und Stabilisierung mit Zugschraube. Funktionsaufnahmen nach einem Jahr zeigen eine gute Beweglichkeit

Knöcherne Defekte am Humeruskopf

Knöcherne Defekte am Humeruskopf bewirken einen Verlust des Gelenkschlusses. Der muskuläre Halteapparat verliert seine Funktion, da die Muskulatur ihre Kraft nicht ausreichend entfalten kann (Abb. 13a). Bei nicht zu ausgedehnten Defekten kann im wesentlichen der Deltoideus den Oberarmkopf gegen die Clavicula in gewissem Umfang stabilisieren. Größere Defekte und insbesondere Kopfresektionen bedingen ein vollkommen instabiles Gelenk (Abb. 13 b).

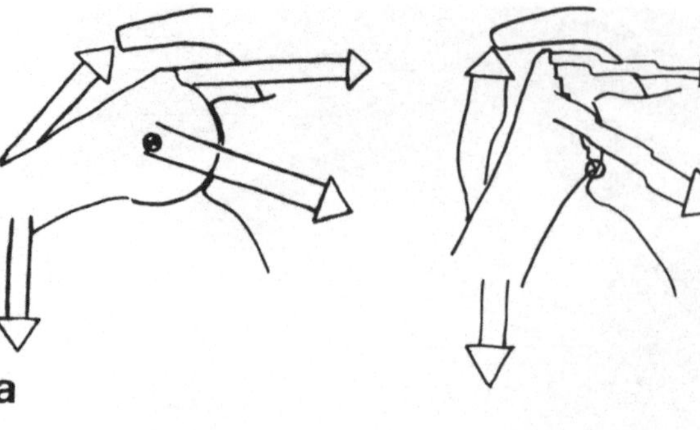

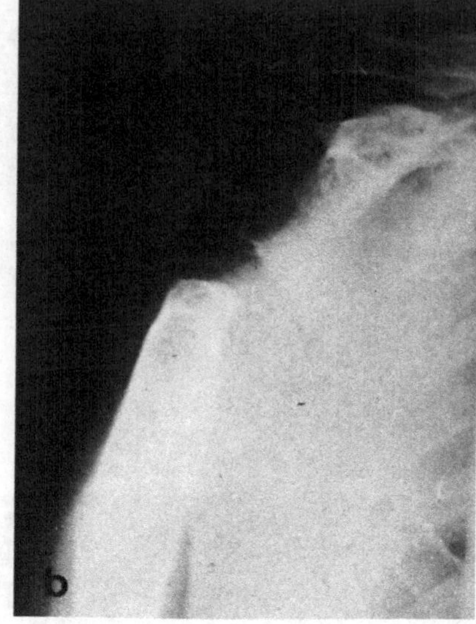

Abb. 13 a, b. Bei größeren knöchernen Defekten werden die scapulohumeralen Muskeln funktionell insuffizient (a) (nach Kölbel [14]), bei Kopfresektion resultiert ein vollkommen instabiles Gelenk (b)

Schultersteife

Es sei erinnert, daß alle Rotatoren über eine mehr oder wengier gemeinsame Sehnenplatte einwirken, die ständig unter Spannung steht. Hierdurch wird eine vorzeitige Abnutzung und Degeneration begünstigt. Beginnt diese an einer umschriebenen Stelle, wird sie sich durch den ständigen Zug leicht verstärken, was zu weiterer Irritation führt - ein Circulus vitiosus entwickelt sich. Die Mechanik des Glenohumeralgelenkes ist damit empfindlich gestört:

Normalerweise wird der Kopf durch die Resultierende in die Pfanne gepreßt, die durch den Krümmungsmittelpunkt geht. Geometrisch stellt der Humeruskopf jedoch keinen reinen Kugelabschnitt dar. Der überknorpelte Teil des Humeruskopfes hat nur eine fast genau kugelige Krümmung von 2,5 R (Lanz-Wachsmuth [17]). Damit wechselt auch das momentane Rotationszentrum, durch das die Resultierende gehen muß. Für isometrische Berechnungen ist die Postition des *augenblicklichen* Rotationszentrums (ARZ) maßgebend, nicht die Bewegung. Für isotonische Bewegung ist die Berechnung der Resultierenden und Kräfte nur dann leichter möglich, wenn das ARZ sich nicht ändert, also z.B. bei Abduktion eine reine Drehbewegung ausgeführt würde. Dies trifft wahrscheinlich jedoch nur für die ersten 20° Abduktionen zu.

Die Berechnung des ARZ wurde von verschiedenen Autoren mit zum Teil unterschiedlichen Ergebnissen angegeben. Jackson u. Mitarb. [13] berechneten das ARZ bei isometrischer Beugestellung mit einer Postition innerhalb des Humeruskopfes, die 8 mm hinter und 16 mm unterhalb des Schnittpunktes der Achse des Humerus mit der Humeruskopfkappe liegt. Poppen und Walker [20] konnten das ARZ bei gesunden Probanden in einem Umkreis von 6,0 ± 1,8 mm des geometrischen Mittelpunktes lokalisieren. Nach De Duca und Forrest [7] lag das AZR medial und inferior zum großen und kleinen Tuberculum, jedoch offenbar je nach Abduktionswinkel und/oder Individuum varriierend. Diese Auffassung wird von Fischer u. Mitar. [9] verifiziert (Abb. 14):

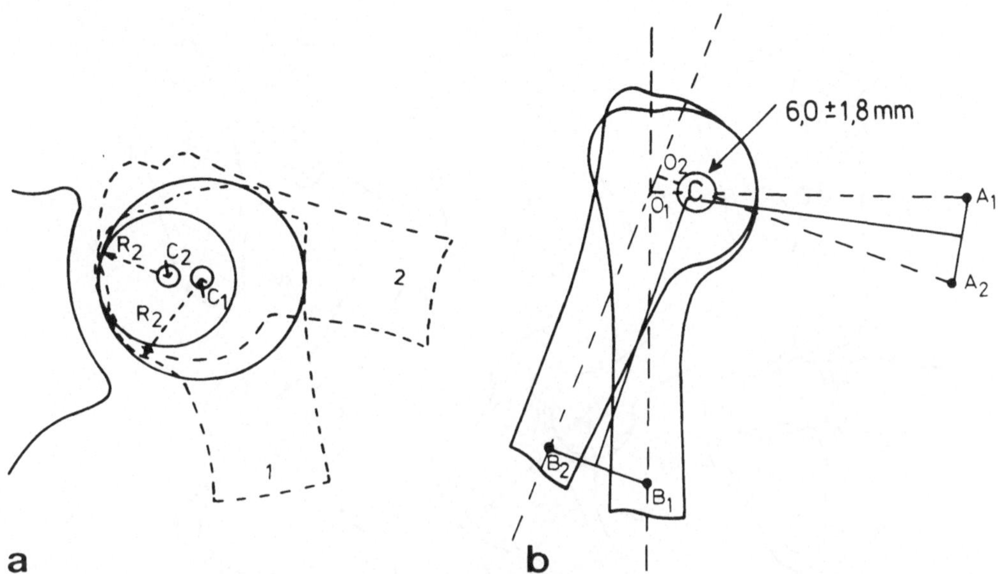

Abb. 14a,b. Geometrisch stellt der Humeruskopf keinen reinen Kugelabschnitt dar. Damit muß auch das augenblickliche Rotationszentrum, durch das die Resultierende geht, wechseln. Nach Fischer u. Mitarb. [9] gibt es für verschiedene Abduktionsgrade zwei Zentrun C_1 und C_2 (a), nach Poppen und Walker [20] liegt dieses in einem Umkreis von 6.0 ± 1.8 mm vom geometrischen Mittelpunkt (b)

Von 0–50° dreht sich der Humeruskopf im großen und ganzen um seinen Mittelpunkt C 1 (Abb. 14a), von 50–90° verlagert sich der Drehpunkt in ein mehr medial gelegenenes Zentrum C 2.

Bei Vor- und Rückwärtshebung des Armes fanden die Autoren nur ein einziges Drehzentrum im Humeruskopf und in der Scapula.

Für die Berechnung der Resultierenden ist weiterhin von Bedeutung, ob der Oberarmkopf bei Bewegungen eine konstante Lage zur Pfanne beibehält oder eine translatorische Bewegung durchführt. Poppen und Walker [20] sahen bei 0–30° Abduktion ein Aufwärtsgleiten des geometrischen Zentrums um gewöhnlich 3 mm, danach eine Auf- oder Abwärtsbewegung um nur 1mm zwischen jeder geprüften Winkelzunahme von 30°.

Gehen bereits bei der Berechnung der Gelenkkraft oben genannte Unstimmigkeiten und Ungenauigkeiten ein, so bestehen bei der Berechnung der „relativen Muskelkraft" mehr Unbekannte als Gleichungen.

Walker und Poppen [25] errechneten unter Annahme, daß die Muskelkraft proportional der Höhe der integrierten EMG-Aktivität mal der Querschnittsfläche des Muskels sei, folgende Kräfte, die auf das Gelenk einwirken (Abb. 15): Am herabhängenden Arm ist die Kraft gegen den unteren Rand des Labrum glenoidale gerichtet, während sie bei Abduktion von 30°–60° die oberen Randpartien trifft. Ab 60° wird eine stabilisierende Einstellung erreicht, da die Kraftrichtung die Mitte der Fossa glenoidalis trifft. Die höchste Kraft der Resultierenden wurde mit 0,9-fachem Körpergewicht bei 90° Abduktion erreicht.

In Neutralstellung oder in Außenrotation zeigt sich keine Kraftänderung, bei Außenrotation richtete sich die Resultierende jedoch eher in Richtung auf das Zentrum des Gelenkes ein und erreichte damit eine stabilere Situation. Andererseits waren die Kräfte bei In-

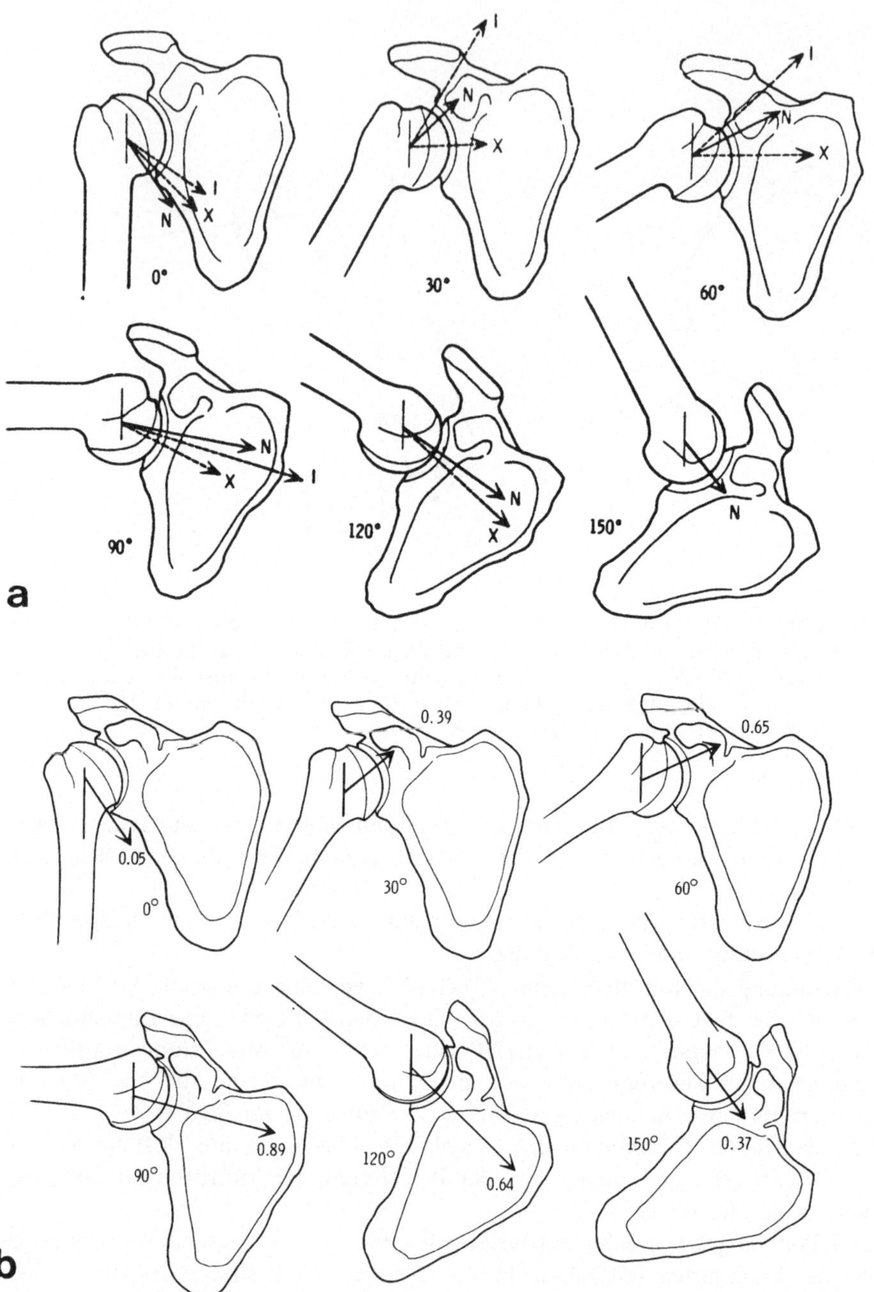

Abb. 15 a, b. Der Kraftvektor bei Neutral-(N), Innenrotations-(I) und Außenrotationsstellung (X) des Oberarmes bei verschiedenen Winkelgraden der Abduktion (a). Angabe der „relativen Muskelkraft" (b), die bei 90° Abduktion mit 0.89 fachem Körpergewicht den Höchstwert erreicht. (Nach Walker und Poppen [25])

Tabelle 1. Mechanische Veränderungen bei der schmerzhaften Schultersteife:

a) Augenblickliches Rotationszentrum
b) Translation des Kopfes zur Pfanne
c) Verhältnis der glenohumeralen zur scapulothoracalen Bewegung

nenrotationsstellung im allgemeinen größer, die Resultierende ließ aber eher eine Tendenz zur Subluxation ab 60° Abduktion erkennen.

Bei der *schmerzhaften Schultersteife* kann eine grob orientierende Untersuchung Geringfügigkeit der Bewegungseinschränkung vortäuschen, da die Mitbewegung der übrigen Hilfsgelenke kompensatorisch wirkt. Poppen und Walker [20] fanden, daß bei einer schmerzhaften Schultersteife das augenblickliche Rotationszentrum und die Verschiebung des Humeruskopfes gegen das Cavum glenoidale verändert waren. Auch das Verhältnis der glenohumeralen Bewegung zur scapulothorakalen, das nach 30° Abduktion 5:4 betrug, war bei der schmerzhaften Schultersteife stark verändert (Tabelle 1). Da diese Paramenter empfindliche Indikatoren einer normalen oder anomalen Bewegung sind, empfehlen die Autoren ihre Anwendung in der klinischen Diagnostik.

Bei der Insertionstendopathie des M. supraspinatus, dem sog. Supraspinatus-Syndrom, ist ein lebhafter Schmerz bei passiver Abduktion des Armes typisch. Das Tuberculum majus tritt unter das Acromion bzw. erreicht bereits bei 40° seitlichem Anheben die Höhe des Ligamentum coraco-acromiale. Der Schmerz erreicht einen Höhepunkt bei 45–90° Abduktion. Er wird jedoch stark gemindert, wenn der Arm bei stärkerer Außendrehung seitlich angehoben wird, da nun der große Höcker die Schulterhöhe umgeht (Abb. 16).

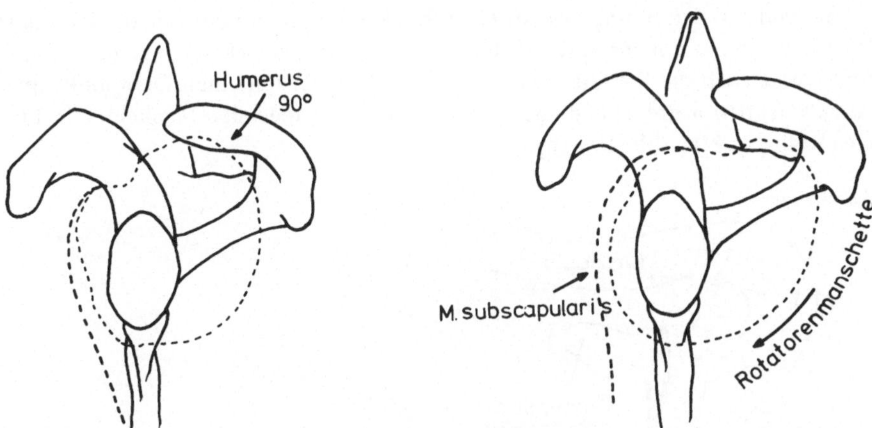

Abb. 16. Bei Abduktion und gleichzeitiger Außenrotation umgeht das Tuberculum majus durch Zug des M. infraspinatus die Schulterhöhe bzw. das Lig. coracoacromiale

Verletzungen des Acromio-clavicutargelenkes

Zur Stabilisierung des Schultergelenkes kommt dem Kapsel-Bandapparat eine übergeordnete Bedeutung zu, ganz im Gegensatz zum Schulterhauptgelenk. Die wichtigsten Bänder sind der craniale und caudale Anteil des Ligamentum acromio-claviculare und beide Anteile des Ligamentum coraco-claviculare (Lig. trapezoideum und Lig. conoideum). Letztere stellen die einzige straffe Verbindung zwischen Scapula und Clavicula dar. Diese Bänder werden rein auf Zug beansprucht. Dies wird durch Abb. 17 verdeutlicht, die die mechanischen Verhältnisse dieser Region darstellt. Clavicula, Acromion, Basis der Spina scapulae und der Processus coracoideus werden von MacConaill und Basmajian [18] mit einem Angelhaken verglichen, wobei der Stiel von der Clavicula und der Haken vom übrigen System gebildet wird. Mechanisch gesehen entspricht der freie Part der oberen Extremität einem Gewicht, das am Haken aufgehängt ist. Auf die Zugkräfte bezogen, stellt das AC-Gelenk eine Art Fraktur (Abrißfraktur) am Haken dar.

Nur ganz selten werden die Bewegungen im AC-Gelenk, die in die drei Richtungen des Raumes gehen (Abb. 18), an diesem Gelenk allein durchgeführt, denn Bewegungen eines Gelenkes der Schulterregion bedingen zwangsläufig eine Stellungsänderung der übrigen. Die Bewegungen im AC-Gelenk finden statt

1. in einer Traversalebene beim Anheben des Armes,
2. bei Verschiebung des Schulterblattes um die longitudinale Körperachse entlang dem Brustkorb oder, wenn sich die Scapula flügelartig vom Brustkorb anhebt (Scapula alata), und
3. um die Längsachse des Schlüsselbeines, wenn der untere Winkel des Schulterblattes geschwenkt wird. Diese Bewegung, die eine Drehung im AC-Gelenk bewirkt, wird zu 2/3 in diesem Gelenk durchgeführt.

Bei völliger Zerreißung des AC-Gelenkes kann nunmehr der Zug der Pars clavicularis des M. trapezius nicht mehr voll auf die Scapula einwirken. Diese sinkt nach caudal etwas ab und damit auch die Schulter, wobei sich die Scapula um einen Drehpunkt im Bereich des Angulus superior dreht, bedingt durch die intakten medialen Muskeln, z.B. Levator scapulae (Kölbel [14]) (Abb. 19 a, b).

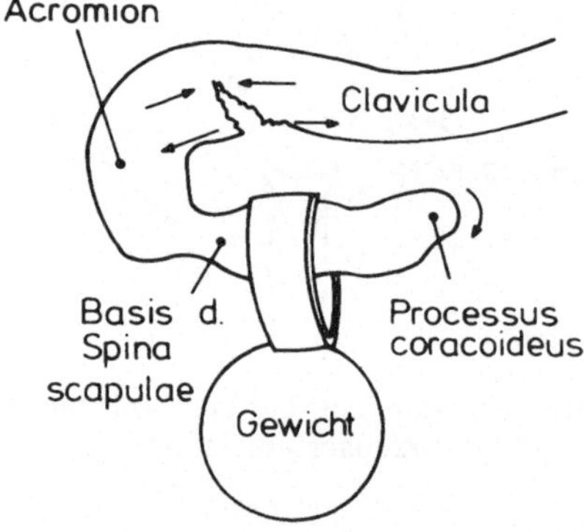

Abb. 17. Schematische Darstellung des claviculo-scapulären Hakens, dessen Stiel von der Clavicula gebildet wird. Ein Gewicht (obere Extremität mit und ohne Last) zieht die Hakenspitze abwärts und bräche dadurch den Haken vom Stiel ab, wenn dies nicht von den coraco-claviculären Bändern verhindert würde. (Nach MacConaill und Basmajian [18])

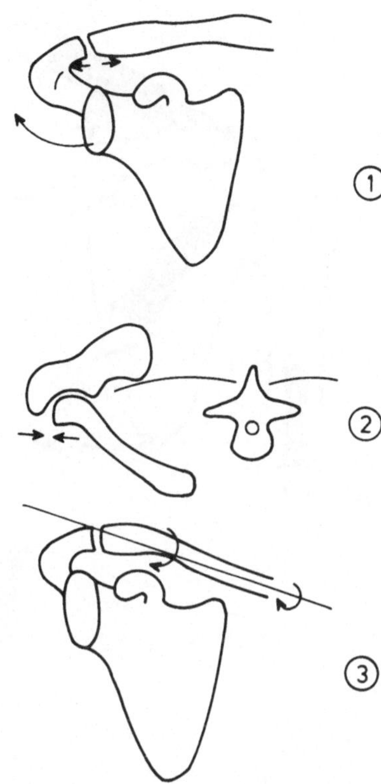

Abb. 18. Die Bewegungen im AC-Gelenk gehen in die drei Richtungen des Raumes (transversal, sagittal um die Längsachse)

Die Kenntnis dieser Mechanik im AC-Gelenk ist für das Verständnis des operativen Vorgehens bei einer AC-Sprengung von Bedeutung.

Die Einteilung der AC-Verletzungen in drei Schweregrade erfolgt nach Tossy u. Mitarb. [24] (Abb. 20):

Grad 1: Dehnung bzw. Teilruptur der Ligg. acromio-clavicularia,
Grad 2: Vollständige Ruptur dieser Bänder,
Grad 3: Zusätzliche Zerreißung der beiden Anteile des Lig. coraco-claviculare.

Eine isolierte Zerreißung des Lig. coraco-claviculare kommt nicht vor (Hörster und Hierholzer [11]).

Eine konservative Behandlung bei Schweregrad Tossy 3 berücksichtigt nicht die abgehandelten mechanischen Gegebenheiten; sie wird deshalb keine Restitutio ad integrum erbringen können. Dem Verletzten im arbeitsfähigen Alter sollte deshalb zur Operation geraten werden. Im Mittelpunkt der operativen Behandlung steht die Naht des rein auf Zug beanspruchten Lig. coraco-claviculare. Sein plastischer Ersatz ist nur bei veralteten Fällen erforderlich. Die temporäre Metallfixation Clavicula-Acromion dient nur der Sicherung dieser Naht. Am gebräuchlichsten sind hierzu die temporäre Verschraubung oder das Anlegen einer Drahtcerclage (Abb. 21). Mechanisch am sinnvollsten erscheint die temporäre Drahtcerclage und das zusätzliche Anbringen nur eines Kirschner-Drahtes durch das AC-Gelenk. Bei dieser Metallanordnung können Rotationsbewegungen des Schlüsselbeines gegenüber der Schulterhöhe durchgeführt werden. Bewegungen des Schlüsselbeines in der traversalen und sagittalen Ebene gegenüber dem Schulterblatt werden jedoch durch diesen Kirschner-

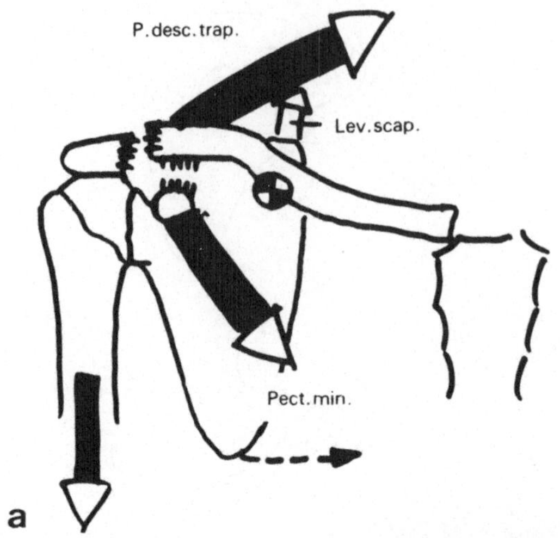

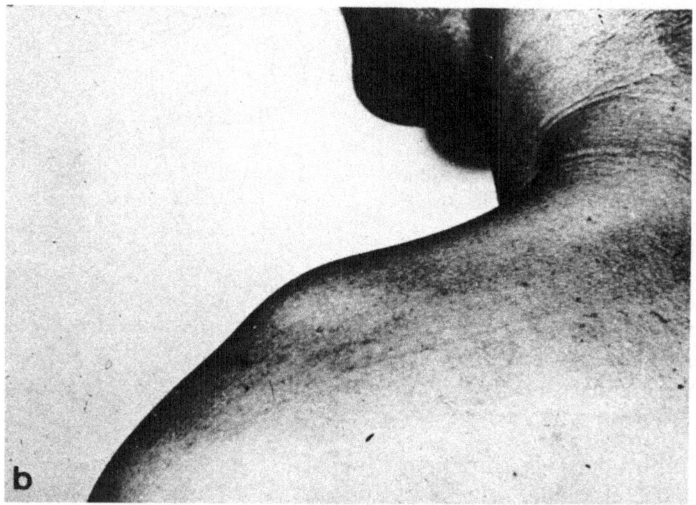

Abb. 19 a, b. Nach vollständiger Zerreissung des AC-Gelenkes sinkt die Scapula nach caudal ab, wobei sie sich um einen Drehpunkt im Bereich des Angulus superior dreht (a) (nach Kölbel [14]) (b) klinisches Beispiel

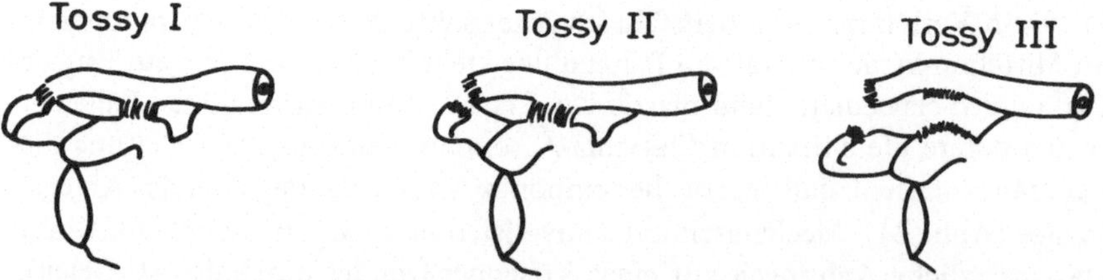

Abb. 20. Einteilung des Schultereckgelenkssprengung nach Tossy u. Mitarb. [24]: Grad I: Dehnung bzw. Teilruptur des Lig. acromio-claviculare; Grad II: Vollständige Ruptur dieses Bandes; Grad III: Zusätzliche Zerreissung des Lig. coracoclaviculare

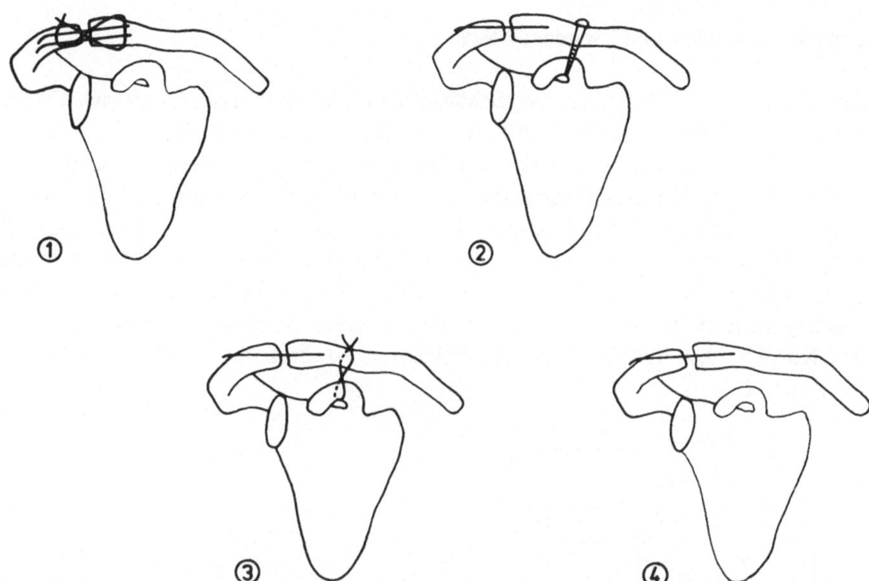

Abb. 21. Operative Stabilisierungsverfahren des AC-Gelenkes nach Bandnaht bei Verletzung Grad III: 1 Zuggurtung; 2 Stellschraube und ein Kirschner-Draht; 3 Cerclage Clavicula-Coracoid und ein Kirschner-Draht; 4 Nur ein Kirschner-Draht durch AC-Gelenk. Vom rein mechanischen Standpunkt aus betrachtet, verhindert die Cerclage von der Clavicula zum Coracoid mit zusätzlicher Sicherung des AC-Gelenkes durch nur einen Kirschner-Draht (3) am wenigsten den natürlichen Bewegungsspielraum des AC-Gelenkes, insbesondere nicht die Rotation der Clavicula. Die alleinige Stabilisierung mit einem Kirschner-Draht (4) ist insuffizient, da er allein die Zugkräfte auf das genähte Lig. coracoclaviculare nicht neutralisieren kann und schnell einen Ermüdungsbruch erleiden muß. Die Zuggurtung (1) stellt das Gelenk absolut ruhig.

Draht behindert; ein Ausschlag von 50° um eine longitudinale Körperachse ist möglich. Auf Biegung beansprucht, muß dieser Draht früher oder später einen Ermüdungsbruch erleiden. Es ist deshalb darauf zu achten, daß der Draht frühzeitig nach Ausheilung der Bandnaht entfernt wird.

Eine Zuggurtung über das AC-Gelenk mit zwei Kirschner-Drähten verhindert jede Relativbewegung der beiden Gelenkpartner, stellt das Gelenk demnach absolut ruhig. Eine alleinige Stabilisierung des AC-Gelenkes mit Kirschner-Drähten ohne zusätzliche Metallsicherung über die coraco-claviculären Syndesmosen bringt die meisten Komplikationen mit sich (Bargren u. Mitarb. [1]), was aus biomechanischen Überlegungen abzuleiten ist.

Aber auch Verletzungen ersten und zweiten Grades des AC-Gelenkes gaben Anlaß zu Störungen der mechanischen Funktion dieses Gelenkes und leisten damit vorzeitigen arthrotischen Veränderungen Vorschub. Die drei räumlichen Bewegungsrichtungen im AC-Gelenk werden durch die straffe Gelenkkapsel und deren ligamentären Verstärkungen (Ligg. acrominoclavicularia) geführt, so daß der Kraftvektor aus den angreifenden Muskeln senkrecht auf die parallel gestellten Gelenkflächen zuläuft. Bei Verletzungen des Bandapparates ist diese Voraussetzung nicht mehr gegeben, es treffen nunmehr Belastungsspitzen an den Gelenkrändern auf, was Beschwerden verursachen kann [14].

Claviculafrakturen und Pseudarthrosen

Der Schultergürtel ist über das Schlüsselbein nur über das Sternoclaviculargelenk gegen das Rumpfskelett abgestützt. Alle übrigen Teile sind in der Muskulatur schwebend aufgehängt. Das Schlüsselbein wirkt wie ein Verstrebebalken zwischen Scapula und axialem Skelett. Bei starker Beschleunigung des Armes vorwärts muß die Scapula muskulär stabilisiert werden, auch bei Drehung der Scapula auf der Thoraxwand. Ein Teil der Kraft wird dabei über das Schlüsselbein geleitet, das durch seine S-Form und durch seine Eigenelastizität einen Teil der Kraft absorbieren kann. Dies kann es sowohl bei Kraftübertragung vom Arm her als auch von der lateralen Seite über die Schuter zum Zentrum des Körpers. Die häufigste Bruchlokalisation ist deshalb im mittleren Drittel anzutreffen (Abb. 22).

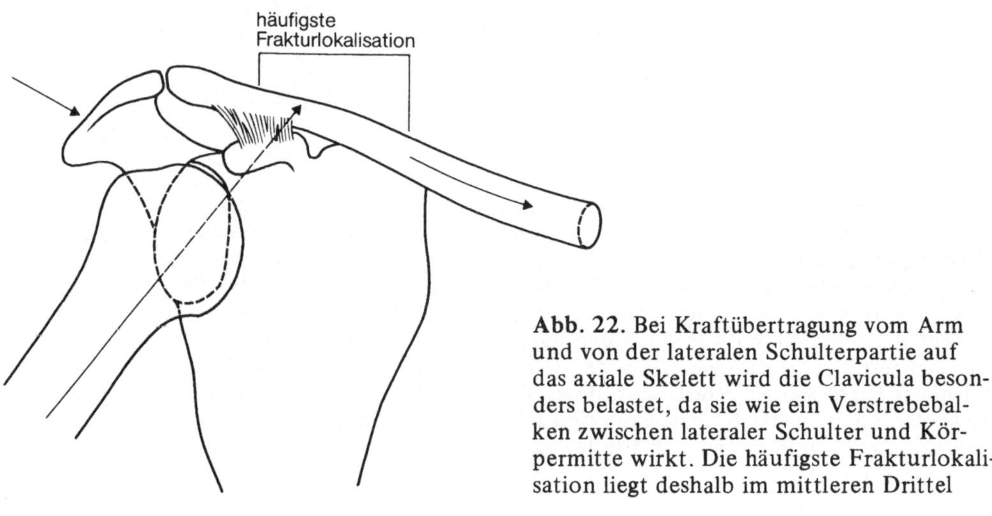

Abb. 22. Bei Kraftübertragung vom Arm und von der lateralen Schulterpartie auf das axiale Skelett wird die Clavicula besonders belastet, da sie wie ein Verstrebebalken zwischen lateraler Schulter und Körpermitte wirkt. Die häufigste Frakturlokalisation liegt deshalb im mittleren Drittel

Trotz dieser wichtigen mechanischen Funktion ergibt eine in mäßiger Dislokation knöchern ausgeheilte Claviculafraktur keine nachteiligen Folgen der Funktion des Schultergürtels. Starke Verkürzungen bedingen jedoch eine Stellungsänderung der Scapula auf der Thoraxwand, was gelegentlich zu Irritationen der Gleitschichten führen kann.

Pseudarthrosen behindern einmal die Rotationsbewegung der Clavicula um die Längsachse, zum anderen ist die Funktion der Kraftabsorption schmerzhaft herabgesetzt, deshalb beeinträchtigen Pseudarthrosen im allgemeinen die mechanische Funktion des gesamten Schultergürtels erheblich.

Verletzungen des Schulterblattes

Verletzungen des Schulterblattkörpers bedingen nur selten eine Veränderung der Mechanik des Schultergürtels. Der Knochen besitzt eine gute muskuläre Einbettung. Bei Exostosen und Ausbildung eines Kugelcallus kann die normale Mechanik des gesamten Schultergürtels beeinträchtigt werden.

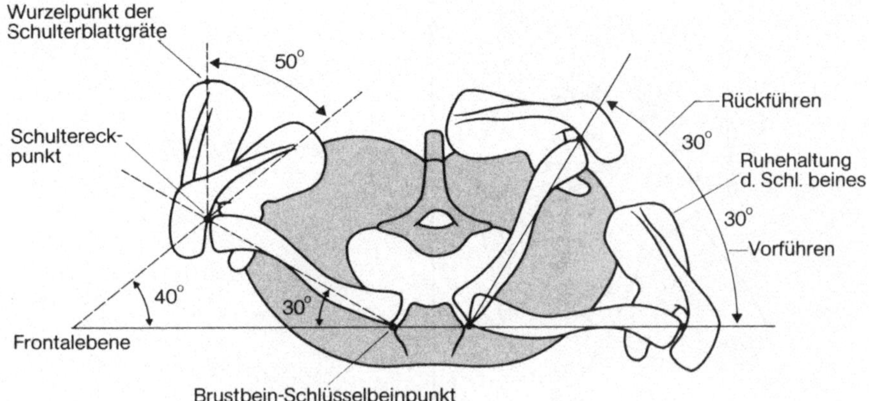

Abb. 23. Gesamtbeweglichkeit der Scapula in einer Transversalebene. Linke Körperseite (rechts im Bild): Verschiebung unter Ausnutzung der Schwenkung im Sternoclaviculargelenk um ± 30° aus der Mittellage. Rechte Körperseite (links im Bild): Schwenkung der Scapula in den Juncturen mit der Clavicula. (Nach Lanz-Wachsmuth [17])

Durch die freie Verschieblichkeit der Scapula auf der Thoraxwand mittels einer subscapularen Gleitschicht als weiteres „Gelenk" kann in Verbindung mit den übrigen Gelenken der Schultergürtel seinen großen Bewegungsspielraum entfalten, so daß Blick und Bewegungsfeld annähernd zusammenfallen. Deshalb seien die drei Richtungen, in die sich die Scapula bewegen kann, zunächst herausgestellt:

1) Heben und Senken: Parallelverschiebung der Scapula nach cranial und caudal ohne Drehung der Scapula.

2) Vor- und Zurücknehmen der Schulter: Parallelverschiebung ventro-lateral und dorsal-medial (Millitärhaltung) wiederum unter Beibehaltung der parallelen Lage der Margo medialis zur Wirbelsäule (Abb. 23). Aus einer Mittellage heraus sind dabei jeweils 30° Schwenkung mit der Clavicula möglich. Die größte Bewegung findet im Sternoclaviculargelenk statt.

3) Drehungen: Im AC-Gelenk kann die Scapula nach maximalem Kontakt mit der Thoraxwand in einer Transversalebene um 50° von ihr abduziert werden (Scapula alata). Weitere Drehungen der Scapula sind möglich, so um die Längsachse der Clavicula beim Schwenken des unteren Winkels des Schulterblattes nach außen. In der Regel werden diese Bewegungen kombiniert, so z. B. Anheben der Scapula mit der letztgenannten Drehung, da diese Bewegung die Hand vor den Körper und damit ins Blickfeld bringt. Diese Drehung findet zu 2/3 im AC-Gelenk statt. Deshalb erfolgt am unbelasteten Gelenk die Kraftübertragung über dieses Gelenk erst in einem späten Stadium der Bewegung, ganz im Gegensatz zum schon leicht belasteten Gelenk (etwa 2–3 kg). Hier tritt bereits bei 20° Vorwärtsdrehung der Scapula eine „closed-packed-position" ein, der Scapula-Clavicula-Komplex bewegt sich jetzt als eine Einheit im Sternoclaviculargelenk. Die Ligg. coraco-clavicularia sind kräftig angespannt (MacConaill und Basmajian [18]).

Nach Untersuchungen von Poppen und Walker [20] liegt das Rotationszentrum der Scapula bei Abduktion des Armes von 0–30° im mittleren unteren Körperanteil des Schul-

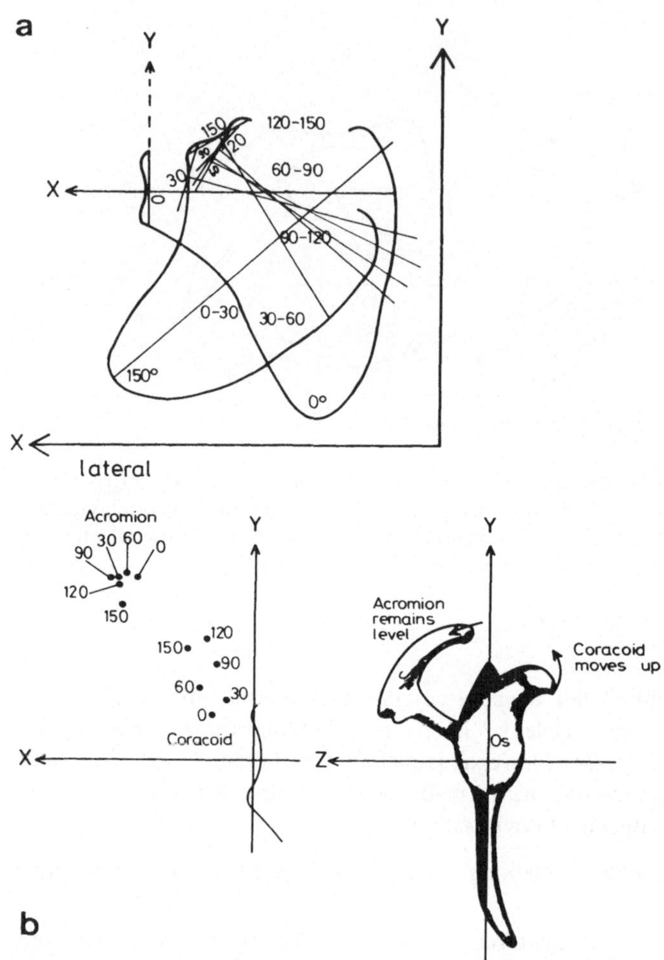

Abb. 24 a, b. Bei Abduktion des Armes von 0–30° liegt das Rotationszentrum der Scapula im mittleren unteren Körperanteil der Scapula, bei weiterer Abduktion verlagert sich dieses Zentrum in Richtung auf die Pfanne (**a**). Dabei dreht sich die Scapula um eine Achse senkrecht zum Cavum glenoidale, so daß sich der obere Winkel der Scapula von der Körperwand fortbewegt (nach Poppen und Walker [20]) (**b**)

terblattes, von 60° aufwärts verlagert sich das Rotationszentrum in Richtung auf die Pfanne, so daß der untere Winkel der Scapula die größte Bewegung nach lateral erfährt (Abb. 24 a,b). Gleichzeitig dreht sich die Scapula um eine Achse senkrecht zum Cavum glenoidale im entgegengesetzten Uhrzeigersinn, d. h., der obere Winkel der Scapula bewegt sich an der Körperwand fort, der untere Winkel in Richtung auf diese zu. Diese Auswärtsdrehung erreicht bei maximaler Abduktion 40°. Diese Bewegung ist von Bedeutung, wenn man die Außenrotation des Humerus bei Abduktion über 90° betrachtet, da Humerus und Scapula sich in gewissem Umfang synchron bewegen. Dadurch wird die relative Drehung in Abhängigkeit von der Drehung des Humerus gering.

Bei Abduktion des Armes bewegen sich die Articulatio humero-scapularis und die Articulatio scapulo-thoracalis unterschiedlich stark. Nach Poppen und Walker [20] beträgt das Verhältnis während der ersten 30° Abduktion 4,3:1, d. h., die Scapula bewegt sich wenig im Vergleich zum Humerus. Bei weiterer Abduktion zwischen 30 und 120° ändert sich das Verhältnis 5:4. Wenn sich der Oberarm um 5° im Schulterhauptgelenk bewegt hat, hat sich die Scapula um 4° auf der Thoraxwand gedreht. Bei weiterer Erhebung des Armes erfolgt eine fast ausschließliche Bewegung im scapulo-thorakalen Gelenk.

Sternoclaviculargelenk

Funktionell ist das Sternoclaviculargelenk ein Gelenk mit drei Freiheitsgraden. Bei maximal möglicher Circumduktion der Clavicula beschreibt ihr laterales Ende eine breite Ellipse, wobei nach ventral und dorsal 30°, nach cranial ein größerer, nach caudal ein geringerer Ausschlag erreicht werden kann (Abb. 25). Die Rotation der Clavicula um ihre Längsachse ist in den Extrempositionen geringer (weniger als 5°), maximale Rotation zwischen 15 und 20° ist nur in einer Mittelstellung möglich (Bearn [3]). Die Stabilität des Gelenkes wird vor allem durch den hinteren oberen Kapsel-Bandapparat gewährleistet (Abb. 26). In diese Richtung sind Luxationen deshalb selten. Dislokationen in diesem Gelenk verändern die Beweglichkeit nur geringfügig, wohl durch die natürliche Inkongruenz der beiden Gelenkflächen bedingt, die undeutliche Sattelform besitzen und deren Gelenkflächen durch einen Discus interarticularis besser aufeinander abgestimmt werden.

Während das Ausmaß der Beweglichkeit kaum verändert ist, kann die Luxationsstellung zu vermehrten Beschwerden Anlaß geben. Dies insbesondere bei Arbeiten in Positionen, bei denen das Sternoclaviculargelenk vermehrt beansprucht wird: Bei Arbeiten mit hochgezogenen und nach vorn geschobenen Schultern. Nun liegt das Schulterblatt nicht mehr mit seiner großen Fläche der Brustwand flach auf, die Last verteilt sich nicht mehr einigermaßen gleichmäßig über die gesamte Fläche des Schulterblattes, so daß dessen Querschnittsbelastung nicht mehr optimiert ist. Zugleich wird damit ein großer Teil der Kraft über das Schlüsselbein zum Sternoclaviculargelenk umgeleitet, so daß dieses Gelenk durch vermehrte Zug-, Druck- und Schwerkräfte mechanisch erhöht beansprucht wird (Abb. 27).

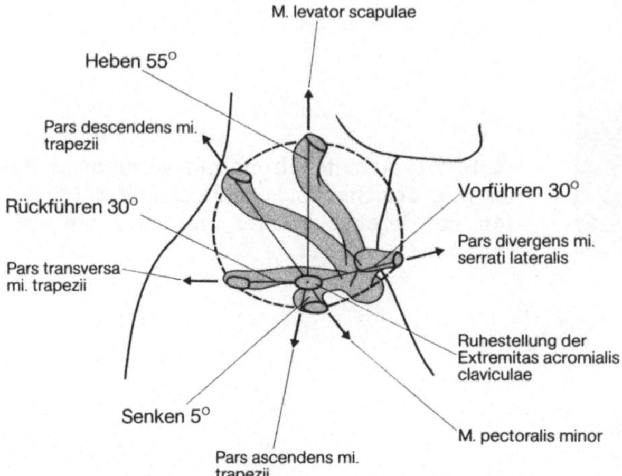

Abb. 25. Bewegungsraum des acromialen Endes des Schlüsselbeines bei Bewegungen im Sternoclaviculargelenk. (Nach Lanz-Wachsmuth [17])

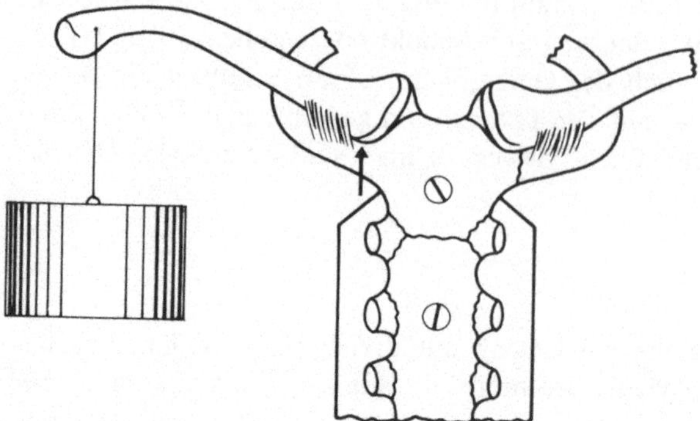

Abb. 26. Versuchsanordnung nach Bearn (3) am Leichenpräparat: Das laterale Ende der Clavicula wird nach Belastung durch Anspannung des dorso-cranialen Kapselbandapparates des Sternoclaviculargelenkes weitgehend in gleicher Höhe gehalten. Der Pfeil markiert den Stützpunkt. Erst bei einer Belastung von 15–20 kg kommt es zu einer Ausrißfraktur am sternalen Kapselansatz

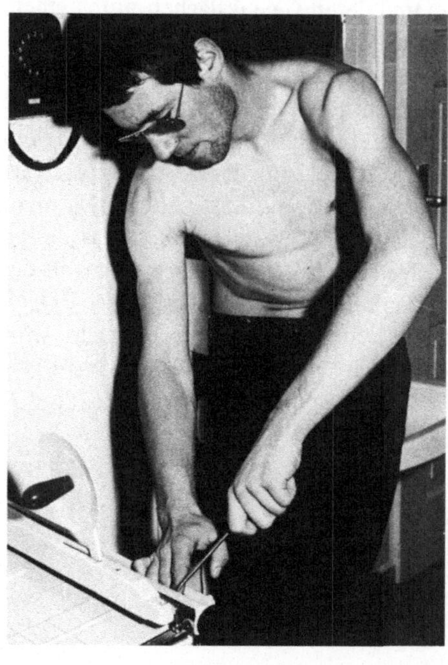

Abb. 27. Arbeitshaltung mit vermehrter Belastung des Sternoclaviculargelenkes: Arbeiten mit hochgehobener und nach vorn geschobener Schulter

Nervenlähmungen

Lähmung des M. deltoideus (N. axillaris)

Nach traumatischen Schädigungen am Schultergürtel, z. B. nach unterer Luxation, ist die Lähmung des N. axillaris die häufigste Lähmung. Der M. deltoideus besitzt mit seiner Pars acromialis für die Abduktion das größte Moment. Der M. supraspinatus hat zwar ei-

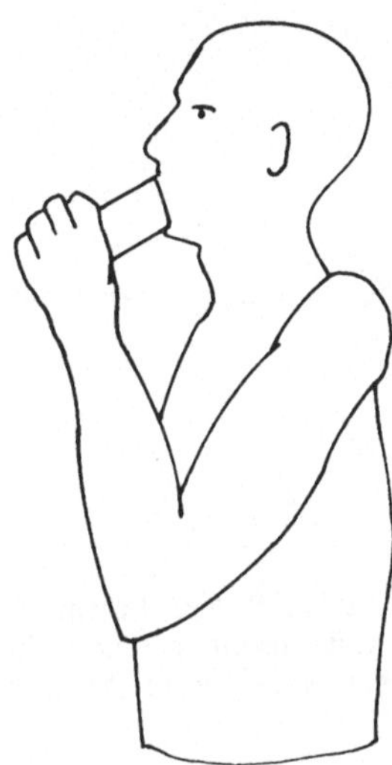

Abb. 28. Bei Lähmung des Deltamuskels kann der Arm seitlich nicht mehr gehoben werden. Der M. supraspinatus zieht die Schulter lediglich cranialwärts

nen ähnlichen Kraftvektor, er ist aber aus anatomisch-physiologischen Gegebenheiten nicht in der Lage, das Lastmoment des Armes zu überwinden, obwohl der Supraspinatus noch etwas vom langen Kopf des Biceps unterstützt werden kann. Dies wurde häufig zum Sehnentrasfer bei Lähmungen des Deltoideus benutzt. Der ungünstige Hebelarm des M. supraspinatus führt zu starken Biegespannungen im Bereich des Collum chirurgicum. Der intakte Deltamuskel kompensiert diese Beanspruchung und bewirkt als Zuggurtung, die Biegespannung im proximalen Drittel des Oberarmes herabzusetzen. Der Arm kann bei Deltalähmung aktiv nicht mehr seitlich gehoben werden. Beim Führen eines Glases zum Mund führt der Schultergürtel eine Art Ersatzbewegung durch Höherziehen der Schulter durch (Abb. 28). Bei irreparabler Deltalähmung wird heute eine Arthrodese des Glenohumeralgelenkes bevorzugt. Bei Versteifung in guter Position (30–50° Elevation, 20–30° Vorwärtsneigung und 20–40° Innenrotation) erlauben die übrigen Gelenke eine befriedigende Bewegungsfreiheit, so daß die Hand z. B. zum Mund geführt und in die Hosentasche gesteckt werden kann; bei trainierten Menschen sind auch Liegestütze möglich.

Lähmung des M. trapezius (N. accessorius)

Bei Lähmung des M. trapezius steht die Schulter etwas tiefer und nach vorn geneigt. Der Margo medialis steht nunmehr schief von innen-unten nach oben-außen. Auffällig wird der Ausfall bei Abduktion des gestreckten Armes. Diese gelingt nur knapp bis zur Horizontalen, da die Scapula nicht rotiert, der untere Winkel medial stehen bleibt und nicht nach vorn zieht. Die Haltefunktion des M. trapezius auf die Scapula fällt aus (Abb. 29).

Lähmung des M. rhomboideus (N. dorsalis scapulae C 4, 5)

Der Angulus inferior steht vom Brustkorb ab. Der Margo medialis entfernt sich von der Dornfortsatzlinie. Der Rhomboideus ist der Antagonist zum M. seratus anterior.

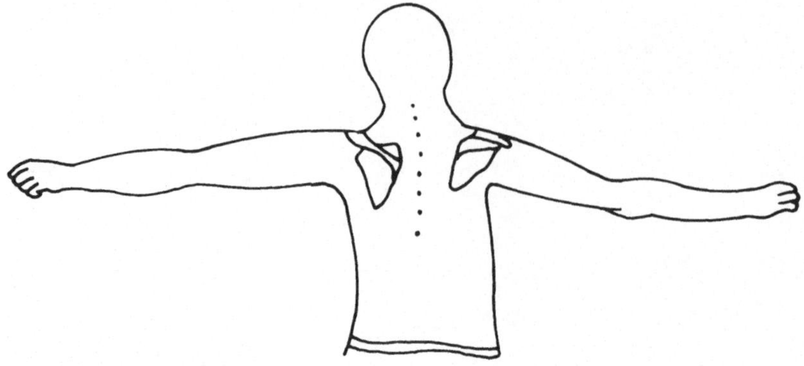

Abb. 29. Bei Lähmung des **M.** trapezius steht die Schulter tiefer, der gestreckte Arm kann nicht voll gehoben werden, da die Haltefunktion des Muskels auf die Scapula fällt. Der Margo medialis steht schief

Lähmung des M. levator scapulae (N. dorsalis scapulae)

Es resultiert nur ein geringer Ausfall, die Schulter kann u. U. weniger gehoben werden.

Lähmung des M. serratus anterior (N.thoracicus longus)

Die Scapula steht mit dem Margo medialis flügelartig ab (Scapula alata). Der Muskel ist für die Erhebung des Armes über die Horizontale der wichtigste, insbesondere für die Hebung des Armes nach vorn-oben. Bei Lähmung fehlt die Bewegung des unteren Winkels der Scapula nach vorn-außen (Abb. 30). Der untere Trapeziusteil kann etwas kompensatorisch wirken.

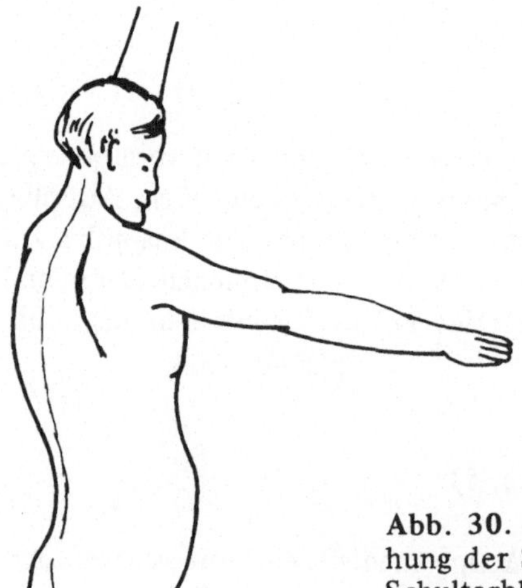

Abb. 30. Bei Lähmung des M. serratus anterior fällt die Drehung der Scapula bei Erhebung des Armes nach vorn aus. Das Schulterblatt steht flügelartig ab

Literatur

1. Bargen JH, Erlanger S, Dick HM (1987) Biomechanics and comparison of two operative methods of treatment of complete acromioclavicular separation. Clin Orthop 130:267
2. Bateman JE (1972) The shoulder and neck. Saunders, Philadelphia London Toronto
3. Bearn JG (1967) Direct observation on the function of the capsula of the sterno clavicular joint in clavicular support. J Anatomy 101:159
4. Braune W, Fischer O (1888) Über den Anteil, den die einzelnen Gelenke des Schultergürtels an der Beweglichkeit des menschlichen Humerus haben. Abh Math Phys Kl Saechs Gesellsch Wiss 14:393
5. Bruegger A (1977) Die Erkrankungen des Bewegungsapparates und seines Nervensystems. Fischer, Stuttgart New York
6. Dempster WT (1955) Space requirement of seated operation, geometrical, kinematic and mechanical aspects of the body with special reference to the limb. WADC Technical Report No 55−159, zitiert nach De Duca CJ (1973)
7. De Duca CJ, Forrest WJ (1973) Force analysis of individual muscles acting simultaneously on the shoulder joint during isometric abduction. J Biochem 6:385
8. Engin AE (1980) On the biomechanics of the shoulder complex. J Biomech 13:575
9. Fischer LP, Carret JP, Gonon GP, Dimet J (1977) Etude cinématique des mouvements de l'articulation scapulo-humerale (Articulatio humeri). Rev Chir Orthip Supp II 63:108
10. Hill HA, Sachs MD (1940) The grooved defect of the humeral head: A frequently unrecognized complication of dislocation of the shoulder joint. Radiology 35:690
11. Hoerster G, Hierholzer G (1978) Diagnostik und Therapie frischer und veralteter Bandverletzungen im Bereich des Schultergelenkes. Chirurg 49:1
12. Inman VT, Saunders JB, Abbott LC (1944) Observations on the function of the shoulder joint. J Bone Jt Surg 26A:1
13. Jackson KM, Joseph J, Wyard SJ (1977) Sequential muscular contraction. J Biomech 10:97
14. Koelbel R, Bergmann G, Rohlmann A (1981) Pathomechanik der Schulter. In: Korrekturosteotomien an der oberen Extremität. Zilch H und Burri C (Hrsg) Huber, Bern
15. Kummer B (1976) Anatomie und Biomechanik der Schulter. Hefte Unfallheilkd 126:5
16. Langrana NA (1981) Spatial kinematic analysis of the upper extrmity using a bipplanar videotaping method. J Biomech Eng 103:11
17. Lanz T, Wachsmuth W (1959) Praktische Anatomie. Bd 1, Teil 3: Obere Extremität. Springer, Berlin Heidelberg New York
18. MacConaill MA, Basmajian JV (1969) Muscles and movements. A basis for human kinesiology. Williams and Wilkins Co, Baltimore
19. Mollier S (1899) Über die Statik und Mechanik des menschlichen Schultergürtels unter normalen und pathologischen Verhältnissen. Fischer, Jena
20. Poppen NK, Walker PS (1976) Normal and abnormal motion of the schoulder. J Bone Joint Surg 58A:195
21. Post M (1978) The shoulder, surgical and non-surgical management. Lea and Febiger, Philadelphia
22. Saha AK (1973) Mechanics of elevation of glenohumeral joint. Its application in rehabilitation of flail shoulder in upper brachial plexus injuries and poliomyelitis and in replacement of the upper humeraus by prosthesis. Acta Orthop Scand 44:686
23. Saha AK (1978) Rezidivierende Schulterluxationen. In: Bücherei des Orthopäden. Bd. 22, Enke, Stuttgart
24. Tossy JD, Mead NC, Sigmond HM (1963) Acromioclavicular separations: Usefull and practical classification of treatment. Chir Orthop 28:111
25. Walker PS, Poppen NK (1977) Biomechanics of the shoulder joint during abduction in the plane of the scapula. Bull Hosp Joint Dis 38:107
26. Weber BG (1976) Indikation, Technik und Ergebnisse verschiedener Operationsverfahren bei habitueller Schultergelenksluxation. Hefte Unfallheilkd 126:104
27. Zilch H (1982) Normale und pathologische Mechanik der Schulter. Prakt Orthop 12: im Druck

Diskussionsbemerkungen und Empfehlungen aller Teilnehmer
Leitung: G. Friedebold

Zusammengefaßt und redigiert von A. Rüter und C. Burri

Bei dem sehr mangelhaften knöchernen Gelenkschluß wird die Schulter weitestgehend durch Weichgewebe stabilisiert. Hierbei kommt der Muskulatur wesentlich größere Bedeutung zu, als dem relativ schwachen Kapselbandapparat.

Die Frage, ob am Schultergelenk Beweglichkeit oder Stabilität von funktionell größerer Bedeutung sei, kann so nicht gestellt werden, da die Stabilität Grundlage jeder gezielten Bewegung ist.

Die obere Extremität kann insgesamt als Funktionskette angesehen werden, die dem Ziel dient, die Hand optimal zum Einsatzort zu führen. Ist durch Ausfall der aktiven Beweglichkeit in einem Gelenk dieser Kette der Bewegungsfluß unterbrochen, stellt die Versteifung dieses Gelenkes die Kontinuität der Kette um den Preis einer Bewegungseinschränkung wieder her. Dieser Verlust kann von den Nachbargelenken in unterschiedlichem Ausmaß kompensatorisch übernommen werden. In jedem Fall ist die so wiederhergestellte Kontinuität funktionell nützlicher als eine zerrissene Kette.

Zusätzlich nimmt die Versteifung die Schmerzen, die ja selbst immer zu einer weiteren Bewegungsbehinderung führen. Bei Bewegungseinschränkungen im Schultergelenk ist neben der zusätzlichen Behinderung durch Muskelatrophien immer daran zu denken, daß in kürzester Zeit die Verklebung des unteren Recessus den Erfolg einer ausschließlichen Übungsbehandlung in Frage stellt, wenn nicht von vornherein verhindert.

Bezüglich der Gesamtbeweglichkeit der Schulter werden die hierbei stattfindenden Rotationen der Clavicula häufig außeracht gelassen. Sie betragen jedoch sowohl im Sternoclavicular- wie im Acromioclavicular-Gelenk je 30° und sind somit bei einem Gesamtausschlag von 60° funktionell von erheblicher Bedeutung.

Während Dislokationen im Acromioclaviculargelenk nur als Folgen einer Verletzung bekannt sind, beobachtet man – speziell bei Frauen im 5. und 6. Lebensjahrzehnt – gelegentlich chronische Subluxationen im Sternoclaviculargelenk, die vorwiegend kosmetisch stören. Ihre Ätiologie ist unbekannt. Die häufig durchgeführten Probebiopsien ergaben übereinstimmend chronisch degenerative Veränderungen, die keinen Rückschluß auf die Entstehungsursache erlauben.

II. Frakturen – Clavicula

Claviculafrakturen – Entstehung, Einteilung, Diagnose

A. Pannike

Das Schlüsselbein kann sowohl durch indirekte, d.h. über Arm und Schultergelenk fortgeleitete, als auch durch direkte Gewalteinwirkung verletzt werden.

Die zunehmende Zahl der Schlüsselbeinbrüche wird in der Regel dem Anstieg der Verkehrsdichte und der bei Hochgeschwindigkeitsunfällen freigesetzten Energie angelastet. In diesen Zusammenhang·einzuordnen sind auch die durch den Sicherheitsgurt verursachten Schlüsselbeinverletzungen. Auf der Seite der durch korrekt angelegten Schräggurt geschützten Schulter entsteht die Schlüsselbeinfraktur im mittleren Schaftdrittel durch die direkte Gewalt des Gurts. Auf der Gegenseite kann eine Claviculafraktur durch indirekte Gewalteinwirkung entstehen, wenn der Aufprall der nicht gurtgeschützten Schulter zu einer Überbiegung der Clavicula an ihrer Schwachstelle führt [1, 2, 8, 21, 39, 40].

Als Unfallursache hat neben dem Hochleistungssport auch der Breiten- und Freizeitsport erhebliche Bedeutung gewonnen. Besonders gefährdet sind hier vor allem untrainierte und unzulänglich bzw. falsch trainierte „Sportler". Darüberhinaus zeigt sich in der Altersverteilung der Verletzungen ein deutliches Überwiegen der jugendlichen und heranwachsenden gegenüber den erwachsenen Athleten.

Nur selten entstehen Schlüsselbeinbrüche auch als Ermüdungsfrakturen [5], durch plötzliche Muskelanspannung [24, 46] oder im Zusammenhang mit Knochenveränderungen aus anderer Ursache, die zu differentialdiagnostischen Überlegungen Anlaß geben [11, 17, 22, 28, 31, 44, 45].

Auf die geburtstraumatisch entstandenen Schlüsselbeinbrüche [12, 46] und die Besonderheiten der Schlüsselbeinbrüche im Kindesalter [4, 6, 7, 8, 10, 15, 27, 34, 36, 38] wird an dieser Stelle nur verwiesen, da sich spätere Referate mit dieser Problematik befassen werden.

Die traumatische Entstehung der Schlüsselbeinbrüche wird begünstigt durch morphologische und biomechanische Besonderheiten, auf die in den vorangegangenen Beiträgen bereits eingegangen wurde.

Als Anhalt für die folgende Diskussion der Bruchentstehung und Bruchform seien 3 Punkte kurz in Erinnerung gerufen.

1. Die proximal keilförmige und distal plattflächige Clavicula hat ihre Schwachstelle im mittleren Drittel.
2. Im Übergangsbereich, d.h. im Bereich der größten Krümmung, führt die axiale Aufstauchung bevorzugt zu typischen Biegungsbrüchen.
3. Das Zusammenwirken von axialer Stauchung und rotatorischer Verwindung kann an gleicher Stelle zu einem Drehbruch führen [2, 8, 21, 39].

Im Zusammenhang mit weiteren morphologischen und biomechanischen Eigenheiten des Schultergürtels wird verständlich, daß die Mehrzahl der Schlüsselbeinbrüche im mittleren Drittel entsteht (Tabelle 1).

Tabelle 1. Lokalisation und Häufigkeit
der Schlüsselbeinbrüche

1.	Mittleres Drittel	(50–80%)
2.	Distales Drittel	(10–18%)
3.	Proximales Drittel	(2–10%)

In der Regel wird angenommen, daß die Claviculafrakturen mit 10–15% an der Gesamtzahl aller Frakturen beteiligt sind. Ein Anstieg der Häufigkeit auf 25% aller Frakturen findet sich lediglich im Kindesalter.

Bruchformen und Bruchverhalten des Schlüsselbeins sind in Tabelle 2 und 3 differenziert.

Bei der typischen durch indirekte Gewalteinwirkung entstandenen Dislokation der Schlüsselbeinfragmente wird das proximale Fragment durch das Caput claviculare des M.

Tabelle 2. Formen der Schlüsselbeinbrüche

1. Schräg-/Spiralbrüche
2. Querbrüche
3. Schrägbrüche mit Biegungskeil
4. Mehrfragment-/Trümmerbrüche

Tabelle 3. Verhalten der Schlüsselbeinbrüche

1. unverschoben
2. verschoben
2.1   nach dorso–cranial (poximal)
2.2   nach ventro–caudal (distal)

Tabelle 4. Differenzierung der Schlüsselbeinbrüche nach Lokalisation, Unfallmechanismus und Bruchform

1. Brüche des mittleren Drittels
    1.1   Unfallmech.: Direkt
                    : Stückbrüche, Querbruch, Spiralbruch
    1.2   Unfallmech.: Indirekt
                    : Verschoben/unverschoben. Spiralbruch
2. Brüche des distalen Schaftendes
    2.1   Unfallmech.: Direkt
                    : proximal der intakten AC- und CC-Ligamente
3. Brüche des distalen Drittels
    3.1   Unfallmech.: Direkt
                    : Interligamentär
                    : Quer-/Schräg-/Trümmerbruch
    3.2   Unfallmech.: Indirekt
                    : Ruptur des Lig. coraco-claviculare
4. Brüche des proximalen Drittels
    4.1   Unfallmech.: Direkt
                    : Lig. costo-claviculare intakt
                    : unverschoben

sternocleidomastoideus nach cranial und dorsal, das distale Fragment durch den M. deltoideus und das Gewicht des Arms nach caudal und ventral gezogen.

Bei direkter massiver Gewalteinwirkung von proximal muß stets an eine neuro-vaskuläre Begleitverletzung des durch den dünnen M. subclavius nur unzulänglich geschützten Plexus brachialis gedacht werden, der zwischen Clavicula und 1. Rippe gequetscht wird oder einreißen kann [2, 3, 8, 20, 21, 29].

Eine nach Lokalisation, Unfallmechanismus und Bruchform geordnete Differenzierung der Schlüsselbeinbrüche findet sich bei de Palma [8] (Tabelle 4).

1. Brüche des mittleren Drittels

Die Brüche des mittleren Schlüsselbeindrittels entstehen sowohl durch direkte als auch durch indirekte Gewalteinwirkung.

Bei direkter Gewalteinwirkung trifft der Stoß oder Schlag unmittelbar auf den durch Weichteile nicht geschützten Knochen. Typische Bruchstelle ist der Übergang vom mittleren zum distalen Schlüsselbeindrittel.

Als Bruchform findet sich vorzugsweise ein Querbruch oder ein Stückbruch (Abb. 1).

Eine direkte Gewalteinwirkung auf die Schulterhöhe kann jedoch — wie bereits angeführt — ebenso zu einer Spiral- oder Biegungsfraktur im mittleren Schlüsselbeindrittel führen, wenn die Clavicula durch den gewaltsamen Schlag oder Stoß auf die 1. Rippe prallt und hier frakturiert (Abb. 2).

Allerdings kann eine Spiralfraktur im mittleren Claviculadrittel auch durch indirekte Gewalteinwirkung verursacht werden. Dies geschieht beim Sturz auf den im Schultergelenk abgespreizten und gebeugten Arm [2, 9, 39], wenn das Schlüsselbein durch die fortgeleitete Gewalt zwischen Acromion und Sternum gestaucht wird (Abb. 3).

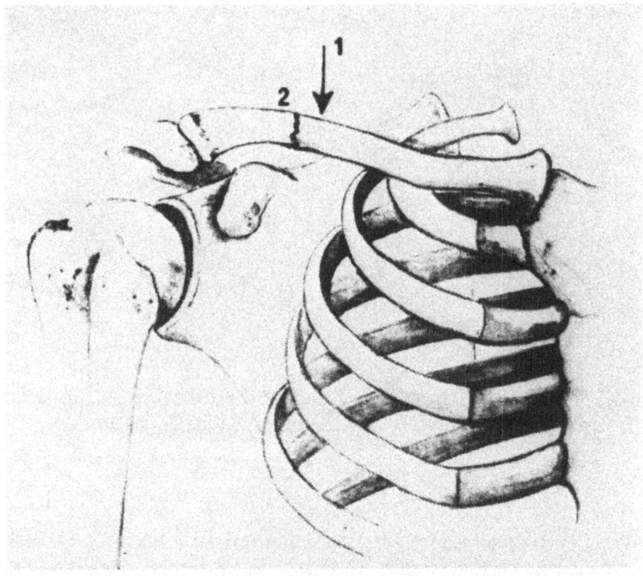

Abb. 1. Bruch des mittleren Schlüsselbeindrittels bei direkter Gewalteinwirkung auf die Clavicula.(Nach De Palma)

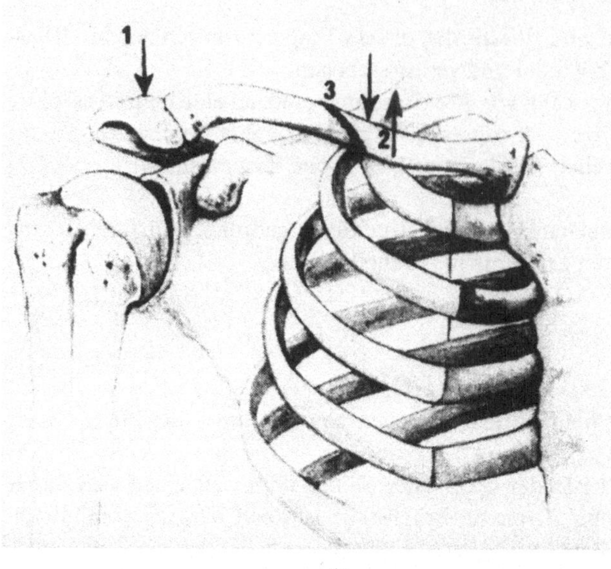

Abb. 2. Bruch des mittleren Schlüsselbeinendes bei direkter Gewalteinwirkung auf die Schülterhöhe. (Nach De Palma)

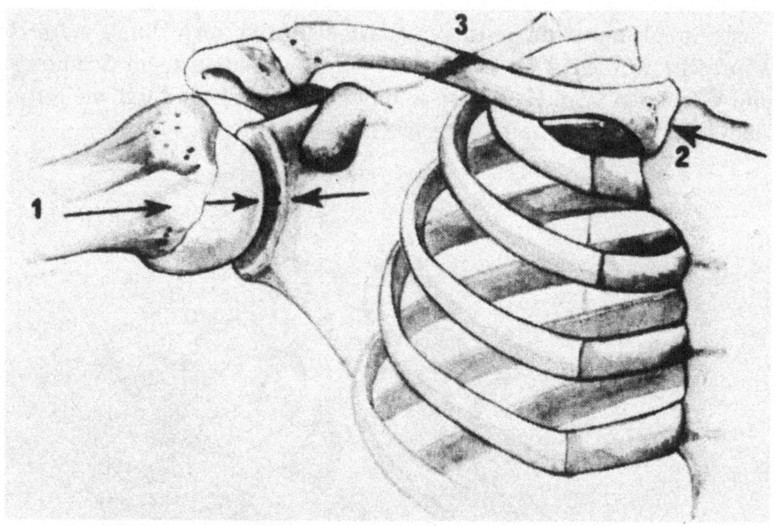

Abb. 3. Bruch des mittleren Schlüsselbeindrittels bei indirekter, über Arm und Schultergelenk fortgeleiteter Gewalteinwirkung. (Nach De Palma)

Während diese indirekt entstandenen Brüche bei deutlicher Fragmentabweichung nach dorso-proximal bzw. ventro-caudal keine diagnostischen Schwierigkeiten bereiten, kann der röntgenologische Nachweis eines unverschobenen Bruches deutlich erschwert sein.

2. *Übergangsbrüche am distalen Schaftende*

Diese Brüche verdienen besondere Aufmerksamkeit.

Unfallmechanismus ist eine direkte Gewalteinwirkung auf die Acromionspitze. Durch diesen Aufprall frakturiert die Clavicula dicht proximal des Lig. coraco-claviculare (Abb. 4). Auf diese Weise wird der bandstabile Schulterkomplex durch die einwirkende Gewalt, das Gewicht des Arms und die Brust-Arm-Muskulatur nach distal und innen gezogen. Das proximale Schlüsselbeinfragment wird nach cranial gezogen, da es seine Bandhaft am Schulterblatt verloren hat.

Es handelt sich hier um eine absolut instabile Fraktursituation, bei welcher sich das proximale Fragment jeder äußeren Fixation entzieht.

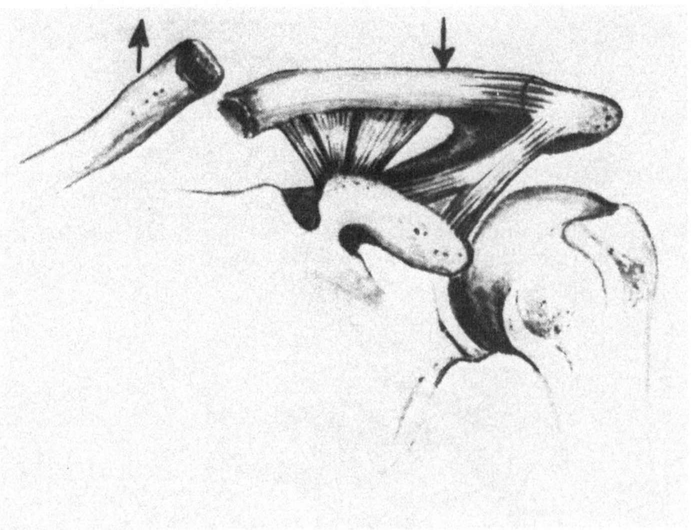

Abb. 4. Bruch des distalen Schaftendes der Clavicula (proximal des Ligamentum coraco-claviculare) durch direkte Gewalteinwirkung auf die Acromionspitze.

3. *Brüche des distalen Drittels*

Frakturen des äußeren Schlüsselbeinendes entstehen durch direkte oder indirekte Gewalt. In Anlehnung an Neer und Rockwood [8, 32, 33, 39] unterscheiden wir bei diesen Frakturen zwischen,

a) bandstabilen, interligamentären Brüchen,

b) instabilen Brüchen mit Abriß der Bandhaft am proximalen Fragment und

c) distalen, teilweise intraartikulär verlaufenden Schlüsselbeinbrüchen.

a) Bei direkter Gewalteinwendung auf die Schulterhöhe entsteht eine zwischen dem Lig. coraco-claviculare und dem Lig. coraco-acromiale durchlaufende Quer-, Spiral, Schräg- oder Trümmerfraktur des distalen Claviculaendes (Abb. 5).

Ungeachtet des Frakturtyps bleiben beide Bänder intakt, so daß nur eine geringfügige Bruchverschiebung resultieren kann.

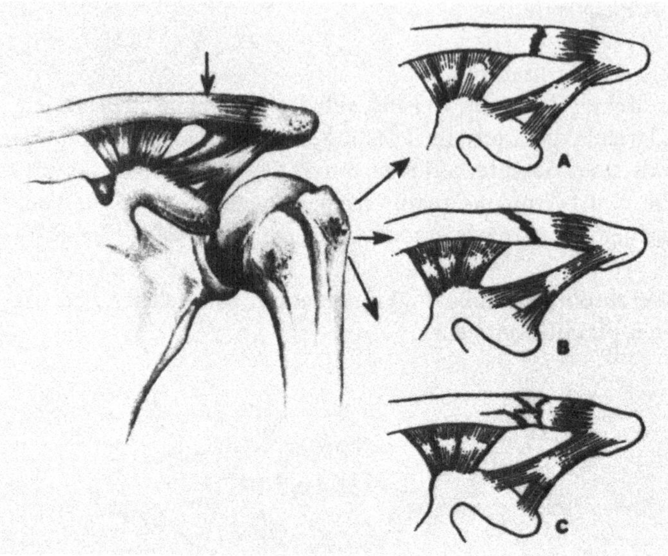

Abb. 5. Interligamentärer Bruch des distalen Schlüsselbeindrittels durch direkte Gewalteinwirkung (Bandhaft intakt).(Nach De Palma)

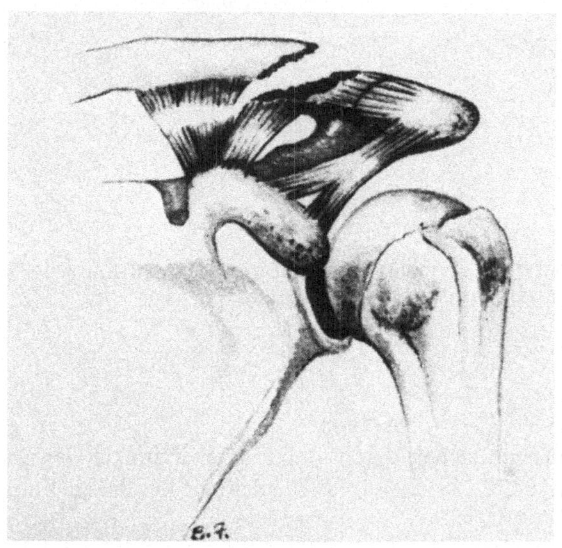

Abb. 6. Transligamentärer Bruch des distalen Schlüsselbeinendes durch indirekte Gewalteinwirkung.(Nach De Palma)

b) Wesentlich zu unterscheiden von diesem Frakturtyp sind die durch indirekte Gewalteinwirkung, d.h. durch Abstauchung des Acromions entstandenen Brüche des distalen Schlüsselbeinendes (Abb. 6). Diese Frakturen verlaufen durch das Lig. coraco-claviculare oder distal von diesem, so daß das bandstabile distale Fragment (Lig. acromio-claviculare und Pars trapezoidea des Lig. coraco-claviculare) mit dem Acromion nach caudal gezogen wird.

Wenn das Lig. coraco-claviculare vollständig rupturiert oder abreißt, verliert das mediale Schlüsselbeinfragment seine Bandhaft zum Schulterblatt. Die Fragmente klaffen in der Regel weiter als die röntgenologische Darstellung im v.-d. Strahlengang erkennen läßt, da die Pars descendens des M. trapezius das distale Fragment nach dorsal anhebt und zugleich den unteren Schulterblattwinkel nach lateral schwenkt. Diese instabile Fraktur neigt zu Pseudarthrosenbildung.

c) Die distalen, in das Schultereckgelenk einstrahlenden Schlüsselbeinbrüche entstehen ebenfalls durch indirekte Gewalteinwirkung. Die Abstauchung des Acromions bzw. des Schulterblatts auf den Brustkorb (z. B. Sturz aus größerer Höhe) bewirkt beim Aufprall auf die erste Rippe eine Fraktur des distalen Schlüsselbeinendes. Nicht selten wird hierbei Clavicula und erste Rippe frakturiert [2, 8, 29, 39, 43] oder der Rabenschnabelfortsatz abgeschert. Form und Verlauf dieser Frakturen am äußeren Schlüsselbeinende sind sehr variabel. So finden sich Trümmerbrüche und schalenförmige Ausrißfragmente ohne wesentliche Fragmentverschiebung, die eine gute Callusentwicklung erwarten lassen. Ebenso finden sich jedoch instabile Frakturen mit deutlicher Verschiebung, die ohne operative Wiederherstellung eine bleibende Instabilität befürchten lassen. In der Regel muß bei Beteiligung des Schultereckgelenkes mit der frühzeitigen Entwicklung einer post-traumatischen Arthrose gerechnet werden.

4. Brüche des proximalen Drittels

Diese außerordentlich seltenen Frakturen entstehen durch direkte Gewalteinwirkung von der Seite (Abb. 7). Da das Lig. costoclaviculare unversehrt bleibt, findet sich bei diesen Frakturen nur ausnahmsweise eine stärkere Fragmentverschiebung.

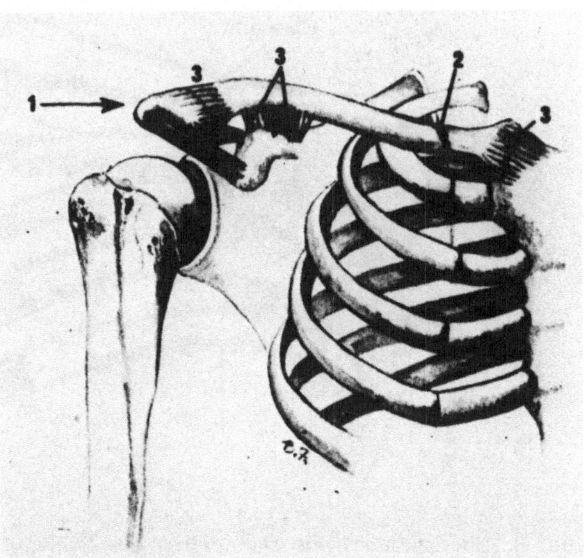

Abb. 7. Bruch des proximalen Schlüsselbeindrittels durch direkte Gewalteinwirkung (Nach De Palma)

In diesem Zusammenhang sollte daran gedacht werden, daß sich hinter einer nicht eindeutig objektivierten Brustbein-Schlüsselbein-Verrenkung eine bislang unerkannte Fraktur des sternalen Schlüsselbeinendes oder bei jüngeren Verletzten (< 25 Jahre) eine Verletzung der medialen Clavicula-Epiphyse verbergen kann [4, 7, 39].

Diagnostik: Die durch Muskelzug und Armgewicht meist in typischer Weise gegeneinander („Reiten der Fragmente") verschobenen Brüche des mittleren Schlüsselbeindrittels sind durch Inspektion und Palpation in der Regel ohne Schwierigkeiten klinisch erkennbar.

Die verletzte Schulter steht tiefer als die Schulter der unverletzten Seite. Clavicula und Schulterbreite sind deutlich verkürzt („dislocatio ad longitudinem cum contractione"). Die überreitenden Fragmentenden treten bei der geringen Weichteilbedeckung im mittleren Schlüsselbeindrittel in der Regel deutlich hervor, ihre Instabilität und Krepitation bleibt zwischen den vorsichtig tastenden Fingerspitzen des Untersuchers meist nicht verborgen. Bei fehlender Bruchverschiebung, wie sie vor allem für das Kindesalter typisch ist, kann allerdings die Schmerzentwicklung bei Bewegungen von Schulter und Arm gelegentlich der einzige klinische Hinweis auf eine Claviculafraktur sein.

Während die Röntgenuntersuchung bei der verschobenen Schlüsselbeinfraktur des mittleren Drittels im wesentlichen der Bestätigung und Dokumentation dient, ist diese ergänzende Untersuchung bei den unverschobenen Brüchen sowie bei den wesentlich selteneren Brüchen des distalen und proximalen Drittels unerläßlich.

Die Standarduntersuchung des Schlüsselbeins wird in sagittaler Richtung, d.h., in d.-v. oder v.-d. Strahlengang durchgeführt. Im älteren Schrifttum findet sich der Hinweis, daß die Röntgenuntersuchung des Schlüsselbeins aus technischen Gründen meist nur in einer Ebene, d.h. in p.a.- oder a.p.-Richtung, durchgeführt werden könne [23]. Im Handbuch der gesamten Unfallheilkunde aus dem Jahre 1965 [24] wird ausgeführt, daß die Röntgenuntersuchung bei Verrenkungen und Brüchen des Schlüsselbeins in sagittaler Richtung vorzunehmen sei und in der Regel bei guter Aufnahmetechnik sofort Klarheit über den Befund

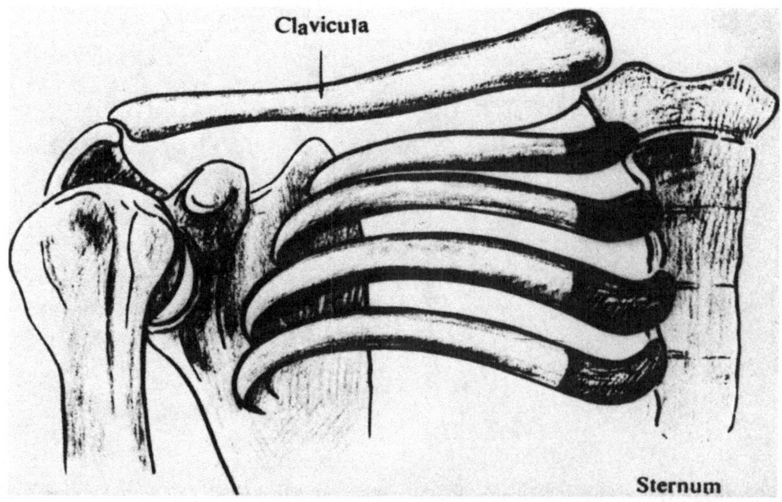

Abb. 8. Überlagerungsfreie Darstellung des Schlüsselbeins im caudo-cranialen Strahlengang, sog. Tangentialaufnhme (Nach Zimmer-Brossy)

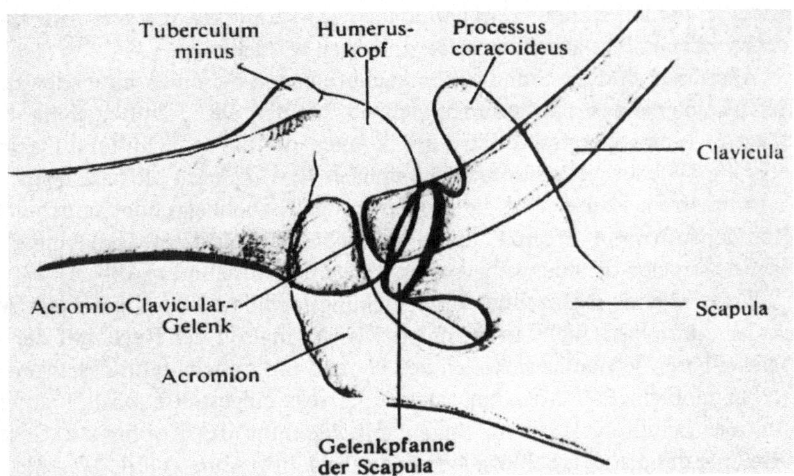

Abb. 9. Axiale Darstellung des Schultergelenkes, caudo-cranial, im Sitzen (Nach Zimmer-Brossy)

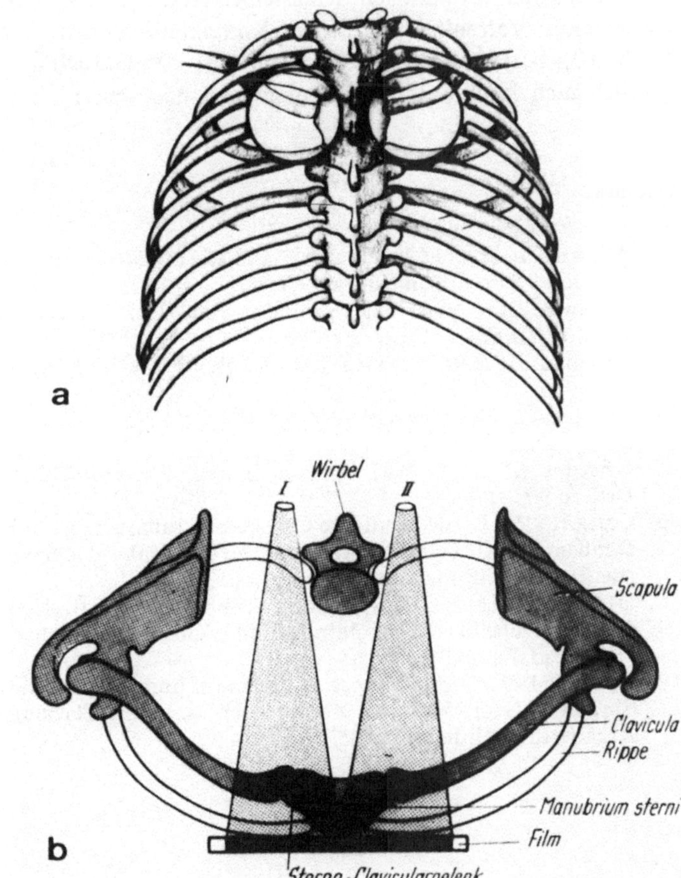

Abb. 10 a,b. Doppelaufnahme nach Zimmer zur Darstellung der Brustbein-Schlüsselbein-Gelenke (d.-v.)

52

erreicht werden könne. Darüberhinaus wird vermerkt, daß sich Aufnahmen in 2 verschiedenen Ebenen hier ausnahmsweise erübrigen würden.

Allerdings sind die Standardröntgenaufnahmen bei unverschobenen Brüchen des distalen Schlüsselbeinendes häufig unzureichend, zumal das Schultergelenk bzw. das Schultereckgelenk oft überstrahlt ist. Hier können die axiale Schulteraufnahme, 45°-Aufnahme oder eine Wiederholungsuntersuchung nach 10–14 Tagen hilfreich sein.

In unserem Hause wird die dorso-ventrale (Bauchlage) oder ventro-dorsale (Rückenlage) Röntgenaufnahme ergänzt durch die überlagerungsfreie Darstellung der Clavicula im caudo-cranialen Strahlengang (sogen. Tangentialaufnahme) (Abb. 8).

Weitere und ergänzende Untersuchungstechniken kommen beim Mehrfachverletzten in der Akutphase nicht in Betracht. Hier ist man in der Regel auf die nur mit Vorbehalt beurteilbaren Verlaufskontrollen des Thorax-und Lungenbefundes angewiesen.

Bei mobilen Patienten hat sich die korrekt eingestellte axiale (caudo-craniale) Darstellung des Schultergelenks im Sitzen mit Wendung des Kopfes zur Gegenseite für die Beurteilung des distalen Schlüsselbeinendes bewährt (Abb. 9) [14, 47, 48].

Beim immobilen Mehrfachverletzten wird diese Untersuchung am liegenden Patienten durchgeführt, sofern ein operativer Wiederherstellungeingriff zur Diskussion steht und ggf. durch Zielaufnahmen ergänzt.

Frakturen am proximalen Schlüsselbeinende lassen sich in gleicher Weise wie die sternoclavicularen Verrenkungen durch Kontaktaufnahmen oder Doppelkontaktaufnahmen (Abb. 10 a, b) [47, 48], besser jedoch durch Zielaufnahmen und Tomographie oder gelegentlich auch durch Computer-Tomographie nachweisen.

Literatur

1. Allman FL, Jr (1967) Fractures and Ligamentous Injuries of the Clavicle and Its Articulation . J Bone Joint Surg 49A:774
2. Bateman IA (1978) The Shoulder and Neck 2n ed. W.B. Saunders, Phyladelphia, London Toronto
3. Bateman JE (1967) Nerve Injuries about the Shoulder in Sports. J Bone Joint Surg 49A:785
4. Brooks AL, Henning GD (1972) Injury to the Proximal Clacicular Epiphysis. J Bone Joint Surg 54A:1347
5. Caviedes AH de (1963) Über einen Fall von Ermüdungsbruch des Schlüsselbeins. Z Orthop 97:217
6. Cotta H (1963) Die kindliche Clavicula-Pseudarthrose. Mschr Unfallheilkd 62:291
7. Denham RH Jr, Dingley AF Jr (1967) Epiphyseal Separation of the Medial End of the Clavicle. J Bone Joint Surg 49A:1179
8. De Palma AF (1973) Surgery of the Shoulder 2n edn. Lippincott, Philadelphia
9. Eberle H (1973) Claviculafrakturen: Klinik und Behandlung der frischen Fraktur. Hefte Unfallheilkd 114:165
10. Ehalt E (1978) Verletzungen bei Kindern und Jugendlichen. Enke, Stuttgart
11. Ehricht H-G (1959) Die Osteolyse im lateralen Claviculaende nach Preßluftschaden. Arch Orthop Unfallchir 50:576

12. Enzler A: Die Clavicularfraktur als Geburtsverletzung des Neugeborenen. Schweiz Med Wschr 80:48,1280

13. Franke K (1980) Traumatologie des Sports VEB. Verlag Volk und Gesundheit, Berlin

14. Grashey R, Birkner R (1964) Atlas typischer Röntgenbilder vom normalen Menschen, 10 Aufl. Urban & Schwarzenberg, München Berlin

15. Groher W, Dreyer J (1971) Krankenbestand und Spätergebnisse konservativ behandelter Claviculafrakturen bei Kindern und Jugendlichen. Mschr Unfallheilkd 74:71

16. Hafner E, Meuli H Ch (1975) Röntgenuntersuchung in der Orthopädie. Huber, Bern Stuttgart Wien

17. Hasselmann W (1955) Die sog. „posttraumatische" Osteolyse des lateralen Claviculaendes. Mschr Unfallheilkd 58:242

18. Heppenstall RB (1975) Fractures and Dislocations of the distal Clavicle. Orthop Clin North Am 6:477

19. Hevelke J (1911) Über die Brüche des Schlüsselbeins und ihre Folgen. Inauguraldissertation, Berlin

20. Howard FM, Shafer SJ (1965) Injuries to the Clavicle with Neurovascular Complications. A Study of 14 Cases. J Bone Joint Surg 47A:1335

21. Hoyt WA Jr: Etiology of Shoulder Injuries in Athletes

22. Jacobs P (1964) Posttraumatic osteolysis of the outer and of the clavicle. J Bone Joint Surg 463:705

23. Junge H (1967) Brüche und Verrenkungen des Schultergürtels. In: Wanke R, Maatz R (Hrsg) Knochenbrüche und Verrenkungen. Urban & Schwarzenberg, München Berlin Wien

24. Karitzki B (1956) In: Handbuch der gesamten Unfallheilkunde. Bürkle de la Camp H, Rostock P (Hrsg) Enke, Stuttgart

25. Lanz T v, Wachsmuth W (1959) Praktische Anatomie I/3. In: Arm, 2 Aufl. Springer, Berlin Göttingen Heidelberg

26. Levinsohn EM, Bunnell WP, Yuan HA (1979) Computed Tomography in the Diagnosis of the Sternoclavicular. Joint Clin Orthop 140:12

27 Liechti R (1978) Frakturen der Clavicula und der Scapula. In: Weber BG, Brunner Ch, Feuler F (Hrsg) Die Frakturenbehandlung bei Kindern und Jugendlichen. Springer, Berlin Heidelberg New York

28. Madsen B (1963) Osteolysis of the acromial and of the clavicle following trauma. Brit J Radiol 36:822

29. Makhani JS (1974) Simultaneous fractures of the clavile and first rib. J Bone Joint Surg 563:776

30. Moseley HF (1959) Athletic Injuries to the Shoulder Region. Am Joint Surg 98:401

31. Murphy OB, Bellamy R, Wheeler W, Brower ThD (1975) Post-Traumatic Osteolysis of the Distal Clavicle. Clin Orthop 109:108

32. Neer IICHS (1968) Fractures of the Distal Third of the Clavicle. Clin Orthop 58:43

33. Neer IIChS (1963) Fracture of the Distal Clavicle with Detachment of the Coracoclavicular Ligaments in Adults. J Trauma 3:99

34. Nogi J, Heckman JD, Hakala M, Sweet DE (1975) Non-Union of the Clavicle in a Child. Clin Orthop 110:19

35. O'Donoghue DH (1976) Treatment of Injuries to Athletes 3nd ed. Saunders, Philadelphia London Toronto

36. Parsch K, zu Eulenberg F (1980) Die Clavicularfraktur und die sogenannte Acromioclaviculargelenkssprengung beim Kind. Z Orthop 118:556

37. Ravelli R (1960) Zur Technik der Röntgenuntersuchung des Schlüsselbeins und seiner Gelenke. Chir Praxis 377

38. Rettig H (1957) Frakturen im Kindesalter. Bergmann, München

39. Rockwood CHA Jr, Green DP (1975) Fractures Vol. Lippincott Company, Philadlphia Toronto

40. Rowe CR (1968) An Atlas of Anatomy and Treatment of Midclavicular Fractures. Clin Orthop 58:29

41. Schönbauer HR (1957) Zur Röntgentechnik des Schlüsselbeinbruches. Fortschr Röntgenstr 86:349

42. Seyffahrt G, Heppe R (1965) Die Röntgenaufnahme des Schüsselbeins in der zweiten Ebene. Beitr Orthop 12:71
43. Smith RW (1847) A Treatise on Fractures in the Vicinity of Joints. Hodges and Smith, Dublin, p 209
44. Stahl F (1953) Considerations on post-traumatic absorption of the outer and of the clavicle. Acta Orthop Scan 23:9
45. Viehweger G (1959) Die posttraumatische Claviculaosteolyse. Chirurg 30:313
46. Viehweger G (1968) Schlüsselbein und Schultergelenk. In: Handbuch der Mediz. Radiologie IV/2. Springer, Berlin Heidelberg New York
47. Zimmer EA, Brossny M (1974) Lehrbuch der röntgenologischen Technik, 2 Aufl. Springer, Berlin Heidelberg New York
48. Zimmer EA, Brossy M (1976) Röntgenfehleinstellungen erkennen und vermeiden. Springer, Berlin Heidelberg New York

Konservative Therapie und Behandlungsergebnisse der Claviculafrakturen

K.P. Schmit-Neuerburg und H. Weiß

Claviculafrakturen sind häufige Verletzungen sportlich aktiver, junger Menschen und werden schon seit HIPPOKRATES durch die konservative Therapie der Reposition und Retention im Stützverband innerhalb von 4–6 Wochen zur Ausheilung gebracht. 160 verschiedene Verbände und Modifikationen, die Schuppler [17] schon 1935 aus der Literatur zusammenstellte, lassen jedoch darauf schließen, daß die zuverlässige Immobilisation des Schultergürtels zur Erzielung eines röntgenologisch und klinisch einwandfreien Ergebnisses zumindest schwierig und nur mit beträchtlichem Aufwand zu erzielen ist. Ideale Repositionsergebnisse mit Ausheilung in anatomisch gerechter Stellung werden in lückenloser Serie nur mit der Schlüsselbeinschiene nach Böhler erzielt, die jedoch keine verbreitete Anwendung fand (Schuppler [18]), Rucksack- und Desault-Verband, die heute fast ausschließlich zur Retention der Claviculafrakturen verwendet werden, sind für dislocierte und instabile Brüche nur eingeschränkt brauchbar und können das primär erzielte Repositionsergebnis nicht bis zur knöchernen Ausheilung aufrecht erhalten: 10–25% der so behandelten Patienten haben röntgenologisch und kosmetisch unbefriedigende Ergebnisse und subjektive Beschwerden infolge Schulterverkürzung, Fehlstellung und Deformation (Eberle [4]), Effenberger [5], Refior [14]). Wesentliche Einschränkungen der Schulterfunktion wurden dagegen nur in 3–5% der Fälle nachgewiesen, so daß der Röntgenbefund für das Endergebnis augenscheinlich keine große Bedeutung besitzt. Petracic [10] konnte in vergleichenden Untersuchungen weder mit dem Rucksack- noch mit dem Desault-Verband

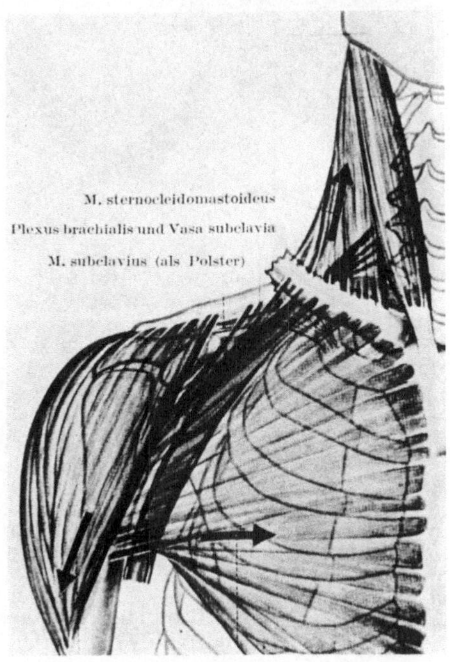

Abb. 1. Typische Fragmentdislokation durch Muskelzug bei Claviculafrakturen im mittleren Schaftdrittel. (Aus: v. Lanz/Wachsmuth: Prakt. Anatomie Bd. I/3 Arm, Springer 1959)

einen Effekt auf die Frakturheilung nachweisen und sieht darin eine „symbolische Handlung, um die Bedürfnisse des Patienten nach einem dekorativen Verband zu befriedigen."

Es wäre jedoch falsch, die Claviculafraktur im Vertrauen auf ein ohnehin gutes Ergebnis zu bagatellisieren: Erhebliche Fehlstellungen entstehen insbesondere bei den häufigen Frakturen am Übergang vom mittleren zum lateralen Schaftdrittel, mit Verkürzung und Absinken der Schulter durch den gegensätzlichen Zug der an den Hauptfragmenten angreifenden Muskeln (Abb. 1). Rowe [15] hat außerdem darauf hingewiesen, daß diese für den Erwachsenen typische Fraktur besonders instabil ist und daher auch bei korrekter Ruhigstellung im retinierenden Stützverband in den ersten drei Wochen eine sehr schmerzhafte Behinderung darstellt, die nicht unterschätzt werden dürfe.

Eine kritische Analyse der Behandlungsergebnisse ist daher sinnvoll, auch im Hinblick auf die indikatorische Abgrenzung zur operativen Behandlung, die seit Einführung der Plattenosteosynthese wesentlich günstiger zu beurteilen ist als dies aufgrund der Ergebnisse früherer Methoden der Fall war (Ali Khan et al. [1], Pyper [13], Zenni et al. [19]).

Konservative Behandlung

Während Grünholzfrakturen mit Achsenknick und wenig verschobene Brüche mit geringer Verkürzung auch bei 6–14jährigen Kindern ohne Reposition durch das Wachstum ausgeglichen werden, müssen Frakturen mit grober Fehlstellung und Verkürzung schon ab 6. Le-

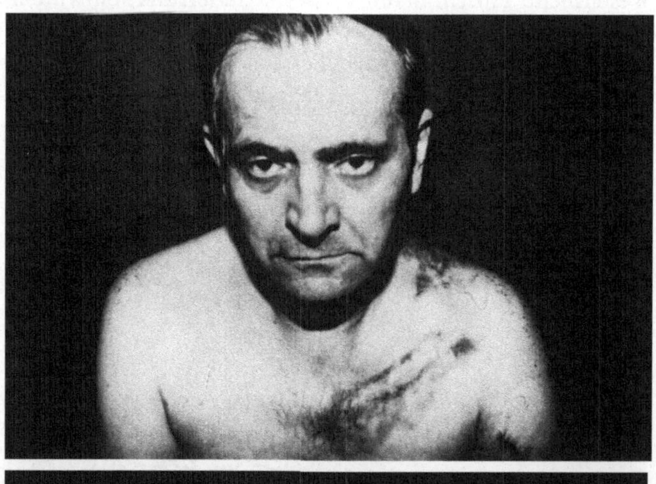
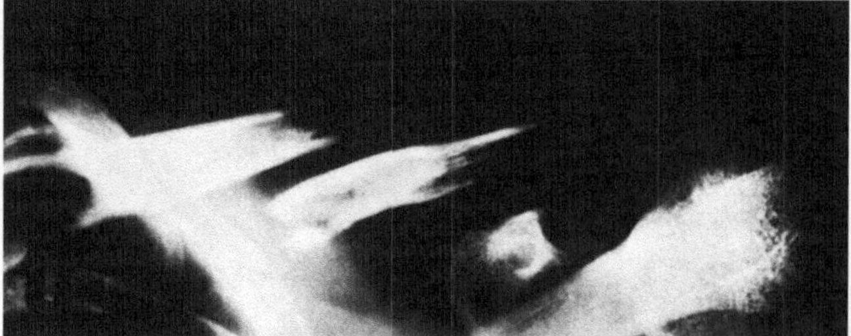

Abb. 2. Klinisch-röntgenologische Aspekte der abgesunkenen und verkürzten Schulter bei dislocierter Claviculafraktur im mittleren Schaftdrittel

bensjahr und alle dislocierten Frakturen ab 15 Jahren reponiert werden, vor allem die instabilen Brüche am Übergang vom mittleren zum lateralen Drittel, die bei älteren Jugendlichen oder Erwachsenen die häufigste Frakturform darstellen. In der Regel handelt es sich um einfache Quer- oder Schrägbrüche, oft mit Biegungskeil. Das Zentralfragment wird durch den Zug des M. sternocleidomastoideus nach cranial dislociert, das laterale Fragment folgt dem Zug der Schultermuskulatur und des M. pectoralis maior nach caudal und medial, so daß der typische Aspekt der abgesunkenen und verkürzten Schulter entsteht (Allman [2]) (Abb. 2).

Reposition

Die Reposition der dislocierten Claviculafraktur erfolgt meist im Sitzen durch Extension der angehobenen Schulter nach lateral und dorsal, über je ein Hypomochlion in der Axilla und zwischen den Schulterblättern (Abb. 3a). Dasselbe kann auch in Rückenlage durchgeführt werden, wobei eine Stella dorsi vorher angewickelt, dann mit Stärke oder Gipsbinden überwickelt und anschließend in Repositionsstellung zur Aushärtung gebracht wird (Abb. 3b). In der Regel kann die Reposition ohne, seltener mit Lokalanaesthesie, bei Kindern auch in Narkose durchgeführt werden.

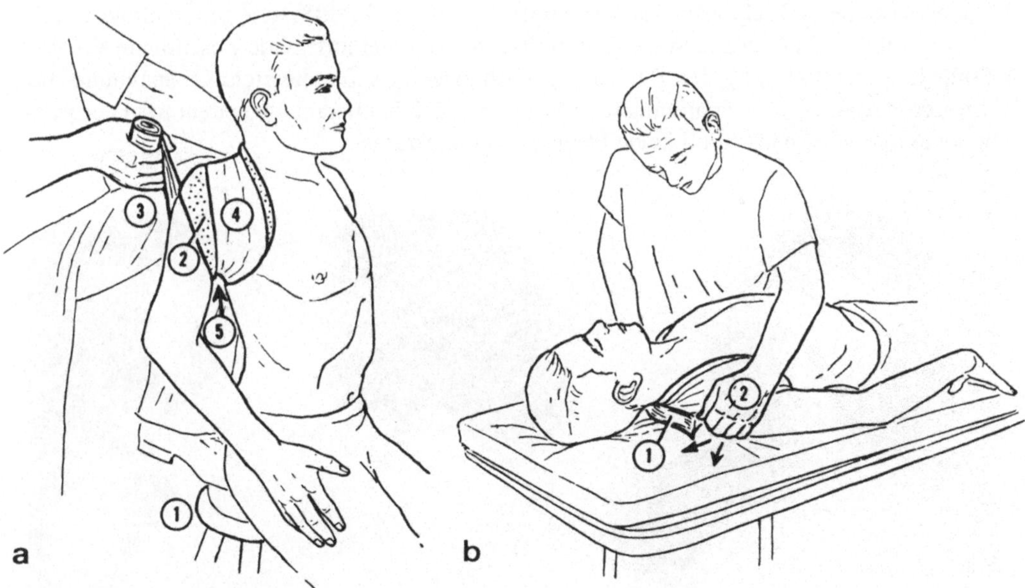

Abb. 3. Clavicula-Reposition durch Extension der angehobenen Schulter nach lateral und dorsal über ein Hypomochlion in der Axilla und zwischen den Schulterblättern, im Sitzen (a) oder in Rückenlage mit vorher angewickeltem Stärke- oder Gipsverband (b)

58

Retention

Obwohl einige amerikanische Autoren eine 3-wöchige Immobilisation der Schulter mit Oberarm und Thorax in einer Gips-Spica bevorzugen (Bowe [15], Abb. 4), werden überwiegend gipsfreie Stützverbände nach dem Prinzip des Rucksack- oder Desault-Verbandes verwendet.

Der Rucksack-Schlauch-Verband nach Madsen ist für Kinder unter 6 Jahren und für alle unverschobenen oder wenig dislocierten Frakturen bei Jugendlichen und Erwachsenen gleichermaßen geeignet, da er zumindest ausreichend schmerzausschaltend wirkt und Bewegungsfreiheit in den Schultergelenken zuläßt. Allerdings muß der Watteschlauch richtig dimensioniert sein und etwa den Unterarmumfang des Patienten in Unterarmmitte entsprechen (Abb. 5a). Das Ausweichen des Rucksack-Verbandes auf den Nacken, das zur Lockerung des Verbandes und zum Verlust der Reposition führt, kann durch zusätzliche Fixation des dorsalen Knotens nach caudal gegen einen Bauchgürtel verhindert werden (Eberle [4], Abb. 5b).

Während der Rucksack-Schlauch-Verband auch beim Erwachsenen für die relativ stabilen, gut reponierbaren lateralen Frakturen geeignet ist, werden die Frakturen im mittleren Drittel und vor allem solche mit erheblicher Dislokation und deutlicher Schulter verkürzung nach der Reposition besser mit dem *klassischen Rucksack-Verband, der Stella dorsi*, fixiert, der über ein dickes Wattepolster in der Achselhöhle der unverletzten Seite und ein besonders breites Achselpolster als Hypomochlion auf der Frakturseite gewickelt wird. Dabei ist das im Rücken zwischen die Schulterblätter angestemmte Knie wesentliche Voraus setzung für die Erhaltung des Repositionsergebnisses und für die richtige Spannung des Verbandes (Abb. 6). Die Spannung wird so dosiert, daß bei herabhängendem Arm der periphere Puls noch tastbar ist und keine Paraesthesien auftreten.

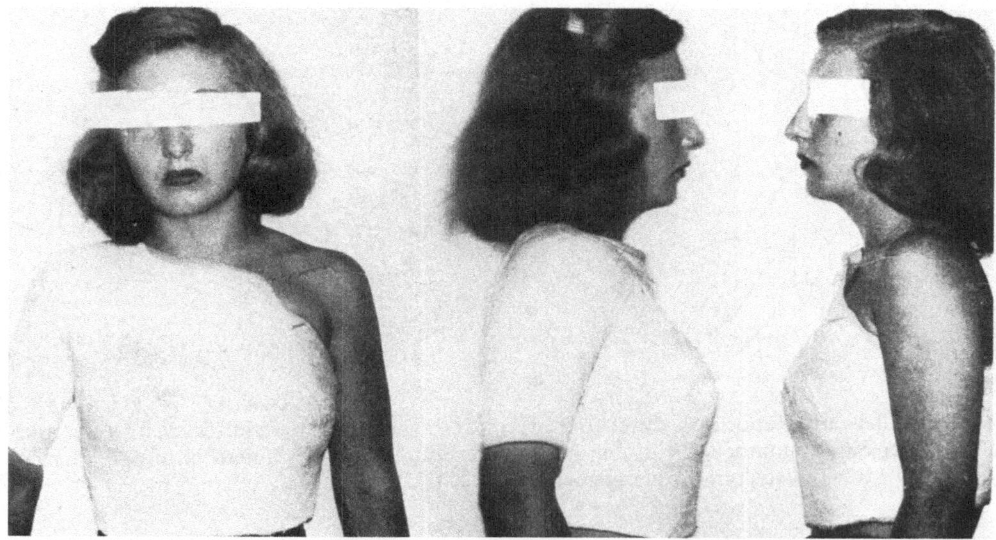

Abb. 4. Gips-Spica nach Rowe [15], zur Retention dislocierter Claviculafrakturen bei Erwachsenen

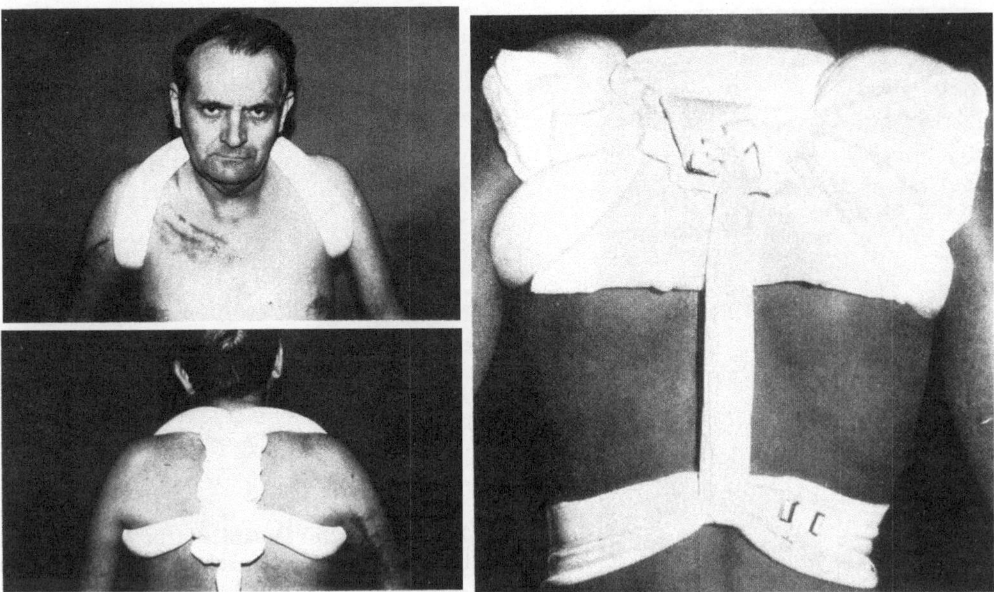

Abb. 5. Rucksack-Schlauch-Verband nach Madsen, zur Retention unverschobener oder wenig dislocierter Frakturen bei Kindern und Erwachsenen

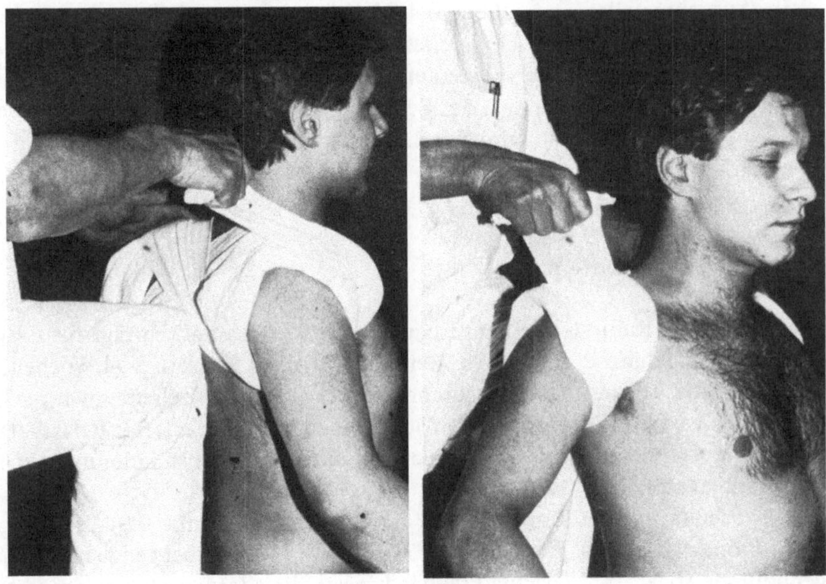

Abb. 6. Stella dorsi, der klassische Rucksack-Verband zur Fixation dislocierter Frakturen nach Reposition

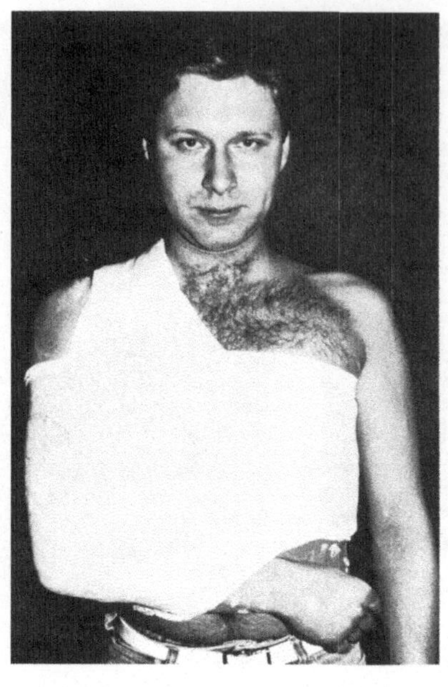

Abb. 7. Modifizierter Desault-Verband mit freier Schulter, zur Fixation sehr schmerzhafter Frakturen, Mehrfragment- und Trümmerbrüche

Alle Verbände müssen am Tag nach der Reposition und dann in 2-tägigen Abständen nachgespannt, die Röntgenkontrollen der Fraktur wöchentlich durchgeführt werden.

In Ausnahmefällen, vor allem bei Mehrfragment- und Trümmerbrüchen oder Redislokationen sowie bei sehr schmerzhaften Frakturen wird auch der *modifizierte Desault-Verband mit freier Schulter* verwendet, der die Vorteile des Schulterzügels über der Fraktur mit der Möglichkeit verbindet, das Schultergelenk dennoch im Verband bewegen zu können (Abb. 7). Der Verband wird mit Stärkebinden überwickelt.

Dauer der Immobilisation

Die Dauer der Ruhigstellung wird häufig unterschätzt und beträgt für Frakturen bei Kindern unter 6 Jahren 2–3 Wochen, Bei 6–14 jährigen Kindern 3–4 Wochen, bei Adolescenten 4–6 Wochen und bei Erwachsenen in der Regel 6 Wochen. Auch nach Abnahme des Verbandes ist für die folgenden 6 Wochen noch mit verminderter Belastbarkeit, vorzeitiger Ermüdung, wetterabhängigen Schmerzen und Funktionsminderung bei ambitionierten Sportlern zu rechnen.

Die Pseudarthrosen-Rate wird in großen Statistiken mit 0,9–2,7% angegeben (Pyper [13], Blömer et al. [3], Effenberger [5]). Eberle [4] fand bei genauer Durchsicht der Röntgenbefunde sogar 7% Clavicula-Pseudarthrosen, die allerdings überwiegend aysmptomatisch und den Patienten selbst unbekannt waren. Da bei fehlenden Symptomen die Pseudarthrose in der Regel nur durch eine zusätzliche Tangential-Aufnahme dargestellt werden kann, liegt die Pseudarthrosenrate wahrscheinlich eher bei 5–7% als zwischen 1–3%.

Eigenes Krankengut

Unser eigenes Krankengut umfaßt 196 frische Claviculafrakturen, die von 1975–1980 primär am Universitätsklinikum Essen versorgt und weiterbehandelt wurden. 186 Frakturen wurden konservativ, 10 primär operativ behandelt. 136 oder 73% der konservativ behandelten Patienten konnten nach 1–7 Jahren nachuntersucht werden. Davon waren 91% isolierte Frakturen, 29 Polytraumen mit 10 Thoraxverletzungen und 16 Frakturen mit 1–3 Begleitverletzungen.

Begleitverletzungen

Bei 16 Frakturen fanden sich 36 lokale Begleitverletzungen: 17 Hautverletzungen, vor allem Hautcontusionen mit ausgedehntem subcutanen Hämatom durch direktes Trauma, sowie drohende Hautperforation durch Fragmentdruck, 4 Verletzungen des Plexus brachialis, 1 Vena subclavia-Anspießung, 2 Luxationen im Acromicoclavicular-Gelenk, 4 Scapulafrakturen und 8 Rippenserienfrakturen auf der Verletzungsseite.

Die häufige Kombination mit Polytraumen im eigenen Krankengut ist offensichtlich durch die Auslese bedingt, die durch Beschränkung auf die Patienten in eigener Weiterbehandlung entstanden ist. Dennoch treten Clavicula-Frakturen jetzt häufiger in Verbindung mit anderen, schwereren Verletzungen auf. Poigenfürst [12] konnte 1970 in 6 österreichischen Unfallkrankenhäusern bei 1847 Schlüsselbeinbrüchen keine Begleitverletzung feststellen, während Blömer et al. [3] bei 208 Schlüsselbeinfrakturen 35 Polytraumen und 31 Frakturen mit 1–2 Begleitverletzungen diagnostizierte. Besondere Aufmerksamkeit ist auf die mögliche Mitverletzung der A. oder V. subclavia, des Plexus brachialis oder der Pleurakuppe zu richten. Während Poigenfürst [12] in der Literatur seit 1900 nur insgesamt 70 neurovasculäre Begleitverletzungen fand, berichtete Penn [11] 1964 über 13 und Oberlinner et al. 1977 [9] über 5 Gefäßverletzungen, so daß mit neurovasculären Verletzungen in 1% und mit Pleuraverletzungen nach Rowe [15] sogar in 3% der Fälle zu rechnen ist. Sir Robert Peel, Begründer der Londoner Polizei, verstarb an einer V. subclavia-Blutung durch Fragmentspießung bei einer Claviculafraktur. (Penn [11]).

Frakturlokalisation, Frakturtyp

Die Frakturlokalisation wurde mit der Einteilung nach Matti vorgenommen. In Übereinstimmung mit der Literatur entfielen 82% der Frakturen auf das mittlere Schaftdrittel, 13% auf das periphere und 5% auf das zentrale Claviculadrittel (Abb. 8). Unverschobene oder Grüholzfrakturen lagen in 27% der Fälle vor, die übrigen 73% Quer-, Schräg- und Mehrfragmentbrüche waren mehr oder weniger stark disloziert (Abb. 9).

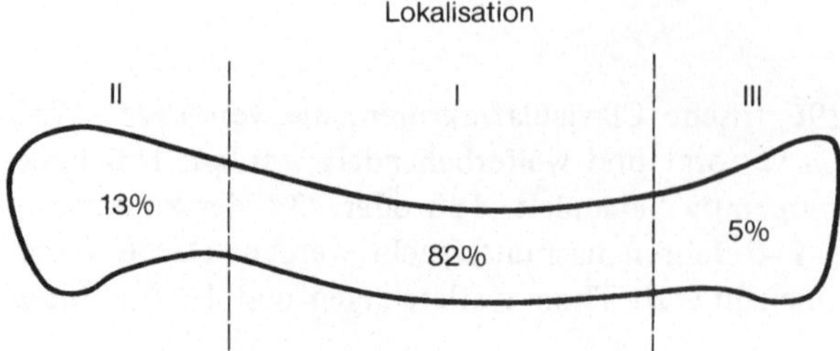

Abb. 8. Einteilung der Claviculafrakturen nach Matti

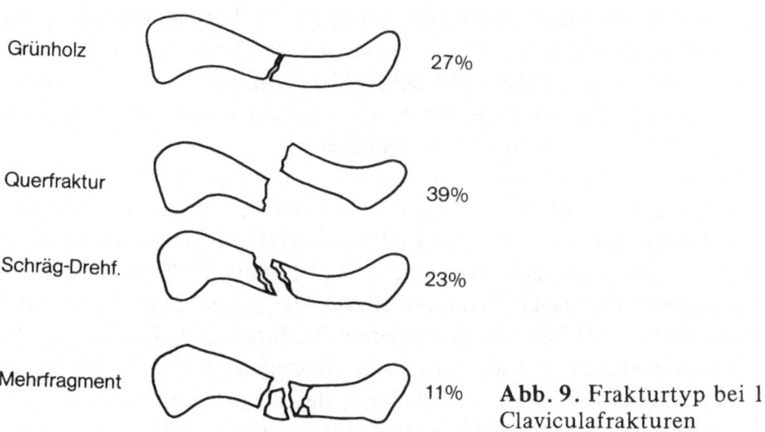

Abb. 9. Frakturtyp bei 196 Claviculafrakturen

Altersverteilung und Unfallursache

50% der Claviculafrakturen betrafen Jugendliche unter 18, 70% waren jünger als 40 Jahre. Sport- und Verkehrsunfälle wurden als Hauptunfallursachen ermittelt (Tabelle 1). Der hohe Anteil direkter Traumen ist vor allem durch die große Zahl der Verkehrsunfälle zu erklären.

Tabelle 1. Unfallursache (n = 136)

	Fälle	*%*
Verkehrsunfall	51	37,5
Sport	47	34,6
Häuslicher Sturz	27	19,8
Arbeit	11	8,1
Direktes Trauma	37	27,0
Indirekt	99	73,0

Behandlung

Eine Übersicht über die angewandten Behandlungsmethoden zeigt, daß eine manuelle Reposition vor Anlegung des Stützverbandes nur in 50 Fällen (37%) bzw. in ca. 50% der dislocierten Frakturen vorgenommen wurde. In einigen Fällen, die bei der Nachuntersuchung als unbefriedigend oder schlecht bewertet wurden, muß die unterlassene Reposition als wesentliche Teilursache für das schlechte Ergebnis anerkannt werden.

119 Patienten oder 88% erhielten einen Rucksack-Verband. Bei Kindern und Jugendlichen wurde fast ausnahmelos der Rucksack-Schlauch-Verband nach Madsen angelegt, der regelmäßig in 2-tägigen Abständen kontrolliert und nachgespannt wurde und nach durchschnittlich 3–4 Wochen komplikationslos zur knöchernen Ausheilung führte. Auch bei Erwachsenen mit relativ stabilen, gut reponierbaren Frakturen wurde der Schlauch-Verband bevorzugt verwendet, ohne jedoch in allen Fällen eine genügend retinierende oder schmerzausschaltende Wirkung zu erzielen. Die Dauer der Ruhigstellung betrug bei Erwachsenen 4–6 Wochen.

Alle Frakturen mit erheblicher Dislokation und Fehlstellung wurden sowohl bei Kindern als auch bei Jugendlichen und Erwachsenen mit dem klassischen Rucksack-Verband, der Stella-dorsi, behandelt. Obwohl auch bei dieser Technik ein häufiges Nachspannen erfor-

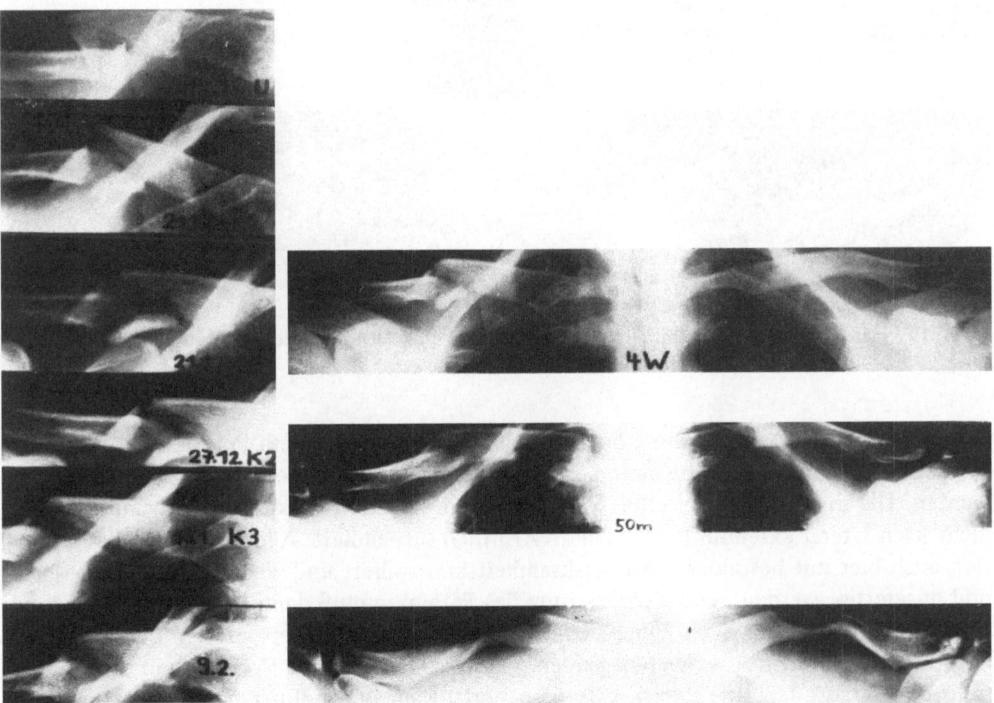

Abb. 10. 39j. Mann, dislocierte Claviculafraktur im mittleren Drittel nach Reposition und Immobilisation im Rucksack-Verband. Redislokation 1 Woche später: Erneute Reposition und Fixation im Desaultverband bis zur Ausheilung. Nachuntersuchung 4 J. später: Achsengerechte Ausheilung, normale Schulterlänge. Restitutio ad integrum

derlich war, konnte das Repositionsergebnis und vor allem der Längenausgleich besser erhalten werden.

In 6 Fällen oder 4% der Claviculafrakturen wurde ein Desault-Verband verwendet. 11 Patienten oder 8% wurden verbandsfrei behandelt.

Der modifizierte Desault-Verband mit freier Schulter wurde demnach nur in Ausnahmefällen, vor allem bei Mehrfragment und Trümmerbrüchen oder Redislokation verwendet, z. B. im Falle eines 39-jährigen Architekten mit stark dislocierter Fraktur im mittleren Drittel, die primär manuell reponiert und im klassischem Rucksack-Verband immobilisiert wurde. Trotz regelmäßiger Kontrolle des Verbandes kam es eine Woche später zur Redislokation. Nach erneuter Reposition und Fixation im Desault-Verband konnte das Repositionsergebnis dann bis zur Ausheilung erhalten werden. Bei der Nachuntersuchung 4 Jahre später fand sich ein seitengleich sehr gutes Ergebnis mit Wiederherstellung der normalen Schulterlänge (Abb. 10).

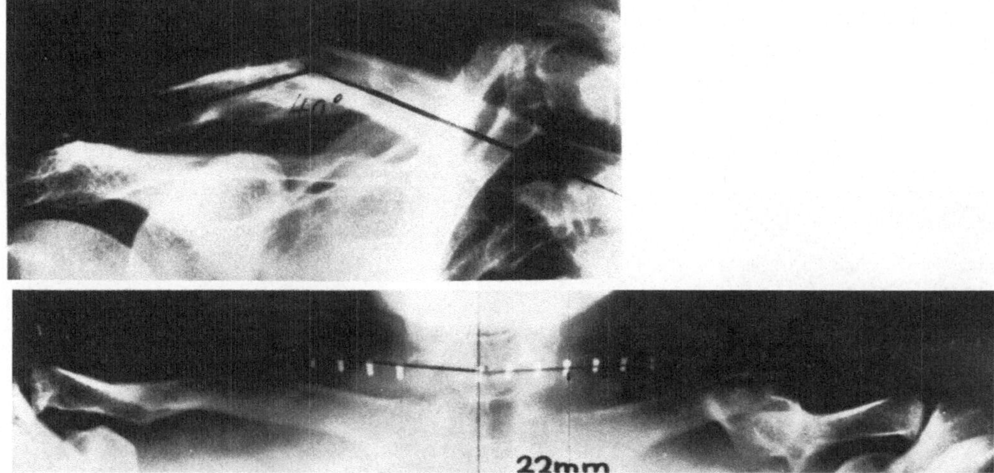

Abb. 11. Fehlverheilte Claviculafraktur mit 40° Achsenknick und 20 mm Schulterverkürzung

Die verbandsfreie Behandlung bei 11 Patienten betraf vor allem Polytraumatisierte mit einer Claviculafraktur, die während der Intensiv-Therapie ohne Stützverband behandelt werden. Die angehobene Schulter wird auf einem Schaumstoffkeil gelagert und der Arm nicht nach lateral extendiert, sondern im Armtuch suspendiert. Allerdings muß die Reposition auch hier mit besonderer Aufmerksamkeit kontrolliert und wöchentlich ein Röntgenbild angefertigt werden. Vor Mobilisierung des Patienten muß dann ein Rucksack-Verband angelegt werden, wenn noch keine ausreichende Konsolidierung eingetreten ist. Gerade bei Polytraumatisierten mit schwerwiegenden Verletzungen, die im Vordergrund stehen, besteht die Gefahr, daß eine Redislokation im Verlauf der Behandlung nicht erkannt wird, so daß die Fraktur dann in maximaler Fehlstellung mit einem Achsenknick von 40° und Schulterverkürzung um 20 mm oder mehr ausheilt (Abb. 11). Klinisch-röntgenologisch muß in solchen Fällen mit einem kosmetisch sehr unbefriedigenden Ergebnis gerechnet werden, ohne daß eine Korrekturoperation deswegen vom Patienten gewünscht würde.

Komplikationen bei konservativer Behandlung (Tabelle 2)

Die häufigste Komplikation waren Redislokation und Instabilität in 14 Fällen. Die Mehrzahl der Redislokationen ist auf Unregelmäßigkeiten bei der Verbands- und Röntgenkontrolle zurückzuführen. Bei jugendlichen, oft unzuverlässigen Patienten ist dann die Fraktur schon in Fehlstellung verheilt, wenn die Redislokation erkannt wird. Typisch dafür ist

Tabelle 2. Komplikationen (n = 136) − Kons. Therapie −

	Fälle	*%*
Redislokation, instabil	14	10,3
Plexusirritation	2	1,5
Verzögerte Heilung	2	1,5
Straffe Pseudarthrose	2	1,5
	20	14,8

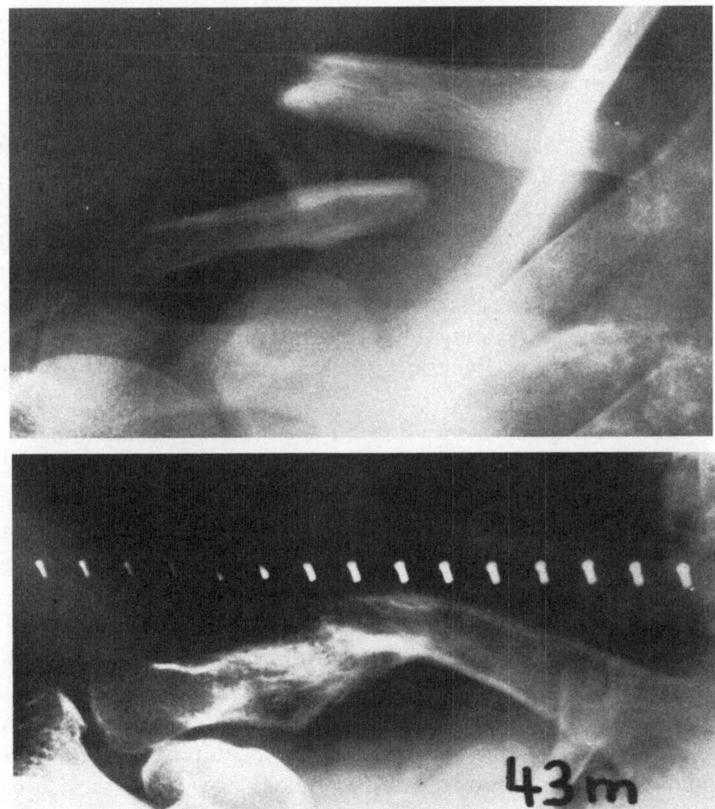

Abb. 12. Stark verschobene Claviculafraktur bei einem 14j. Jüngling. Ausheilung in starker Fehlstellung

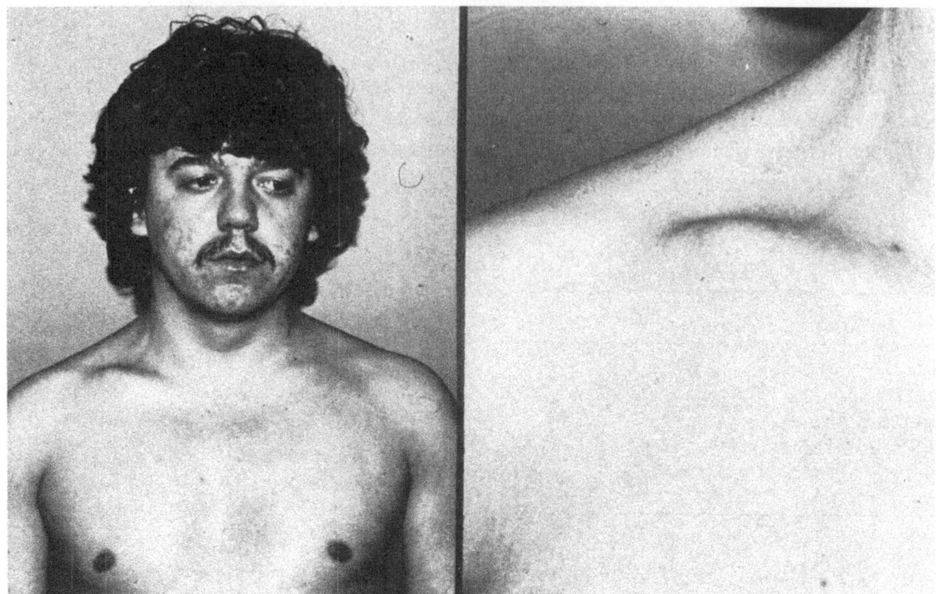

Abb. 13. 4 J. später: Klinisch und kosmetisch schlechtes Resultat infolge Deformität mit Schulterverkürzung und schmerzhafter Funktionseinschränkung im Schultergelenk

das Beispiel eines 14jährigen Jungen mit stark dislocierter Querfraktur in Schaftmitte, die primär reponiert und mit einem klassischen Rucksack-Verband für 29 Tage immobilisiert wurde. Der Patient erschien jedoch zu keiner Kontrolluntersuchung, so daß die Fraktur bei Verbandabnahme in erheblicher Fehlstellung verheilt war. Bei der Nachuntersuchung 4 Jahre später klagte der Patient jetzt nicht nur über das ungünstige kosmetische Resultat, sondern auch über Schmerzen im Frakturbereich bei Belastung und über eine schmerzhafte Bewegungseinschränkung im Schultergelenk. Wegen der Deformität mit Schulterverkürzung und schmerzhafter Funktionseinschränkung mußte das Ergebnis als „schlecht" eingestuft werden (Abb. 12–13).

Pseudarthrosen sahen wir in 2 Fällen (1,5%), die allerdings unbemerkt entstanden und erst 5 Jahre später diagnostiziert wurden. Einer der beiden Patienten klagte über belastungsabhängige Schmerzen im Frakturbereich, Schulterverkürzung und ein schlechtes kosmetisches Resultat wegen der Deformation an der Frakturstelle, so daß bei diesem jetzt 39jährigen Mann die Stabilisierung durch Platten-Osteosynthese angezeigt ist und empfohlen wurde (Abb. 14).

Eine verzögerte Heilung wurde in 2 Fällen (1,5%) diagnostiziert, davon in einem Falle mit einer Refraktur 8 Jahre nach Ausheilung in Fehlstellung. Die Refraktur konnte zwar mit erheblicher Verzögerung auch jetzt innerhalb von 6 Monaten zur Ausheilung gebracht werden. Es besteht aber eine Plexusschädigung durchReizcallus mit Muskelverschmächtigung und Bewegungseinschränkung im Schultergelenk sowie Schulterverkürzung um 20 mm. Der Befund entspricht einer Defektheilung mit schlechtem Resultat, die bei rechtzeitiger Indikationsstellung zur Osteosynthese hätte vermieden werden können. Refrakturen mit Fragmentdiastase sollten weder bei Kindern noch bei Erwachsenen konservativ behandelt werden. Bei Kindern ist durch Refrakturen mit der Entstehung einer Pseudo-

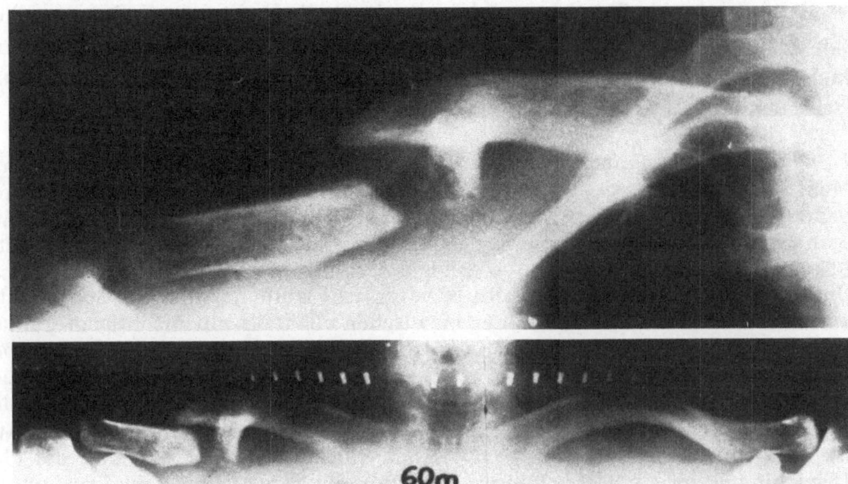

Abb. 14. Clavicula-Pseudoarthrose bei einem 39j. Mann, 5 J. nach Behandlungsabschluß. Schmerzen, Deformität und Schulterverkürzung

arthrose zu rechnen. Neurologische Ausfälle durch sekundäre Plexusschädigung sind außerdem bei diesen Patienten durch Narben- und Callusbildung sowie durch langdauernde Immobilisation zu befürchten. (Ali Khan [1], Zenni et al [19]).

Indikationen zur Platten-Osteosynthese (Tabelle 3)

Wir stellen heute die Indikation zur Platten-Osteosynthese nicht nur bei den seltenen offenen Frakturen, bei neurovasculärer Begleitverletzung oder drohender Hautperforation, sondern häufiger wegen sekundärer Komplikationen bei konservativer Behandlung oder bei Polytraumen, wenn die Claviculafraktur ein ernsthaftes Hindernis für die Mobilisierung des Patienten darstellt. Im vorliegenden Krankengut entfielen von 10 Platten-Osteosynthesen der Clavicula nur 3 auf frische Begleitverletzungen: 1 offene Fraktur durch Gurtverletzung, 1 primäre V. subclavia-Verletzung und 1 Primärverletzung des Plexus brachialis, die jedoch nicht durch die Claviculafraktur verursacht wurde, sondern als Begleitverletzung operativ revidiert werden mußte.

7mal wurde die Indikation zur Platten-Osteosynthese dagegen sekundär aufgrund von Komplikationen im konservativen Behandlungsverlauf gestellt:

Tabelle 3. Indikation zur Operation (n = 10)

1. Offene Frakturen 2°–3°
2. Begleitverletzung Gefäß, Nerv, Pleura
3. Verdrehung > 60°: Muskel/Hautperforation
4. Instabilität u. Redislokation
5. Diastase, Heilungsverzögerung
7. Polytrauma u. bilaterale Extremitäten-Frakturen

68

Häufiger als primäre Nervenverletzung durch die Fraktur sind sekundäre Plexusschäden, die durch überschießende Callusbildung bei Patienten mit Schädelhirn-Trauma oder bei Mehrfachverletzten mit Langzeitbeatmung während der Frakturheilung auftreten. Ein Beispiel hierzu ist die folgende Fallbeschreibung:

14-jähriger Knabe mit Schädelhirn-Trauma 3. Grades, 1.gradig offenem Unterschenkel-Mehrfragmentbruch re., Sprunggelenksverletzung li. und einer um Schaftbreite verschobenen, zentralen Claviculafraktur re., die bei Übernahme des Patienten 3 Wochen nach dem Unfall bereits durch kräftige, überschießende Callusbildung federnd fest fixiert war. Sekundäre Plexusirritation mit sensiblen Ausfällen im Bereich C 5/C 6, die offensichtlich durch Callusdruck gegen die 1. Rippe verursacht wurden. Anläßlich der operativen Korrektur und Platten-Osteosynthese der inzwischen ebenfalls mit mächtigem Callus fehlverheilten Unterschenkelfraktur wird auch die Claviculafraktur freigelegt, der überschießende Callus entfernt, der Plexus revidiert und vom Narbengewebe befreit. Stabilisierung der Clavicula mit schmaler DC-Platte. 2 Wochen später kann der Knabe bereits mobilisiert werden und mit Unterarmstockstützen beschwerdefrei gehen. Die neurologischen Ausfälle durch die Plexusirritation haben sich inzwischen vollständig zurückgebildet, die Platten an der Clavicula und an der Tibia wurden nach komplikationslosem Heilverlauf und vollständiger knöcherner Konsolidierung ohne Wachstumsstörung inzwischen wieder entfernt (Abb. 15).

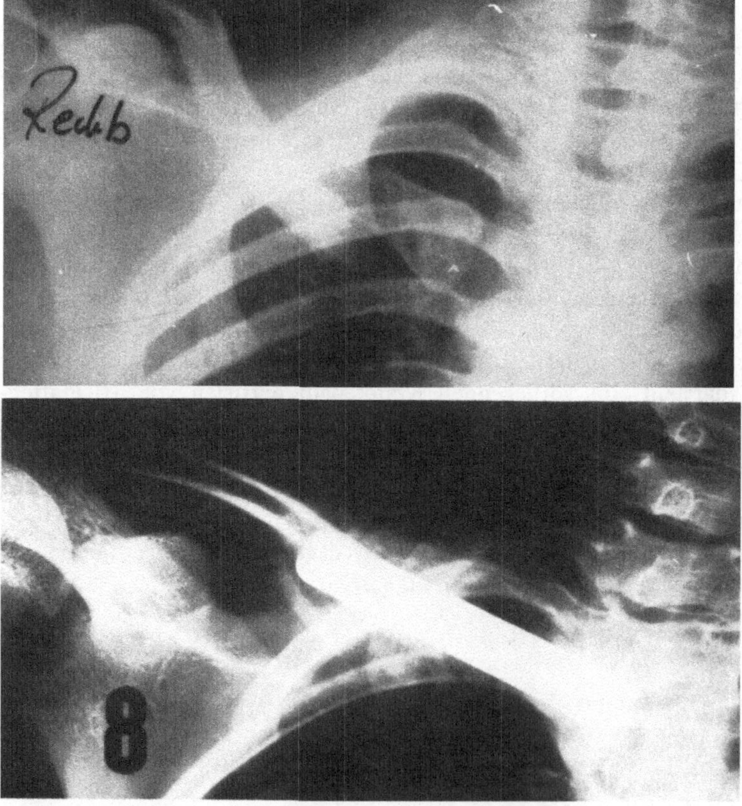

Abb. 15. Sekundäre Plexusirritation durch Callusbildung bei stark verschobener, zentraler Claviculafraktur 3 Wochen nach Unfall bei 14j. Knaben. Plexus-Dekompression und Platten-Osteosynthese. Rückbildung der neurologischen Ausfälle und glatter Heilverlauf

Eine weitere, häufige Indikation zur sekundären Platten-Osteosynthese sind stark verschobene, instabile Frakturen am Übergang vom mittleren zum lateralen Drittel beim Erwachsenen. Das zentrale Hauptfragment wird durch den Zug des M. sternocleidomastoideus nicht nur nach cranial verschoben, sondern gleichzeitig auch um 60–90° verdreht, so daß die Fragmentspitze sich im M. trapezius verhakt und diesen auch durchbohrt. Die Reposition ist nur operativ möglich. Ein identischer Fall wurde von Jablon et al. 1979 publiziert [6]. Eine ähnliche Situation besteht auch in anderen Fällen mit primärer Diastase der Hauptfragmente, die sich durch die Reposition nicht beseitigen läßt, weil die Hauptfragmente gegen den Widerstand des interponierten Muskelgewebes wieder in die Fehlstellung zurückfedern. In der Regel handelt es sich um einfache Querfrakturen im mittleren Schaftdrittel. Wegen drohender Heilungsverzögerung bei anhaltender Diastase durch Muskelinterposition muß auch hier die Indikation zur Platten-Osteosynthese gestellt werden.

Instabilität und Fehlstellung mit mangelndem Fragmentkontakt, die sich bei der Reposition nicht vollständig beseitigen und im Stützverband nicht ausreichend fixieren lassen, besteht ferner bei peripheren Frakturen mit Abriß des Lig. coracoclaviculare, das jedoch nur an dem zentralen Hauptfragment abreißt während das kurze periphere Fragment am Band fixiert bleibt, sowie bei Querbrüchen mit Biegungskeil, der sich entweder so zwischen den Hauptfragmenten verkeilt, daß diese ohne Kontakt in Fehlstellung bleiben, oder durch interponierte Weichteile von den Hauptfragmenten getrennt ist, so daß ein Knochendefekt verbleibt. Beispielhaft hierfür ist die folgende Krankengeschichte:

20jähriger Mann mit Clavicula-Querfraktur in Schaftmitte durch indirektes Trauma bei einem Sturz auf den li. Arm. Ein ausgebrochener Biegungskeil liegt ohne Kontakt zu den Hauptfragmenten in der Muskulatur. Anhaltende Instabilität und Redislokation im klassischen Rucksack- und im Desault-Verband, so daß am 17. Tag die Indikation zur Platten-Osteosynthese gestellt wird: Die Freilegung bestätigt den eingangs beschriebenen Befund,

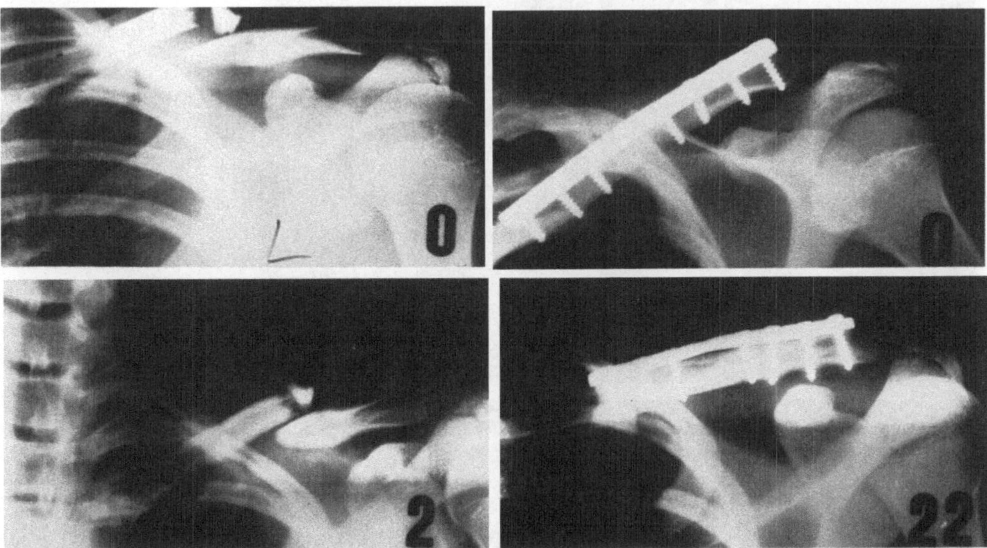

Abb. 16. Instabilität und Redislokation 2 Wochen nach Reposition und Fixation im Rucksack- und Desault-Verband: Indikation zur Osteosynthese. Ungestörter Heilverlauf

die Fraktur ist zu diesem Zeitpunkt noch vollständig mobil, ohne Fixationscallus. Stabilisierung durch schmale DC-Platte. Glatter Heilverlauf und schmerzfreie Wiederherstellung der Schulterfunktion ab 5. pop Tag. Plattenentfernung nach 18 Monaten. Keinerlei Beschwerden und kosmetisch unauffällige Narbenbildung (Abb. 16).

Eine wichtige Indikation zur frühzeitigen Platten-Osteosynthese sehen wir ferner bei mehrfachverletzten Patienten mit Frakturen oder Luxationen an beiden unteren Extremitäten, die nach operativer Versorgung eine frühzeitige Mobilisierung des Patienten zulassen, wenn dieser imstande ist, sich mit 2 Unterarmstöcken schmerzfrei abzustützen. Wenn gleichzeitig eine dislocierte Claviculafraktur vorliegt, ist diese auch im Stützverband wäh-

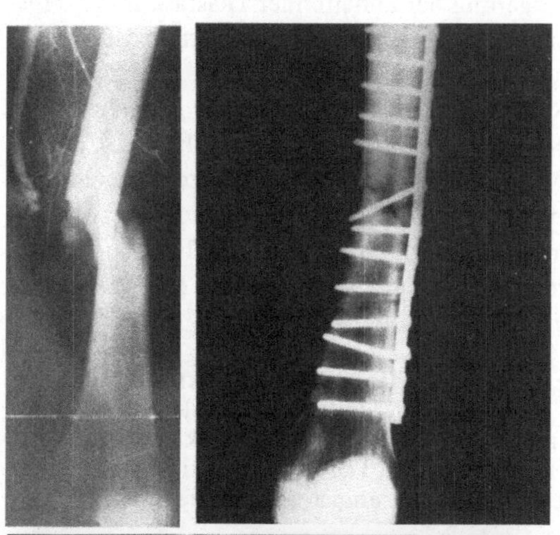

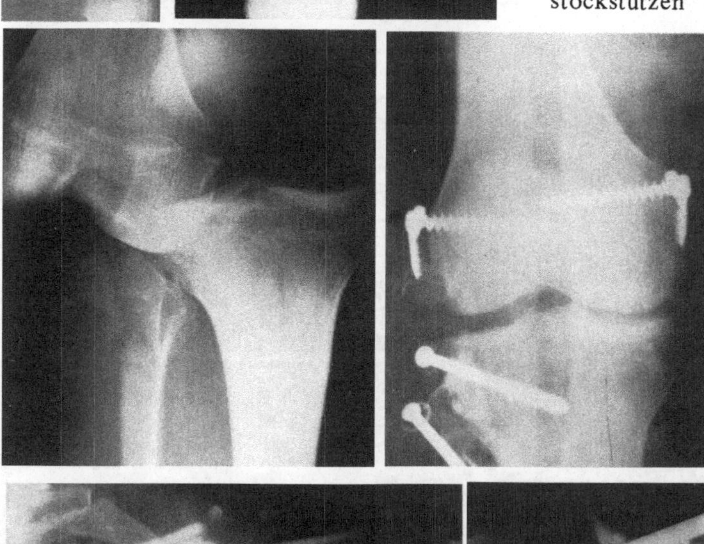

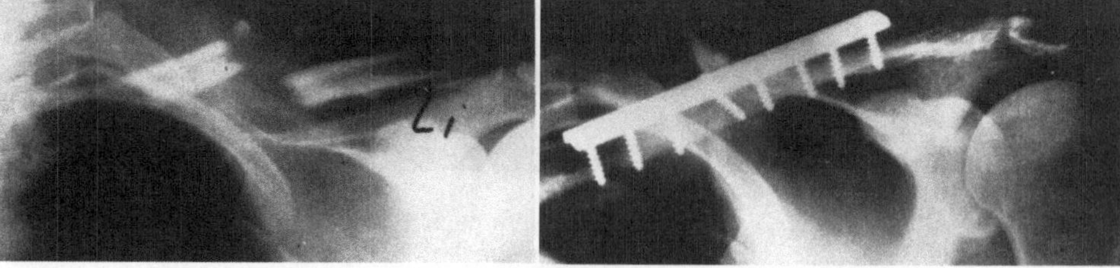

Abb. 17. Polytrauma, 40j. Mann. Verletzungen beider Beine und Claviculafraktur li., die simultan mit einer Knieband-Rekonstruktion durch Platten-Osteosynthese stabilisiert wird. 10 Tage später Mobilisation mit Unterarmstockstützen

rend der ersten 3 Wochen so schmerzhaft, daß die Abstützung mit dem Unterarmstock nicht möglich ist. Bei frühzeitiger Planung kann die Platten-Osteosynthese der Claviculafraktur simultan mit einer Operation an den unteren Extremitäten kombiniert werden, so daß dadurch kein zusätzliches Narkose- oder Operationsrisiko entsteht. Fallbeispiel hierzu ist

ein 40jähriger Mann, der als PKW-Fahrer verunglückte. Er erlitt dabei eine komplette Knieluxation re., einen offenen Oberschenkelschaftbruch li. mit Gefäßverletzung und Compartment-Ischämie am li. Unterschenkel sowie eine stark dislocierte Clavicula-Querfraktur li.. Am Unfalltag wurde der li. Oberschenkel versorgt und die Fascienspaltung am li. Unterschenkel vorgenommen, das re. Kniegelenk reponiert und im Oberschenkelspaltgips ruhiggestellt. 1 Woche später wurde gleichzeitig mit der operativen Rekonstruktion des Bandapparates am re. Kniegelenk die Platten-Osteosynthese der Clavicula li. durchgeführt. Der Patient, der vorher über anhaltend starke Schmerzen im Bereich der Claviculafraktur geklagt hatte, war postoperativ sofort schmerzfrei und konnte sich bei der Mobilisation 10 Tage später unbehindert mit den Unterarmstöcken fortbewegen (Abb. 17). Inzwischen hat sich dieses Vorgehen in 2 weiteren Fällen bewährt.

Nachuntersuchungsergebnisse

Von den 196 Patienten mit Claviculafrakturen, die von 1975—1980 primär bis Behandlungsabschluß bei uns behandelt wurden, wurden die 10 operierten Claviculafrakturen und 136 (73%) von 186 konservativ behandelten Claviculafrakturen 1—7 Jahre nach dem Unfall nachuntersucht.

Die Nachuntersuchung umfaßte subjektive Angaben, die subjektive und objektive Bewertung des kosmetischen Ergebnisses, klinische Untersuchung und Röntgenkontrolle des Schultergürtels in 10°- und 30°-Projektion mit auf die Haut des Patienten aufgeklebtem Meßstab, der eine genaue Längenbestimmung durch Abgreifen der Längen mit dem Zirkel gestattete.

Platten-Osteosynthese

Alle Patienten mit Platten-Osteosynthese waren nach Plattenentfernung vollständig beschwerdefrei, ohne Schulterverkürzung oder störende Narbenbildung.

Bei einem Patienten wurde anläßlich der Nachuntersuchung erst die Platte entfernt, die wegen einer offenen Gurtverletzung der re. Schulter und des re. Thorax vor 3 Jahren implantiert wurde.

Die Nachuntersuchung der konservativ behandelten Claviculafrakturen hatte folgende Ergebnisse:

Subjektive Angaben

97 Patienten oder 71% waren vollkommen beschwerdefrei, Wetterfühligkeit oder Ermüdung ausgeschlossen. Über gelegentliche Schmerzen klagten 36 Patienten, davon 14 bei Belastung. 2 Patienten gaben Dauerschmerzen an, 2 klagten über sekundäre Plexus-Paraesthesien. 5mal war die Schulterfunktion eingeschränkt (Tabelle 4).

Insgesamt entspricht das einer subjektiven Komplikationsrate von 29%.

Tabelle 4. Subjektive Angaben (n = 136)

	Fälle	%
Keine Beschwerden	97	71,0
Schmerzen gelegentlich	36	26,5
Schmerzen bei Belastung	14	10,3
Dauerschmerz	2	1,5
Parästhesien Plexus	2	1,5
Schulterfunktion eingeschränkt	5	3,7
	39	29,0

Kosmetisches Ergebnis

Der Vergleich der subjektiven Angaben des Patienten und der objektiven des Untersuchers läßt Übereinstimmung bei der Bewertung von Deformität durch Callusbildung und Fehlstellung sowie bei der Schulterverkürzung erkennen, während die Schulter-Asymetrie von Patienten nur 8mal, vom Untersucher dagegen 33mal bemerkt wurde. Übereinstimmend wurde das kosmetische Ergebnis in 20 Fällen oder bei 15% der Patienten als unbefriedigend beurteilt (Tabelle 5).

Tabelle 5. Kosmetisches Ergebnis (n = 136)

Subjekt.		Objekt.
6	Deformität (*Callus, Fehlstellung*)	8
28	Schulter-Verkürzung	27
8	Schulter-Asymmetrie	33
20	Gesamturteil „Unbefriedigend"	20
	15%	

Klinisch-Röntgenologisches Ergebnis

Der objektive Befund ergab zwar eine knöcherne Ausheilung in 98,5% der Fälle, klinisch war jedoch der Befund nur bei 64 Patienten oder 47% seitengleich unauffällig. Druckschmerz über der Fraktur konnte bei 25% der Patienten ausgelöst werden, 10% gaben auch Bewegungsschmerzen im Schultergelenk an, mit endgradiger Bewegungseinschränkung. Bei 27 Patienten oder 20% bestand eine Schulterverkürzung bis 25 mm. Bei 27 Patienten wurden außerdem Achsenfehler von 10–60° festgestellt (Tabelle 6).

Tabelle 6. Klinisch-röntgenologisches Ergebnis (n = 136)

		n	%
Klinisch	Seitengleich unauffällig	*64*	*47,0*
	Druckschmerz	35	25,7
	Bewegungsschmerz	13	9,6
	Bewegungseinschränkung	2	1,5
Röntgenolog.	Knöchern fest verheilt	134	98,5
	Pseudarthrosen	2	1,5
	Verkürzung > 10 mm	27	20,0
	Verlängerung > 10 mm	1	0,75
	Achsenfehlstellung > 10°	27	20,0

Gesamturteil

Eine zusammenfassende Beurteilung wurde nach folgenden Kriterien vorgenommen:

„Sehr gut" wurde das Ergebnis beurteilt, wenn keine Beschwerden vorlagen und klinisch-röntgenologisch ein seitengleicher Normalbefund wiederhergestellt war.

„Gut" wurden solche Fälle bewertet, die klinisch zwar eine geringe Deformation aufwiesen, jedoch ohne Schmerzen oder Funktionsminderung. Dafür wurde im Röntgenbild eine Verkürzung bis zu 15 mm und ein Achsenfehler bis 20° toleriert.

„Unbefriedigend" waren die Fälle mit Deformität, gelegentlichen Schmerzen und verminderter Schulterfunktion. Röntgenologisch mußte außerdem eine Verkürzung über 15 mm und ein Achsenfehler über 20° nachgewiesen werden, sowie Arthrosezeichen in den angrenzenden Gelenken oder überschießende Callusbildung bzw. ein durch Fehlstellung entstandener Callusbuckel.

„Schlecht" war das klinische Ergebnis, wenn neben der Deformität ein Dauerschmerz bestand oder über Parästhesien im Plexusbereich geklagt wurde. Außerdem mußte eine deutliche Funktionsminderung im Schultergelenk und eine dauernde Behinderung der Aktivität bestehen. Röntgenologisch war eine Pseudarthrose oder eine starke Fehlstellung nachzuweisen mit Achsenfehler über 30° oder Drehfehler über 60°, sowie eine Verkürzung über 20 mm und überschießende Callusbildung oder erhebliche Stufenbildung.

Das Gesamturteil, das im übrigen auch von jedem Patienten aus seiner Sicht bestätigt wurde, lautete in 56 Fällen oder 41% „sehr gut", in 60 Fällen oder in 44% „gut". Insgesamt waren also die Endresultate bei 85% der Patienten sehr gut oder gut. „Unbefriedigend" waren dagegen die Ergebnisse in 16 Fällen oder 12%, „schlecht" in 4 Fällen oder 3%, so daß bei 20 Patienten oder 15% die konservative Behandlung kein ausreichendes Ergebnis erzielte. Hauptursache war die unterlassene oder ungenügende Reposition bzw. die ungenügende Überwachung des Repositionsergebnisses.

74

Diskussion

Von 196 Claviculafrakturen wurden 186 konservativ und 10 oder 5% operativ behandelt: Zenni et al. [19], Ali Khan et al. [1] und Schautz et al. [16] sowie Blömer et al. [3] berichten über 3–6% Osteosynthesen bei frischen Claviculafrakturen und ähnlich zusammengesetztem Krankengut. In den eigenen Fällen wurde allerdings die Indikation zur Platten-Osteosynthese seltener wegen primärer Begleitverletzung, dagegen häufiger wegen sekundär bei konservativer Behandlung aufgetretener Komplikationen und bei Polytraumatisierten gestellt. Die Ausdehnung der Indikationen, die in der neueren Literatur auch von Ali Khan [1], Jablon [6], Malcolm [7] und Madsen [8] empfohlen wird, ist um so mehr berechtigt, weil die Platten-Osteosynthese ein technisch einfaches und sicheres Verfahren darstellt, das mit den früheren Methoden der intramedullären Stabilisierung etc. nicht mehr zu vergleichen ist. Die Indikation zur Platten-Osteosynthese sollte in jenen Fällen erweitert werden, die aufgrund von Instabilität, Fragment-Diastase, Knochendefekt oder Redislokation bei konservativem Vorgehen keine günstigen Heilungsaussichten bieten und mit den üblichen Stützverbänden auch nicht ausreichend immobilisiert werden können. Dasselbe gilt für sekundäre Plexusirritation speziell bei Schädelhirn-Traumen und Mehrfachverletzten, sowie für Polytraumatisierte mit Verletzung der beiden unteren Extremitäten, weil die schmerzfreie Stabilisierung des Schultergürtels Voraussetzung für den freien Gang mit Unterarmstockstützen ist und die Platten-Osteosynthse an der Clavicula mit einem anderen, größeren operativen Eingriff kombiniert werden kann.

Die kosmetisch ungünstige Narbenbildung, die in der Regel als Argument gegen die Osteosynthese an der Clavicula angeführt wird, kann praktisch immer vermieden werden, wenn die Haut spannungsfrei atraumatisch oder durch eine Intracutannaht verschlossen wird. Bei über 30 Platten-Osteosynthesen an der Clavicula wurde die Narbenbildung von keinem der männlichen Patienten beanstandet, auch nicht bei ausdrücklicher Befragung. Bei weiblichen Patienten kann eine besonders unauffällige Narbe erzielt werden, wenn der Schnitt supra-claviculär in die lockere, spannungslose Halshaut gelegt und intracutan genäht wird.

Die Behandlungsergebnisse der konservativ behandelten Fälle bestätigen, daß die einfachen Querfrakturen im mittleren Schaftdrittel, zwischen den Muskelansätzen, besonders instabil sind und bei mangelnder Verhakung der Hauptfragmente eine starke Verkürzung der Schulter mit Achsenabweichung hervorrufen können. Diese Frakturen sollten daher stets reponiert und mit einem klassischen Rucksack-Verband fixiert werden, während der Watteschlauch-Verband nach Madsen bei Erwachsenen nur auf die nicht oder wenig dislocierten Frakturen beschränkt werden sollte. Der klassische Rucksack-Verband bietet außerdem bessere Stabilität und Schmerzausschaltung. Bei sehr schmerzhafter Claviculafraktur kann auch ein Desault-Verband mit freier Schulter zumindest für die ersten 3 Wochen angelegt werden. Obwohl Clavicula-Verkürzung und Achsenfehlstellung im Röntgenbild nicht allein ausschlaggebend für das Gesamtergebnis sind, kann die in allen Behandlungsserien auffallend konstante Quote von 10–15% unbefriedigender oder schlechter Ergebnisse durch die exakte primäre Reposition und Immobilisation bei zuverlässiger Überwachung sicherlich reduziert werden. Eine rein funktionelle Behandlung unter Verzicht auf jeden Verband ist keine empfehlenswerte Alternative, weil dadurch nicht nur auf jegliche Schmerzausschaltung verzichtet würde, sondern die Zahl der schlechten Ergebnisse mit erheblicher Deformität und Schulterverkürzung zwangsläufig ansteigen würde. Obwohl die Mehrzahl der Patienten auch dann keine korrigierende Operation wünscht, wenn ein schlechtes kosmetisches Ergebnis dadurch verbessert werden könnte, darf diese Haltung nicht dazu führen, objektiv schlechte Ausheilungsergebnisse bei Claviculafrakturen zu akzeptieren.

Literatur

1. Ali Khan MA, Lucas KH (1978) Plating of fractures of the middle third of the clavicle. Injury 9:263
2. Allman L (1967) Fractures and Ligamentous Injuries of the Clavicle and Its Articulation. J Bone Joint Surg 49-A:774
3. Blömer J, Muhr G, Tscherne H (1977) Ergebnisse konservativ und operativ behandelter Schlüsselbeinbrüche. Unfallheilkunde 80:237
4. Eberle H (1973) Klinik und Behandlung der frischen Claviculafraktur. Hefte Unfallheilkd 114:165
5. Effenberger Th (1981) Claviculafrakturen: Behandlung, Nachuntersuchungsergebnisse. Chirurg 52:121
6. Jablon MD, Sutker MD, Post MD (1979) Irreducible Fracture of the Middle Third of the Clavicle. Report of a Case. J Bone Joint Surg 61-A:296
7. Malcolm, BW, Ameli FM, Simmons EH (1979) Pneumothorax Complicating a Fracture of the Clavicle. Can J Surg 22:84
8. Matzen PF (1978) Indikation der operativen Therapie bei Frakturen und Luxationen im Schulterbereich. Beitr Orthop Traumatol 25:44
9. Oberlinner R, Maurer PC, Proskscha GW (1977) Verletzungen von A. und V. subclavia bei Klavikulafrakturen. VASA 6:381
10. Petracic B (1981) Konservative Behandlung der Claviculafraktur ohne Rucksack-Verband. 148. Tagung der Vereinigung Niederrhein.-Westfälischer Chirurgen v. 24.9–26.9. 1981 in Köln
11. Penn M.B (1964) The Vascular Complications of Fractures of the Clavicle. J Trauma 4:819
12. Poigenfürst J (1973) Gefäß- und Nervenstörungen nach Claviculafrakturen. Hefte Unfallheilkd 114:180
13. Pyper JB (1978) Nonnunion of fractures of the clavicle. Injury 9:268
14. Refior HJ, Gasteiger W (1970) Die Claviculafraktur und ihre Behandlung. Mschr Unfallheilkd 73:257
15. Rowe CR (1968) An Atlas of Anatomy and Treatment of Midclavicular Fractures. Clin Orthop 58:29
16. Schautz R, Wilhelm A (1963) Zur Osteosynthese der Claviculafraktur. Chirurg 34:154
17. Schuppler V (1935) Die Behandlungsarten des Schlüsselbeinbruches. Archiv Orthop Unfall Chir 35:347
18. Schuppler V (1935) Die Behandlungsergebnisse der Schlüsselbeinbrüche. Arch Orthop Unfall Chir 35:373
19. Zenni EJ, Krieg JK, Rosen MJ (1981) Open Reduction and Internal Fixation of Clavicular Fractures. J Bone Joint Surg 63-A:147

Operative Therapie der Clavicularfrakturen, Indikation, Technik, Ergebnisse

E.H. Kuner, W. Schlickewei und F. Mydla

Die Indikation zur Osteosynthese an der Clavicula muß selten gestellt werden, weil Schaftfrakturen sowohl mit, als auch ohne Ruhigstellung im allgemeinen knöchern ausheilen. Bevorzugte Lokalisation der Farktur ist an der „S"-förmig gebogenen Clavicula das mittlere Drittel und hier mehr die Übergangszone nach lateral. Hier liegt die schwächste Stelle. Bei dieser Fraktur handelt es sich meist um einen Biegungsbruch mit Biegungskeil als drittem Fragment. Außerdem kennt man noch die Hypomochlionfraktur, die durch Abbiegen der Clavicula über die Kante der ersten Rippe zustande kommt. Auch in disem Fall kann ein Biegungskeil vorhanden sein.

Die selteneren Lokalisationen finden sich am lateralen bzw. medialen Claviculaende. Nicht selten sind die entsprechenden Gelenke mitbeteiligt. Vor allem lateral entspricht der klinische Befund dem der Schultereckgelenkssprengung vom Typ Tossy II/III. Das Ligamentum coraco-claviculare kann teilweise oder komplett zerrissen sein. [3]

Für die Indikation zur Operation werden strenge Maßstäbe angelegt. Mehrheitlich sind es Komplikationen, welche ein operatives Vorgehen verlangen. Als solche sind folgende zu nennen [1]:

Verletzung der Subclaviagefäße bzw des Plexus,
offene Fraktur,
laterale Claviculafraktur,
drohende Hautperforationen,
eventuell Polytrauma.

Weitere Indikationen sind Folgezustände nach Frakturen:

Kompressionssyndrom (Thorax-Auslaß-Syndrom),
Pseudarthrose (bei Beschwerden),
Resektion und Rekonstruktion bei bestimmten Tumoren,
Osteotomie und Osteosynthese für gefäßchirurgische Einfriffe,
   z.B. Subclavia-Aneurysma [4].

Während die Verletzung der Subclaviagefäße in der Regel leicht zu erkenne ist, (Pulslosigkeit in der Peripherie, Blässe und Kälte der Haut, großes lokales Hämatom - dieses kann aber bei Intimaeinrollung fehlen!) ist für die Nervenrverletzungen wichtig zu wissen, daß die gleichzeitige Läsion der gesamten langen Armstämme infraclaviculär selten ist. So erzeugt die Unterbrechung des Fasciculus dorsalis das Bild der vollständigen Axillaris- und Radialislähmung, wobei auch der N. thoraco-dorsalis mitbetroffen sein kann. Die Unterbrechung des Fasciculus radialis hat eine totale Lähmung des M. coraco-brachialis (N. musculocutaneus) und des vom N. medianus innervierten M. pronator teres, gelegentlich auch des M. flexor carpi radialis zur Folge. (Abb. 1 u. 2)

Diagnostische Schwierigkeiten bestehen bei der frischen Claviculafraktur kaum, wenn man von der lateralen Fraktur absieht, die eine Schultereckgelenkssprengung vortäuschen kann.

Die Operationstechnik bei der häufigeren Fraktur im mitt. Drittel ist einfach. Die Freilegung erfolgt paraclaviculär. Ein großer Nachteil dabei ist die nicht selten auftretende Cello-

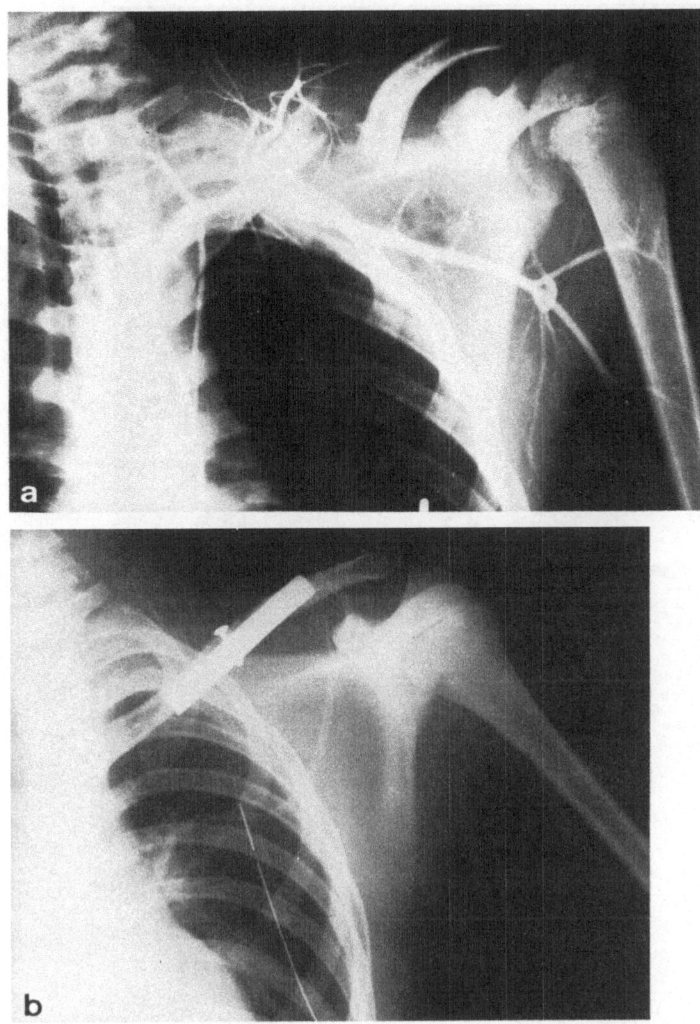

Abb. 1. a 15 j. Mopedfahrer: Diagnose: Claviculafraktur links mit Plexusabriß und Pneumothorax links (Angiografie). **b** Sofortoperation und Revision, Clavicula-Osteosynthese mittels 3,5 mm DC-Platte. Thorax-Drainage

idnarbe, die auch durch atraumatische Operationstechnik und sorgfältige intracutane Naht nicht immer verhindert werden kann [7]. Der „Säbel- oder Hosenträgerschnitt „verläuft eher in den Spaltlinien der Haut [5]. Er führt zwar zu einer kosmetisch günstigeren Narbe, ist aber nicht für jede Fraktur geeignet. Besondere Aufmerksamkeit ist der exakten Blutstillung zu widmen, da sich diese Region durch einen großen Gefäßreichtum auszeichnet. Das Platysma muß bei der frischen Fraktur selten gespalten werden, da es meist schon durch die Verletzung zerrissen ist. Die Darstellung der Farktur erfolgt durch sparsames Ablösen bzw. Abschieben des Periostes im Zusammenhang mit der Muskulatur im Frakturbereich (M. sterno-cleido-mastoideus, M. deltoideus, M. pectoralis maior, M. trapezius). Danach Darstellen bzw. Aufsuchen der Zusatzverletzungen (Subclaviagefäße, Plexus, Pleura). Die präli-

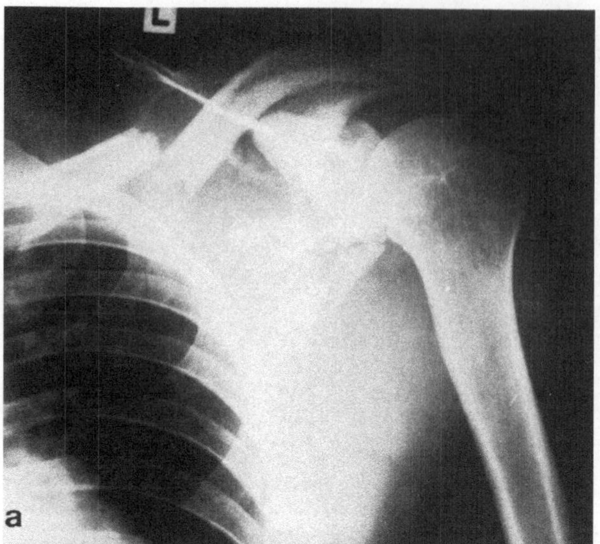

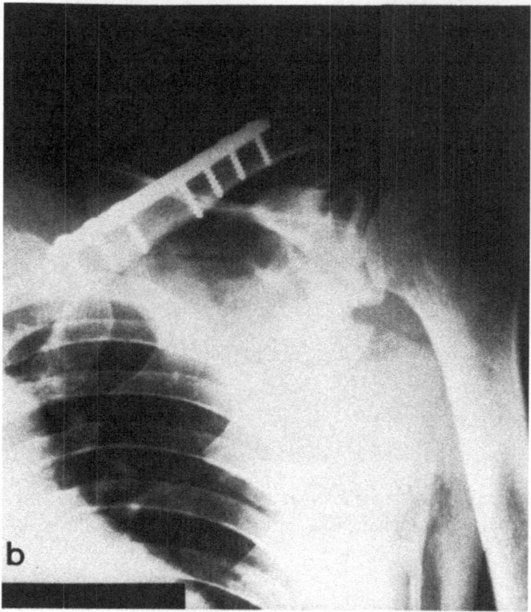

Abb. 2. a 44 j.Patient, PKW-Unfall. Diagnose: Scapula-Trümmerfraktur links, Clavicula-Fraktur mit Läsion des Plexus brachialis. **b** 9 Tage post trauma. Indikation zur Osteosynthese, da funktionelle Therapie der Scapulafraktur angezeigt. Röntgenbild: 13 Monate nach Operation: Frakturen knöchern geheilt. Gute Funktion im Schultergelenk links, Metallentfernung vorgesehen

mináre und provisorische Retention des exakten Repositionsresultates geschieht am besten mittels Haltezangen oder auch Drahtcerclagen, die später wieder entfernt werden.

Als Implanat eignet sich am allerbesten die 3,5 mm DC-Rekonstruktionsplatte, die es gestattet, Formschlüssigkeit mit der oft stärker gekrümmten Clavicula herzustellen. Wir halten dies für die Erzielung der notwendigen Stabilität für unabdingbar. Die Drittel- und Halb-rohrplatte haben wir für die Osteosynthese der Claviculafraktur bzw. Pseudarthrose völlig verlassen. Die kleinen Corticalisschrauben finden in der Clavicula einen erstaunlich guten Halt. In jedem Hauptfragment sollten aber mind. drei Schrauben sicher verankert sein, um die mechanischen Kräfte zu neutralisieren [2].

Als Plattenlage hat sich im Gegensatz zu der Darstellung im Manual der Osteosynthese (1977), wo sie von caudal her angebracht ist, besonders die craniale oder die ventrale Seite der Clavicula bewährt [6].

Schwieriger operativ zu versorgen ist die laterale Claviculafraktur mit kurzem periphe-ren Fragment. Die Indikation ist dabei in den allermeisten Fällen bereits aufgrund des vor-liegenden Verletzungsmusters gegeben, denn nicht selten ist das Lig. coraco-claviculare mit-zerrissen. Vor der Reposition werden die adaptierenden Nähte durch die Bandstümpfe durch die Pars trapezoidea lateral-ventral und die Pars conoidea medial-dorsal gelegt. Zur Frakturstabilisierung eignet sich entweder die typische Zuggurtung am besten durch das Acromio-claviculargelenk, oder aber die kleine „T"–Platte aus dem Kleinfragmente-Instru-mentarium, die über das Gelenk geführt auch im Acromion verschraubt wird. Nach der Stabi-lisierung werden die gelegten Bandnähte geknotet.

Noch schwieriger kann die operative Behandlung der Claviculapseudarthrose sein, be-sonders wenn gleichzeitig ein Defekt zu überbrücken ist oder eine stärkere Verkürzung aus-geglichen werden muß. Bei der hypertrophen Form ist die Herstellung der exakten Pass-form nicht ganz einfach, bei der atrophen Pseudarthrose ist die sichere Schraubenveranke-rung problematisch. Die Platte ist dann entsprechend lang genug zu wählen.

Im Rahmen der Diagnostik ist die klinische Feststellung der falschen Beweglichkeit einer Claviculapseudarthrose erfahrungsgemäß recht schwierig. Anamnestisch bestehen Spontan-und Bewegungsschmerz und klinisch kann man eine Einschränkung der Schulterbeweglich-keit feststellen. Gelegentlich können Plexusreizsymptome auftreten, vor allem, wenn eine stärkere Verkürzung vorliegt. Röntgenologisch müssen nicht selten außer der a. p.-Aufnah-me auch Tangentialaufnahmen oder Tomographien angefertigt werden.

Die Indikation zur operativen Behandlung der Claviculapseudarthrose ergibt sich nicht automatisch aus der Diagnose. Es müssen schon Beschwerden vorhanden sein, die persistie-ren, zur Arbeitsunfähigkeit führen oder aber eine sichtbare, verunstaltende Deformierung, die den Verletzten beeinträchtigt.

Postoperativ wird der Arm in leichter Abduktionsstellung auf Kissen gelagert und am 1. postoperativen Tag kann unter krankengymnastischer Anleitung die aktive Bewegungsthe-rapie durchgeführt werden. Nach gesicherter Wundheilung erfolgt die weitere Behandlung ambulant.

Bei Osteosynthesen atrophischer Pseudarthrosen mit Defektauffüllung durch autologe Spongiosa bzw. einem cortico-spongiösen Span und vor allem, wenn die Stabilität unsicher ist, scheuen wir uns nicht nach abgeschlossener Wundheilung und anfänglicher Kranken-gymnastik dann einen Thorax-Abduktions-Gipsverband für 5 Wochen anzulegen. Die Ent-fernung des Osteosynthesemetalls ist bei der lat. Claviculafraktur, wenn AC-Überbrückung besteht, frühzeitig vorzunehmen (6—8 Wochen); bei Frakturen und Pseudarthrosen im mitt-leren Drittel nach 16—20 Wochen, d.h. wenn die knöcherne Durchbauung abgeschlossen ist. Die Röntgenologische Beurteilung kann schwierig sein, weil der fragliche Bereich von der Platte überlagert sein kann.

Kasuistik

An der Unfallabteilung der Chir. Universitätsklinik Freiburg wurden zwischen 1970 und
1981 insgesamt 31 Osteosynthesen an der Clavicula durchgeführt. In zwei Fällen dienten
sie der Stabilisierung einer Clavicula-Osteotomie, die für einen gefäßchirurgischen Eingriff

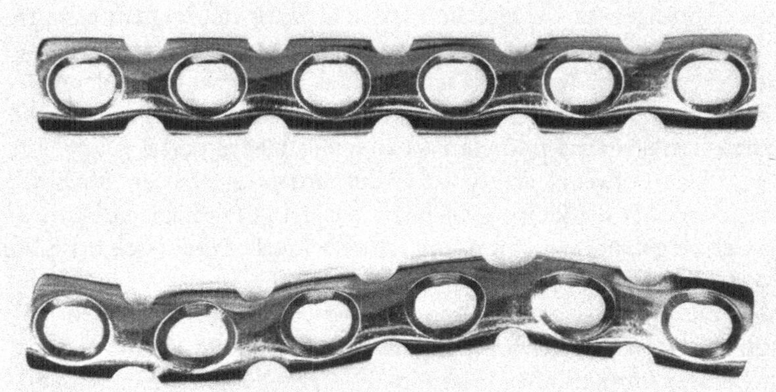

Abb. 3. Die 3,5 mm DC-Rekonstruktionsplatte der AO ist das Implantat der Wahl zur
Osteosynthese der Claviculafraktur im Schaftbereich. Sie läßt sich der "S"-förmigen
Krümmung der Clavicula ausgezeichnet und bündig anpassen

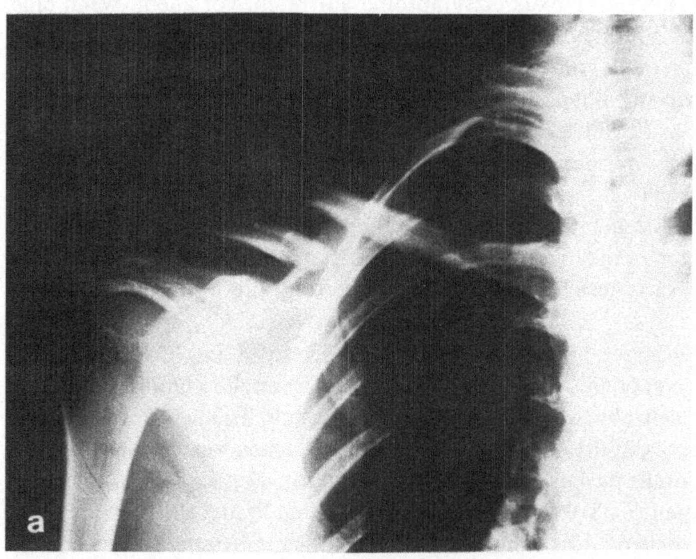

Abb. 4. a 29j. Patientin. Sturz beim Abfahrtsskilaufen. Diagnose: Claviculafraktur rechts
mit drohender Durchspießung. Wurde 5 Tage lang konservativ mit Rucksackverband behandelt. Beginnende Nekrose über der Spitze des zentralen Claviculafragmentes. Indikation
zur Operation

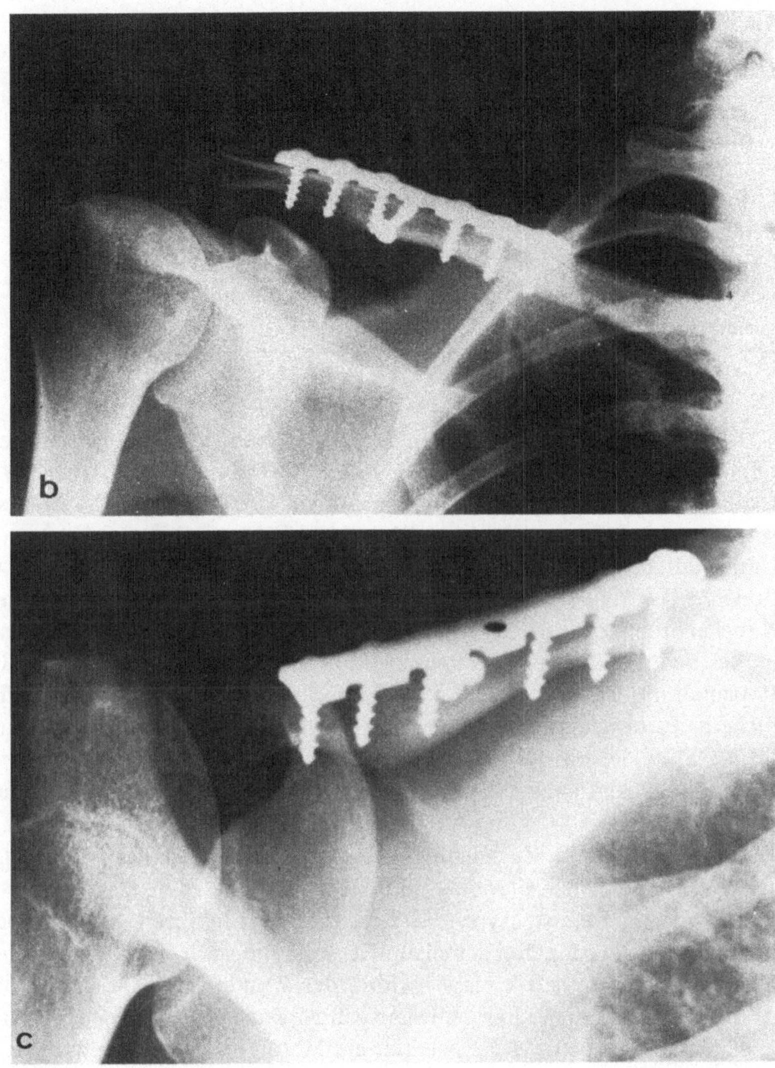

Abb. 4. b 6 Wochen nach Osteosynthese. Frühfunktionelle Behandlung bei stabiler Osteosynthese durch 3,5 mm DC-Rekonstruktionsplatte. c Kontrolle 1 Jahr, 1 Monat nach Osteosynthese. Schrägaufnahme. Vollständige Knochenbruchheilung. Metallentfernung vorgesehen

bei Subclavia-Aneurysma notwendig war, in zwei weiteren Fällen wurde ein Tumor bzw. haematogene Osteomyelitis reseziert mit anschließender Rekonstruktion. So verbleiben 27 Osteosynthesen für Frakturen bzw. Verletzungsfolgen an der Clavicula.

Die Indikation zur operativen Versorgung wurde in folgenden Fällen gestellt:

1. laterale Claviculafraktur	8 Fälle
2. Verletzung der Subclaviagefäße bzw. Plexus barchialis	5 Fälle
3. Drohende Hautperforation	4 Fälle
4. Trümmerfraktur mit starker Dislokation der Fragmente	1 Fall
5. Pseudarthrosen	7 Fälle
6. Kompressionssyndrom (Thorax-Auslaß-Syndrom) nach kons. Therapie	2 Fälle

Das Durchschnittsalter lag bei den 20 Männern bei 28,6 Jahren, bei den 7 Frauen bei 38,8 Jahren. Mehrfachverletzungen bzw. Polytrauma lagen 7 mal vor. Offene Claviculafrakturen wurden in unserem Krankengut nicht beobachtet. Die Indikation zur Operation wurde in 13 Fällen primär gestellt und die Osteosynthese in den ersten Tagen nach dem Unfall durchgeführt. In 14 Fällen wurde die Indikation erst aufgrund von Frühkomplikationen z.B. drohende Hautperforation unter konservativer Behandlung oder verzögerte Knochenbruchheilung bzw. Pseudarthrosenbildung als Spätkomplikation gestellt.

Bei den Frakturen bzw. Pseudarthrosen im mittleren Drittel der Clavicula wurde als Implantat in 15 Fällen die 3,5 mm DC-Platte verwandt mit durchschnittlich 6 Plattenlöchern. In den letzten 2 Jahren nur noch die 3,5 mm DC-Rekonstruktionsplatte mit 7 bis 9 Plattenlöchern. 10 mal wurde Spongiosa angelagert, davon 2 mal homologe und 8 mal autologe aus dem Beckenkamm. In diese Gruppe fallen auch die beiden Fälle mit Thorax-Auslaßsyndrom (Abb. 3 und 4).

7 mal wurde eine Zuggurtungsosteosynthese durchgeführt. Dabei handelte es sich ausschließlich um laterale Claviculafrakturen.

Die mit Plattenosteosynthese stabilisierten Frakturen bzw. Pseudarthrosen wurden in der Regel funktionell nachbehandelt, während nach Zuggurtungsosteosynthese und primärer Krankengymnastik bis Abschluß der Wundheilung für 4 bis 5 Wochen im Thorax-Abduktionsgipsverband immobilisiert wurde. Danach erfolgte Metallentfernung.

Unfallursache war bei 7 Patienten ein Motorrad- oder Mopedunfall, jeweils 4 Patienten verunglückten mit dem PKW bzw. dem Fahrrad oder stürzten auf der Treppe. Eine Fraktur entstand durch einen Sturz vom Taktor. 7 Patienten zogen sich beim Sport eine Claviculafraktur zu bzw. 3 mal beim Skilaufen, 2 mal beim Bergsteigen und 2 mal beim Fußballspielen.

Unter den Komplikationen nach Osteosynthese muß in 1 Fall der Ausriß eines Bohrdrahtes bei lateraler Claviculafraktur vermerkt werden und in einem anderen Fall wurde eine zweite Osteosynthese mit autologer Spongiosaplastik notwendig, weil die außerhalb primär durchgeführte Plattenosteosynthese nicht zur knöchernen Heilung führte (zu kurze Platte). Weichteil- oder Knocheninfektionen wurden nicht beobachtet.

Spätergebnisse zwischen 1 und 11 Jahren konnten bei 25 Patienten ermittelt werden. Danach waren zum Zeitpunkt der Untersuchung 20 Patienten völlig beschwerdefrei, hatten seitengleiche Funktion und die Frakturen bzw. die Pseudarthrosen waren knöchern ausgeheilt. Bei 5 Patienten bestand primär eine Plexusbeteiligung. Die Frakturen waren ebenfalls ausgeheilt. Ein Patient mit Wurzelausriß behielt eine komplette Armlähmung, ein weiterer erlangte nach einem Jahr eine partielle z.T. kompensierte Funktion, bei zwei Patienten konnte eine weitgehende Remission mit nur geringen Belastungsbeschwerden festgestellt werden. In einem Fall kam es zur vollständigen Remission und Beschwerdefreiheit.

Zusammenfassung

Die Osteosynthese der frischen Claviculafraktur ist vor allem indiziert, wenn schwerwiegende Zusatzverletzungen vorliegen (Subclavia, Plexus) oder die Fraktur lateral lokalisiert ist. Die Ursache für die Häufigkeit von Pseudarthrosen liegt z.E. ganz besonders an der schon primär instabilen Osteosynthese (Cerclage, Spickung, Markraumscheinung, zu kurze Platte usw.). Bewährt hat sich in den speziellen Fällen die korrekte Osteosynthese mit der 3,3 mm DC-Platte oder in jüngster Zeit der 3,5 mm DC-Rekonstruktionsplatte und für die laterale Fraktur die Osteosynthese durch Zuggurtung bzw. kleiner gelenküberbrückender "T"-Platte. Hierbei ist ein Thorax-Abduktionsgipsverband erforderlich, weil sonst Ermüdungsbruch des Implantates oder Auslockerung befürchtet werden müssen. Bandverletzungen sind bei lateraler Lokalisation besonders zu berücksichtigen. Trotz guter Ergebnisse nach korrekt durchgeführter Osteosynthese bei Claviculafrakturen ist Zurückhaltung geboten. Die Indikation zur Osteosynthese ist speziellen primären oder sekundären Komplikationen vorbehalten.

Literatur

1. Baumgartl F (1976) Spezielle Chirurgie für die Praxis. Thieme, Stuttgart
2. Heim U, Pfeiffer KM (1972) Periphere Osteosynthesen. Springer, Berlin Heidelberg New York
3. Kuner EH, Kleiser E, Lindenmaier HL (1978) Die acromio-claviculare Luxation. Akt Traumatol 8:205
4. Kuner EH, Lindenmaier HL (1979) Indikation und Technik der Clavicula-Osteosynthese. Unfallmed Tagg Landesverband Rheinland-Westfalen der gewerblichen Berufsgenossenschaften, Düsseldorf, März 1979
5. Lanz v T, Wachsmuth W (1959) Praktische Anatomie I/3. Springer, Berlin Göttingen Heidelberg
6. Müller ME, Allgöwer M, Schneider R, Willenegger H (1977) Manual der Osteosynthese. Springer, Berlin Heidelberg New York
7. Watson-Jones R (1976) Fractures and Joint Injuries. Churchill Livingstone, Edinburgh New York

Clavicularfrakturen

Diskussionsbemerkungen und Empfehlungen aller Teilnehmer
Leitung: J. Rehn

Zusammengefaßt und redigiert von A. Rüter und C. Burri

Pathophysiologie

Frakturen der Clavicula können sowohl durch direkte wie indirekte Gewalteinwirkung entstehen. Durch beide Mechanismen werden in den weitaus meisten Fällen Frakturen des mittleren Drittels ausgelöst.

Die Verschiebung der Bruchstücke sowie die Gesamtstabilität der Fraktur ist grundlegend von der Frage beeinflußt, ob die Bruchstelle proximal oder distal der Bandverbindungen zwischen Clavicula und Coracoid liegt bzw. diese Bänder ligamentär oder knöchern ausgerissen sind.

Der Plexus ist nur durch den dünnen M. subclavius gegen die Clavicula geschützt. Dennoch sind primäre Plexusschäden selten. Gesamthaft finden sich häufiger sekundäre Plexusirritationen durch überschießenden Callus als primäre Verletzungen durch Bruchstücke.

Einteilung

Die Frakturen werden nach Lokalisation und Frakturverlauf klassifiziert.Hieraus ergibt sich folgende Unterteilung:

Lokalisation: Proximales Drittel,
                       mittleres Drittel,
                       distales Drittel.

Frakturverlauf: Querbrüche,
                       Schräg-/Spiralbrüche,
                       Schrägbrüche mit zusätzlichem Keil,
                       Mehrfachbrüche.

Liegt der Bruch lateral des Coracoids, entscheidet eine etwaige knöcherne oder ligamentäre Mitverletzung des coraco-acromialen Bandapparates über das Ausmaß der Dislokation und die Stabilität. Ist diese Verankerung des proximalen Fragmentes gegen die Scapula zerstört, weicht das proximale Claviculafragment unter dem Muskelzug nicht nur weit nach proximal aus, sondern kann auch bis zu 90° verdreht sein.

Durch diese Besonderheiten werden die Frakturen des lateralen Dirttels nochmals unterteilt in

Interligamentäre Brüche,
Interligamentäre Brüche mit Abriß oder Ausriß des coracoacromialen Bandapparates,
Brüche mit intraartikulärer Beteiligung.

Diagnose

Ein einfaches Röntgenbild ap zeigt häufig nicht die tatsächliche Dislokation, die immer eine wesentliche Komponente in der Horizontalebene hat.

Sowohl für die Frakturen des mittleren wie des distalen Drittels geben Tangentialaufnahmen sichere Information. Bei fraglichen Verletzungen des proximalen Drittels, speziell des Sternoclaviculargelenkes selbst sind häufig zusätzliche Zielaufnahmen oder Tomographien erforderlich. Ein Computertomogram erlaubt die exaktesten Aussagen.

Therapie

Claviculafrakturen werden bis auf wenige Ausnahmen konservativ behandelt.

Eine Verbandstechnik, die eine sichere Retention einer reponierten Claviculafraktur gewährleistet, ist nicht bekannt. Die gebräuchlichste Maßnahme ist der Rucksackverband. Hierbei ist zu beachten, daß dieser möglichst rechtwinklig zum proximalen Fragment verlaufen sollte. Um dies zu gewährleisten, muß häufig dorsal eine Querverstrebung zwischen den beiden Rucksack-Schlaufen eingebracht werden. Noch sicherer ist die Verbindung mit einem Bauchgurt.

Der Verband muß straff angelegt werden, darf jedoch periphere Innervation und Durchblutung nicht kompromitieren.

Erste Kontrolle am folgenden Tage. Hierbei wird meist ein Nachziehen des Verbandes notwendig. Weitere Kontrollen am 3. und 7. Tag.

Über die notwendige Dauer der Ruhigstellung bestehen im Teilnehmerkreis keine einheitlichen Auffassungen, da der Rucksackverband zu keiner eigentlichen Ruhigstellung der Fraktur führt und daher nicht bis zur Frakturheilung belassen werden muß.

Im Hinblick auf die schmerzlindernde Wirkung und den unbestreitbaren Effekt einer gewissen Ruhigstellung im Frakturgebiet halten die meisten Teilnehmer eine Ruhigstellung von 3 bis maximal 4 Wochen für angezeigt.

Über die mit diesen Maßnahmen zu erwartende Pseudoarthroserate liegen keine sicheren Angaben an einem größeren Krankengut vor.

Die meist zitierten Zahlen von Pseudarthrosen um oder unter 1% stammen von Röntgenbildern in einer Ebene ap. Bei Nachuntersuchungen im tangentialen Strahlengang fand sich diese Komplikation röntgenologisch in 5–7%. Der weitaus meiste Teil dieser Patienten war subjektiv jedoch beschwerdefrei.

Bei strenger Bewertung des röntgenologischen und kosmetischen Endergebnisses sowie der subjektiven Angaben des Patienten nach konservativer Behandlung, müssen bis zu 25%

der Resultate zumindestens in einem der Parameter als unbefriedigend bezeichnet werden. Nur 3–5% der Patienten weisen jedoch eine wesentliche funktionelle Behinderung auf.

Operative Therapie

Als Indikation zur Operation gelten übereinstimmmd folgende Verletzungstypen:

Offene Claviculafrakturen,
Claviculafrakturen mit neuro-vaskulären Schäden,
drohende Hautperforation,
Claviculafrakturen bei Polytraumatisierten, die bei anhaltender Schmerzhaftigkeit die
Remobilisation verhindern.
Stark verschobene und instabile Frakturen im lateralen Drittel.

Zugänge

Bei Frakturen der lateralen Hälfte bringt der sogenannte Säbelhiebschnitt genügend Übersicht. Die Narbenbildung bei diesem Zugang ist kosmetisch günstiger als bei der sonst und für die Verletzungen der medialen Hälfte üblichen supraclaviculären Incisionen.

Implantate

Die Rekonstruktionsplatte, die in beiden Achsen gebogen werden kann, stellt heute des Implantat der Wahl dar.

Bei den ganz lateralen Verletzungen, bei denen das laterale Fragment nicht mit mindestens 2 Schrauben gefaßt werden kann, muß alternativ wie bei der AC-Luxation eine Zuggurtung angelegt werden. Dies erfordert dann eine Ruhigstellung der Schulter für 3–4 Wochen und frühzeitige Metallentfernung nach 6–8 Wochen.

Einige Teilnehmer bevorzugen in dieser Situation die Verwendung der Kleinfragment-T-Platte. Auch dies macht die oben skizzierte Nachbehandlung notwendig.

Nachbehandlung

Je nach Art der Versorgung (s. oben).

Scapulafrakturen – Entstehung, Einteilung, Diagnose

G. Hierholzer und P.M. Hax

Der Anteil der knöchernen Verletzungen der Scapula an der Gesamtzahl der Frakturen beträgt für Erwachsene etwa 1–3%, bei Kindern ist er um eine Zehnerpotenz kleiner [3, 9, 15, 21, 28, 29]. Der Schutz der Scapula ergibt sich aus dem kräftigen Weichteilmantel und aus der Verschieblichkeit gegenüber dem Thorax, die bei Gewalteinwirkungen eine Ausweichmöglichkeit bietet. Scapulafrakturen entstehen also nur durch eine beträchtliche Gewalteinwirkung [10, 11]. Imatani [15] berichtet über 53 Schulterblattfrakturen, von denen 3/4 der Fälle in Verbindung mit einem Auto- oder Motorradunfall entstanden waren. Überwiegend finden sich bei Scapulafrakturen weitere Verletzungsfolgen, häufig gleichseitige Rippenfrakturen, Claviculabrüche, Verletzungen der Lunge oder des Armplexus, aber auch Verletzungen der Wirbelsäule, des Beckens und Schädelhirntraumen [28]. Wegen der im Vordergrund stehenden anderen Verletzungsfolgen werden Scapulafrakturen nicht selten übersehen. Auf die Untersuchungstechnik gehen wir im folgenden insoweit ein, als für den jeweiligen Bereich relevante Besonderheiten zu besprechen sind. Aus klinischer Sicht ist es oft weder erforderlich noch hinsichtlich der Strahlenbelastung vertretbar, bei Frakturen grundsätzlich die einzelnen Scapulabereiche unter Anwendung der möglichen röntgenologischen Einstellungstechniken darstellen zu wollen.

In der Zeit von 1973 bis 1981 haben wir 73 Patienten mit Schulterblattfrakturen behandelt (62 Männder, 11 Frauen). In 82% der Fälle handelte es sich bei den Scapulafrakturen um eine Begleitverletzung oder um eine Nebenverletzung. In 68 Fällen erfolgte die Therapie konservativ funtionell, in 5 Fällen operativ. Die Aufschlüsselung der Unfälle ergibt folgende Ursachen:

Ursache	Zahl
Arbeitsunfall	28
Verkehrsunfall	26
Wegeunfall	9
Privatunfall	9
Sportunfall	1

Die Einteilung [3, 7, 27] der Scapulafrakturen kann nach topographisch anatomischen Gesichtspunkten vorgenommen werden. Wir schlagen folgende Systematik vor:

Corpusfrakturen,   Acromionfrakturen,
Collumfrakturen,   Frakturen des Processus coracoideus,
Glenoidfrakturen,   kombinierte Frakturen.

Corpusfrakturen (Abb. 1)

Es werden Quer-, Längs- und Schrägfrakturen beobachtet. Sie entstehen durch erhebliche und meist durch direkte Gewalteinwirkung und offensichtlich seltener durch Kontraktion antagonistisch wirkender Muskelgruppen. Dieser Verletzungsmechanismus wurde in Verbindung mit Starkstromverletzungen, Krampfanfällen [5] oder auch bei Elektroschocktherapie beobachtet [22]. Frakturen des oberen und unteren Winkels sind häufig Abrißbrüche. Der kräftige Muskelmantel vermeidet meistens eine größere Dislokation, die aber je nach Bruchform und Muskelzug im Einzelfalle nicht auszuschließen ist [2, 19]. So kann z.B. bei Längsbrüchen der mediale Teil durch die Wirkung des M. levator scapulae und der Mm. rhomboidei nach oben und innen verschoben sein, während der laterale Teil durch die Schwerkraft des Armes nach unten gezogen wird. Bei Frakturen des unteren Winkels wird das caudale Fragment durch den Zug des M. teres minor und maior häufig nach ven-

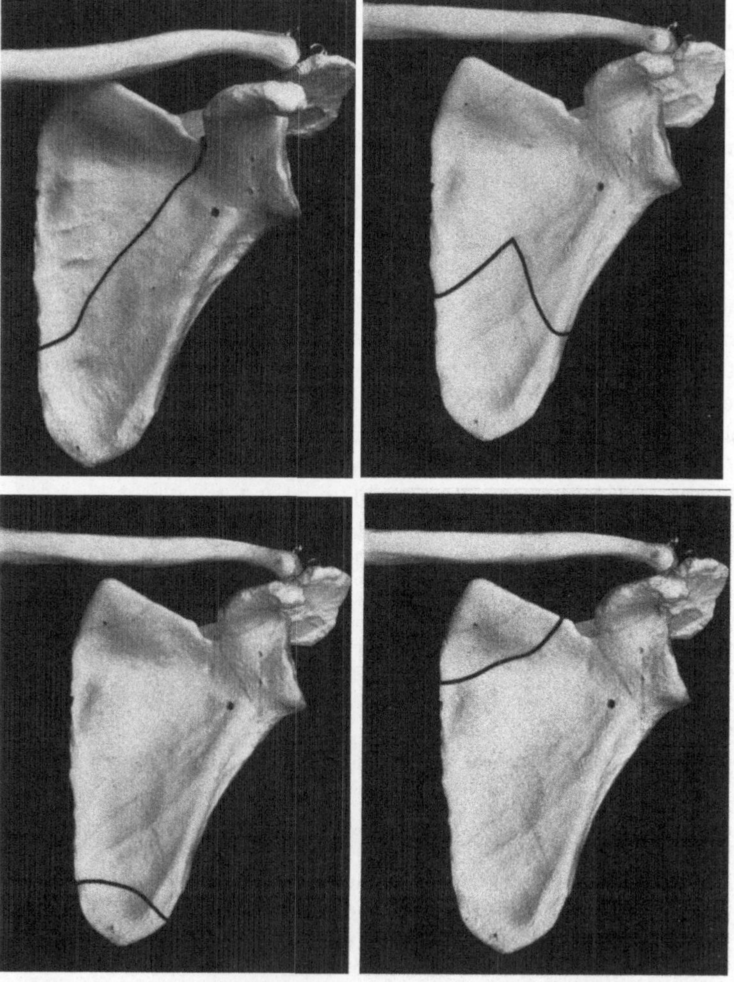

Abb. 1. Verschiedene Formen der Scapulacorpusfrakturen

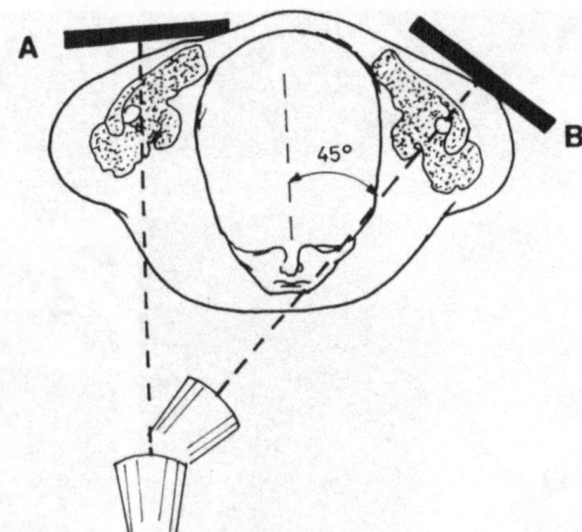

Abb. 2. Üblicherweise (A) durchgeführte
und „wahre" (B) Röntgen-a.p.-Aufnahme
des Schultergelenkes [23]

tral lateral und cranial dislociert. Klinisch fällt auf, daß der Patient den Arm adduziert
hält und eine Abduktion im Schultergelenk vermeidet. Durch Ausbreitung des Frakturhä-
matoms entlang der Mm. supra- und infraspinatus sowie des M. subscapularis kann das
klinische Bild einer Verletzung der Rotatorenmanschette vorgetäuscht werden. Im allgemeinen steht die schwere Weichteilkontusion im Vordergrund, ausgeprägte Hämatome
können die Scapula vom Rumpf abdrängen, erhebliche Dislokationen können getastet
werden.

Die meisten Frakturen des Schulterblattkörpers lassen sich durch Röntgenaufnahmen
im a.p.-Strahlengang feststellen (Abb. 2) [12, 17]. Wie in Abb. 2 gezeigt, unterscheiden wir
hier die üblicherweise durchgeführte a.p.-Aufnahme und die „wahre" a.p.-Aufnahme
mit einem Strahlengang von 45° zur Horizontalen. Auf der „wahren" Aufnahme kommt
die Gelenkfläche überlagerungsfrei zur Darstellung. Die Aufnahme erfolgt bei Atemstill-
stand in Expiration. Wird die gleiche Aufnahme bei Abduktion des Armes durchgeführt
(Abb. 3) so kommen der laterale Rand und der unter Winkel des Schulterblattes besser zur

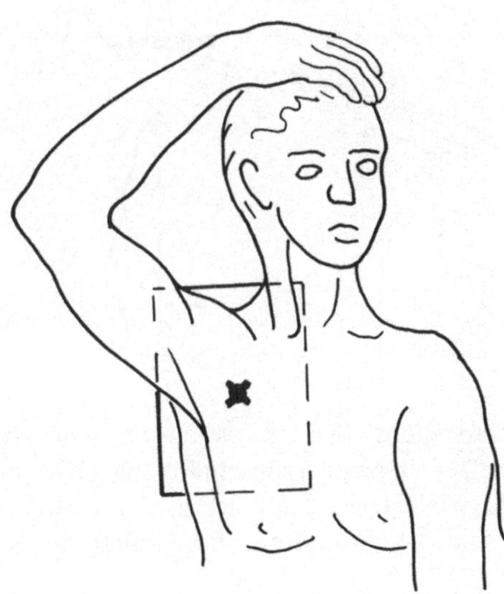

Abb. 3. A.p.-Aufnahme der Schulter bei
abgespreiztem Arm zur besseren Darstellung des Scapularandes [14]

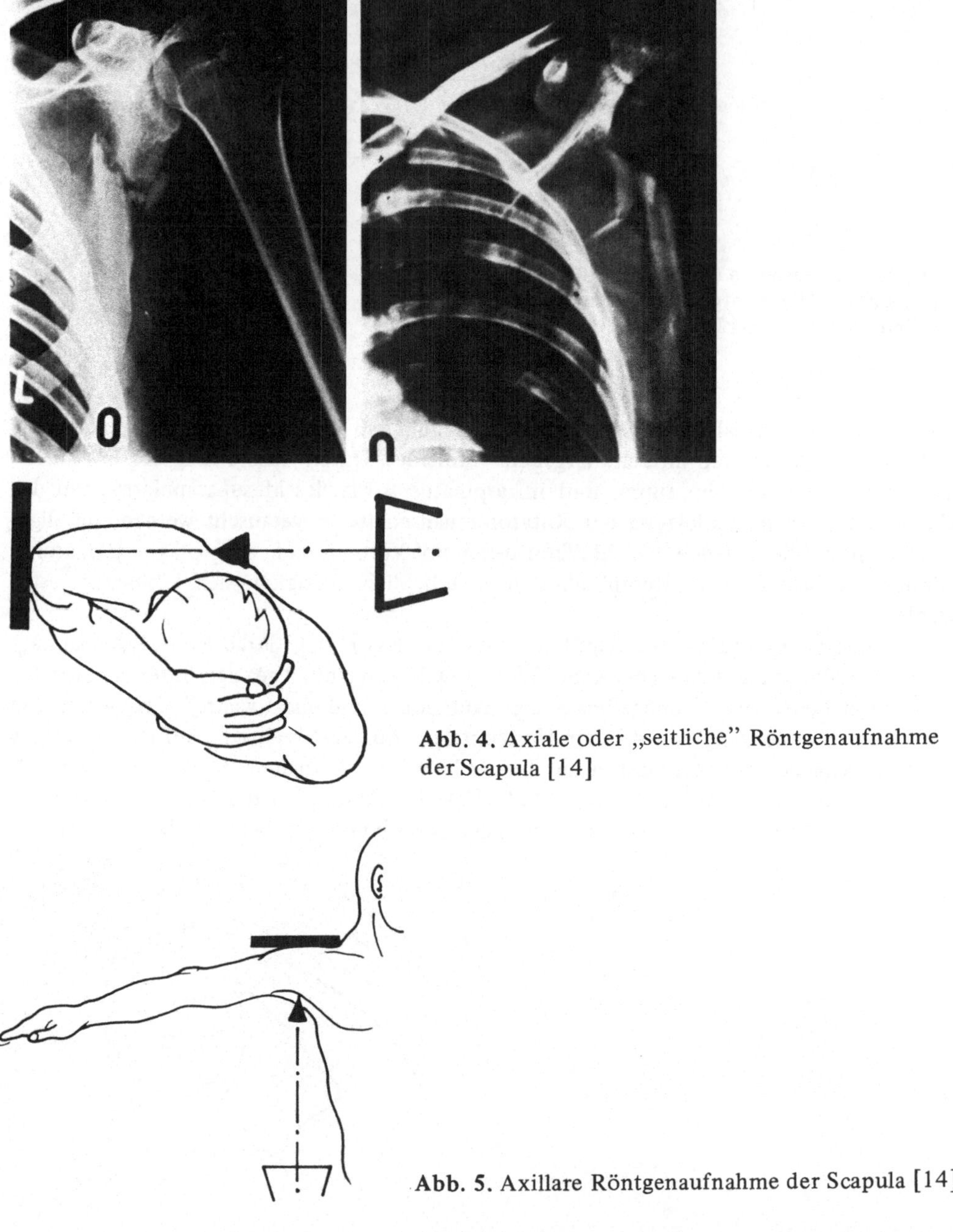

Abb. 4. Axiale oder „seitliche" Röntgenaufnahme der Scapula [14]

Abb. 5. Axillare Röntgenaufnahme der Scapula [14]

Darstellung. Bei der Erstuntersuchung ist jedoch diese Technik häufig wegen der schmerzhaften Bewegungseinschränkung nicht möglich. Eine Verschiebung der Fragmente in der Sagittalebene ist auf der in der seitlichen Richtung angefertigten Aufnahme zu erkennen (Abb. 4). Frakturen, die parallel zur Margo superior verlaufen, setzen sich nach Untersuchungen von Bezold und Viehweger [2, 27] fast immer in die Gelenkpfanne fort. Bei diesen Frakturen ist u.U. eine ergänzende axillare Aufnahme (Abb. 5) durchzuführen.

Collumfrakturen (Abb. 6)

Bezogen auf die Gesamtzahl aller Schulterblattfrakturen sind diese relativ häufig, Imatani [15] beobachtet sie bei 35 von 53 Schulterblattbrüchen. Der chirurgische Hals ist häufiger als der anatomische Hals betroffen. Ursache ist meist ein nach vorn, hinten oder axial gerichteter Stoß, z.B. beim Sturz auf die Schulter. Der Schulterblatthalsbruch ist meist eingestaucht. Nicht selten ist der Proc. coracoideus in das periphere Fragment eingeschlossen (Abb. 7). In typischen Fällen verläuft die Frakturlinie von der Incisura scapulae durch den chirurgischen Hals bis zu einem Punkt unterhalb des Proc. coracoideus. Die Gelenkfläche ist meist nicht verletzt. Das periphere Fragment ist nicht wesentlich verschoben, so lange nicht gleichzeitig die coracoclaviculären oder acromioclaviculären Bänder zerrissen oder das Acromion bzw. das laterale Claviculaende gebrochen sind. Liegt jedoch eine dieser Begleitverletzungen vor oder verläuft die Frakturlinie lateral des Coracoids, dann führen das Gewicht des Armes und der Muskelzug zu einer Dislokation des peripheren Fragmentes nach medial, caudal und ventral. Der Patient hält den Arm im Schultergelenk leicht abduziert. Sämtliche Bewegungen sowie die Druckausübung auf den Oberarmkopf sind äußerst schmerzhaft. Ist es zu der oben beschriebenen Dislokation des peripheren Fragmentes gekommen, so fällt eine Abflachung der Schulterrundung mit Hervorspringen des Acromion auf. Der Arm der verletzten Seite erscheint verlängert, es kann sowohl eine Sprengung des Acromioclaviculargelenkes als auch eine Schulterverrenkung vorgetäuscht werden. Ein sicheres klinisches Erkennungszeichen besteht in der Repositionsstellung, die durch Unterstützung des Armes am Ellenbogengelenk erreicht wird und in dem sofortigen Wiederauftreten der Dislokation sobald diese Unterstützung entfällt.

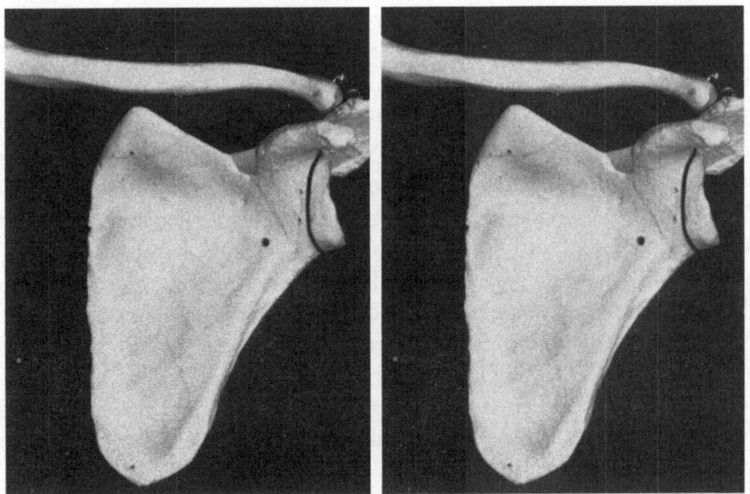

Abb. 6. Scapularbruch am chirurgischen (**A**) und anatomischen (**B**) Hals

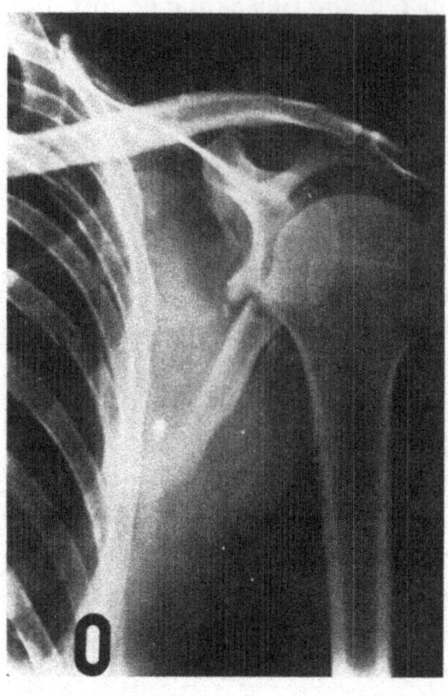

Abb. 7. Scapulahalsbruch mit Einbeziehung des Proc. coracoideus in das periphere Fragment

Die Röntgendiagnostik erfolgt durch die Aufnahme des Schulterblattes im a.p.-Strahlengang sowie durch die Axillaraufnahme. Nicht unwichtig ist die Frage, ob die Fraktur durch die Incisura scapulae verläuft. In diesem Fall kann der N. suprascapularis [9, 24], mitverletzt sein. Auf der normalen a.p.-Aufnahme des Schulterblattes ist die Incisura scapulae meist durch die Spina scapulae verdeckt. Edeland und Zachrisson [9] empfehlen deshalb die a.p.-Aufnahme des Schulterblattes mit 30 Grad Neigung des Zentralstrahles nach caudal. In dieser Projektion kommt die Incisur überlagerungsfrei zur Darstellung.

Glenoidfrakturen (Abb. 8)

Am häufigsten sind Abbrüche am vorderen unteren Pfannenrand. Sie entstehen bei der traumatischen vorderen Schultergelenkluxation. Etwa 20% dieser Verrrenkungen sollen mit einem Abbruch des knöchernen Pfannenrandes einhergehen. Die Fragmente sind häufig sehr klein und manchmal röntgenologisch schlecht zu erfassen. Bei entsprechendem Verdacht ist deshalb die Indikation zur operativen Revision großzügig zu stellen. Bei der wesentlich selteneren dorsalen Luxation können selbstverständlich auch Abbrüche des hinteren Pfannenrandes auftreten. Durch eine kräftige und plötzlich eintretende Kontraktion des M. triceps, etwa beim Werfen eines Balles, kann auch eine Abrißfraktur am unteren Pfannenrand entstehen. Entsprechend ihrer Genese sind Pfannenrandfrakturen häufig stärker disloziert. Größere Gelenkabbrüche oder Gelenkstückfrakturen werden seltener beobachtet (Abb. 9). Sie entstehen meist durch Stauchung bei seitlicher Gewalteinwirkung auf den Oberarmkopf. Zur Röntgendiagnostik ist neben der a.p.-Aufnahme die axiale und axillare Aufnahme indiziert.

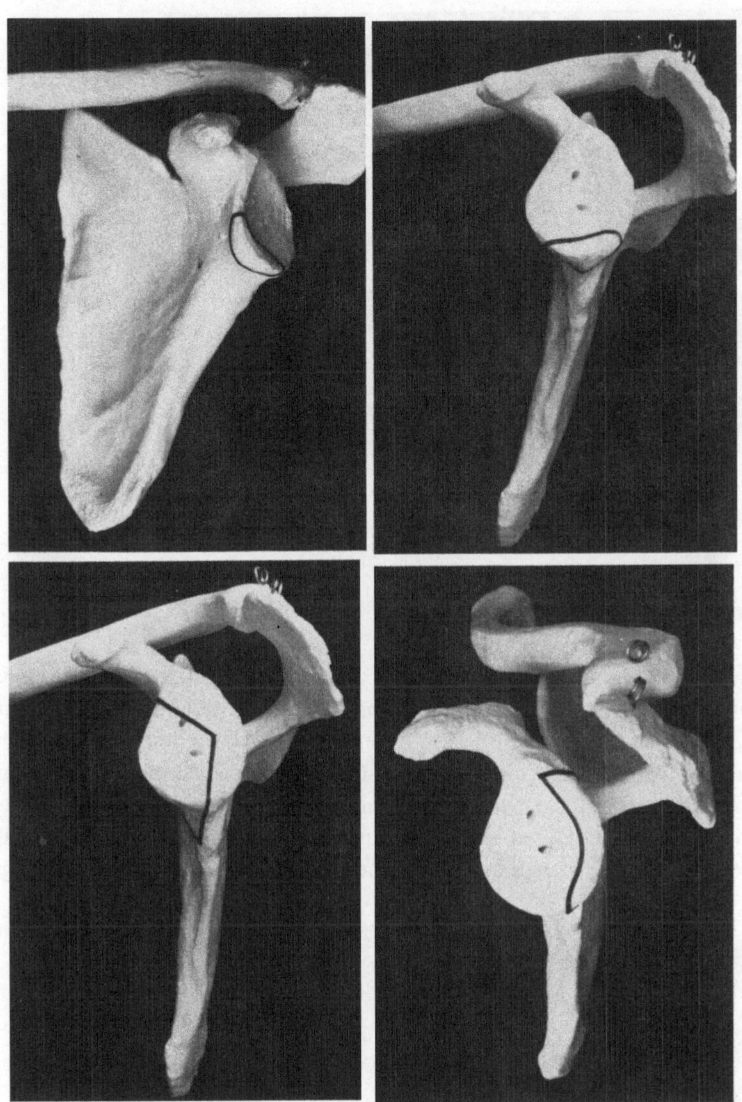

Abb. 8. Glenoidbrüche der Scapula

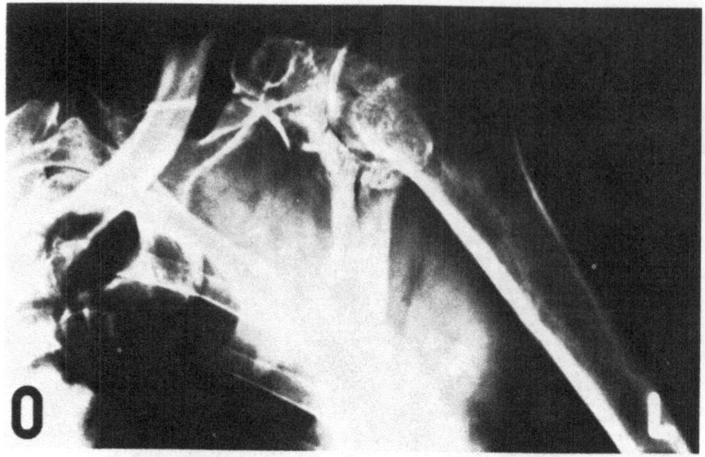

Abb. 9. Glenoidstückbruch der Scapula

Acromionfrakturen [6] (Abb. 10)

Die oberflächliche Lage des Acromion unter der Haut begünstigt die direkte Fraktur durch Stoß von oben auf die Schulter. Ein derartiger Verletzungsmechanismus kann auch zu Ausrissen des Armnervenplexus (Abb. 11) führen, so daß bei jedem Verdacht eine neurologische Untersuchung zu erfolgen hat. Seltener entstehen Frakturen des Acromion durch indirekte Gewalt, z.B. durch Stoß des Oberarmkopfes von caudal gegen die Unterseite des Acromion. In diesen Fällen muß eine Impressionsfraktur an der Kopfkalotte ausgeschlossen werden. Die Frakturlinie verläuft meist lateral des Acromioclaviculargelenkes, die

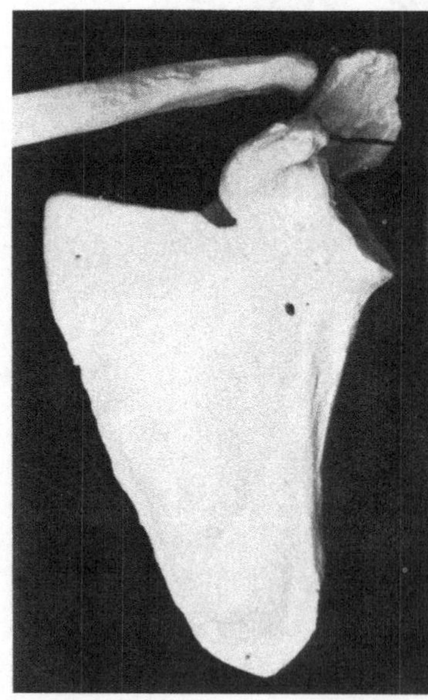

Abb. 10. Acromionbruch

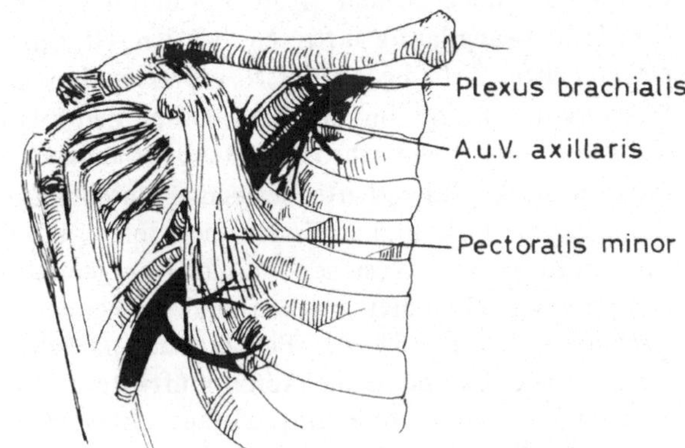

Abb. 11. Verlauf des Plexus brachialis sowie von A und V. axillaris im Schulterbereich

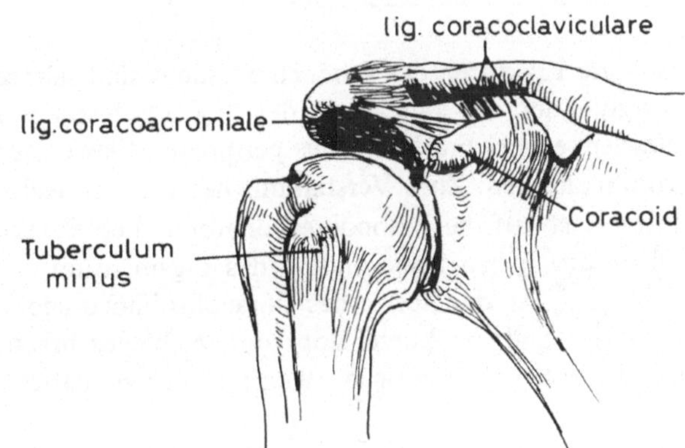

Abb. 12. Bandverbindungen zwischen Clavicula, Acromion und Processus coracoideus

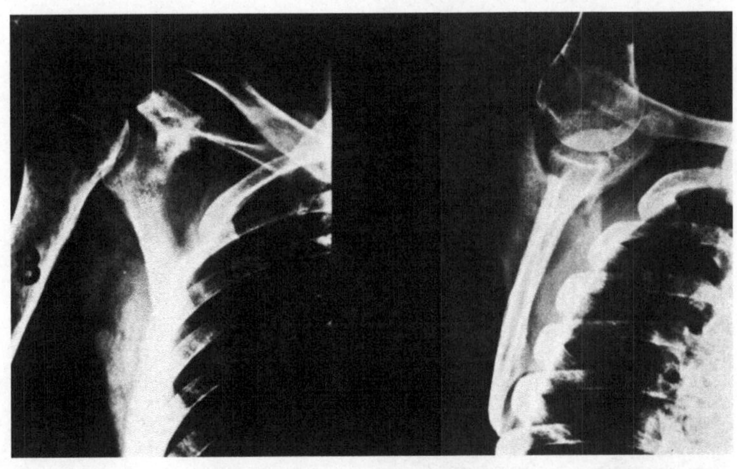

Abb. 13. Pseudarthrose des Acromion

dort verlaufenden Bänder (Abb. 12) und das kräftige Periost lassen eine größere Dislokation nicht zwangsläufig auftreten. Bei den seltenen basisnahen Brüchen muß immer auch an eine mögliche Schädigung des N. suprascapularis gedacht werden. Es können auch Abrißfrakturen des Acromion auftreten. Durch den Zug des M. deltoideus sind sie meist stärker disloziert, eine Pseudarthrosenbildung ist möglich (Abb. 13). Die klinische Untersuchung zeigt die stark schmerzhafte Bewegungseinschränkung, insbesondere beim Versuch passiver Bewegungen. Fast immer finden sich lokalisiert Schwellung und Druckempfindlichkeit. Die Diagnose wird gesichert durch Röntgenaufnahmen im a.p., axialen und axillaren Strahlengang. Mit einer frischen Fraktur können verwechselt werden eine persistierende Apophyse, die in 15% der Bevölkerung nachzuweisen ist, eine Pseudarthrose oder ein Os acromiale. Besonders die Acromionfrakturen sind häufig mit anderen Bruchformen der Scapula kombiniert. Imatani [15] fand unter 53 Scapulafrakturen keinen isolierten Acromionbruch.

Frakturen des Proc. coracoideus (Abb. 14)

Isolierte Frakturen des Proc. coracoideus sind sehr selten [1, 13, 25]. Sie treten häufiger in Kombination mit anderen Verletzungen auf, so z.B. bei Sprengungen des Acromio-Claviculargelenkes, bei Frakturen des peripheren Claviculaendes, des Acromion oder bei Oberarmkopfluxationen. Zum Verständnis des Frakturmechanismus und der verschiedenen Bruchformen ist auf die besonderen anatomischen Strukturen in diesem Bereich zu verweisen. Bedeutung haben insbesondere das Ligamentum coracoclaviculare und coracoacrominale (Abb. 12). An der Spitze des Coracoids haben über eine gemeinsame Sehne der M. coracobrachialis und der kurze Kopf des M. biceps brachii ihren Ursprung, weiter medial setzt der M. pectoralis minor an. Wegen dieser vielfältigen Muskeln und Bandverbindungen hat

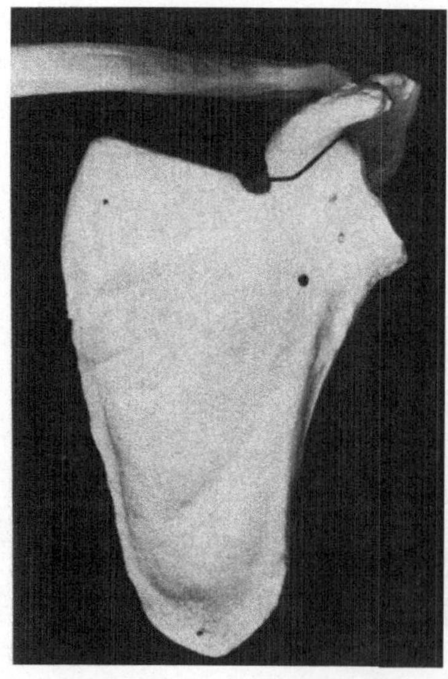

Abb. 14. Bruch des Processus coracoideus

der Proc. coracoideus eine zentrale Bedeutung für die Stabilisierung der Scapula sowie für die Funktion des Schulter- und Ellenbogengelenkes.

Wiederum können diese Frakturen durch direkte oder indirekte Gewalteinwirkung entstehen. In den meisten Fällen verläuft die Fraktur an der Basis des Coracoids, zentral der Muskel- und Bandansätze. Eine größere Dislokation bei Basisfrakturen entsteht nur bei gleichzeitiger Ruptur der breit ansetzenden Bandverbindungen oder aber bei den peripheren Abrißfrakturen, lateral des Ligamentum coracoacromiale. Wegen der engen Nachbarschaft können Frakturen des Proc. coracoideus mit Verletzungen des Armnervenplexus einhergehen.

Der Verletzte klagt über Spontanschmerz und Druckempfindlichkeit unterhalb des Schlüsselbeines. Die aktiven Bewegungen im Schultergelenk sind schmerzhaft eingeschränkt, insbesondere die Abduktion. Auch werden Schmerzen bei tiefer Inspiration angegeben entsprechend dem auftretenden Zug am M. pectoralis minor. Die Beugung im Ellenbogengelenk kann die Schmerzen verstärken. Auf der in sagittaler Richtung angefertigten Röntgenaufnahme ist die unverschobene oder wenig dislocierte Fraktur des Proc. coracoideus nicht immer zu erkennen, da die Längsachse des Coracoids etwa der Richtung des Zentralstrahles entspricht. Zur Diagnosestellung besser geeignet ist die axiale und auch die axillare Aufnahme. Eine weitere Technik zur röntgenologischen Darstellung der Basis des Proc. coracoideus wurde von Froimson [13] vorgeschlagen. Bei der Röntgendiagnostik ist an das Vorkommen persistierender Coracoidepiphysen und -apophysen zu denken, wobei die differentialdiagnostische Abgrenzung gegenüber einer Pseudarthrose schwierig sein kann.

Kombinierte Frakturen [12, 17, 26, 27] (Abb. 15)

Aus der obigen Beschreibung geht hervor, daß isolierte Brüche der einzelnen Scapulabereiche selten vorkommen. Es handelt sich meist um kombinierte Frakturen [12, 17, 28, 29] mit den beschriebenen direkten und indirekten Verletzungsmechanismen. Wir halten

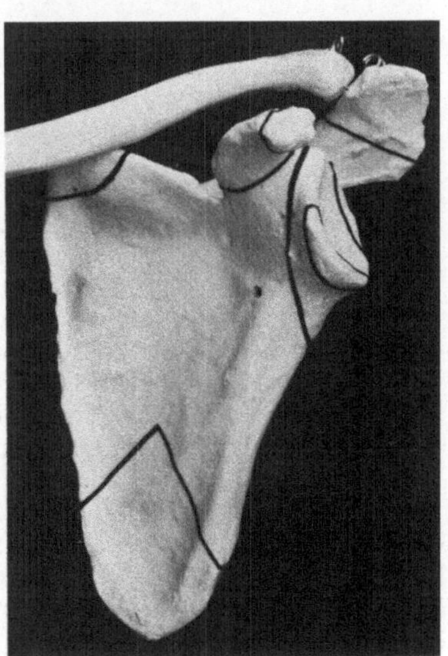

Abb. 15. Scapulastückbruch

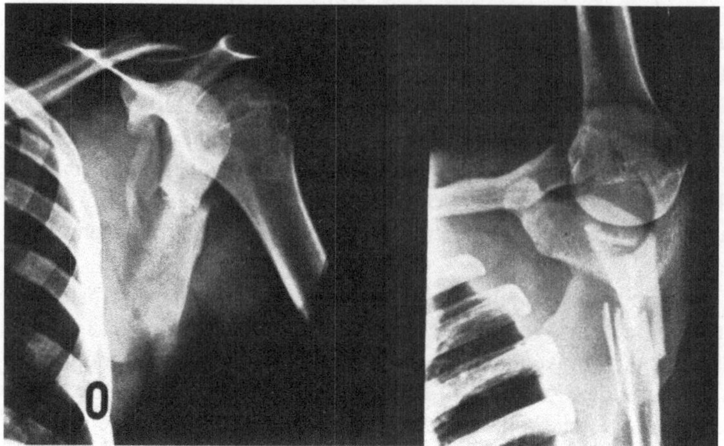

Abb. 16. Scapulastückbruch im Röntgenbild

daher auch den Versuch, die Beteiligung der einzelnen Bereiche zahlenmäßig anzugeben, nicht für relevant. Eine vollständige Erfassung ist auf den jeweils aus klinischer Indikation angefertigten Aufnahmen nicht möglich. Bei den meist im Vordergrund stehenden anderen Verletzungsfolgen ist eine extensive Röntgendiagnostik mit zahlreichen Aufnahmen des Schulterblattes also weder angezeigt noch vertretbar. Wichtig erscheint vielmehr die Darstellung der Bereiche, aus denen sich bei einer Fraktur die Indikation zur operativen Behandlung ergeben kann [4, 16, 18, 20, 21, 26]. In der Regel reichen auch bei den kombinierten Scapulafrakturen die obengenannten Röntgenaufnahmen zur Diagnostik aus (Abb. 16).

Literatur

1. Benton J, Nelson C (1971) Avulsion of the coracoid process in an athlete. J Bone Joint Surg 53-A:356
2. Bezold K (1956) Die Abrißfraktur der Margo cranialis scapulae. Fortschr Röntgenstr 85:423
3. Boriani G (1937) Le fratture della scapola dal punto to di vista radiologico. Considerazioni su 60 casi osservati. Radiol e Fiss Med II, N.S. 4:32
4. Böhler L (1957) Technik der Knochenbehandlung. Maudrich, Wien
5. Cser I, Vajda A (1976) Von einem Krampfanfall verursachter bilateraler Schulterblattbruch. Arch Orthop Unfallchir 86:227
6. Darrach W (1914) Fracture of the Acromion Process of the Scapula. Ann Surg 59:455
7. De Coulx MP, Minet P, Lemerle (1956) Fracture d'omoplate. Lille chir 11:215
8. De Palma AF (1970) The management of fractures and dislocations, 2nd vol. I. Saunders, Philadelphia London Toronto
9. Edeland HG, Zachrisson BE (1975) Fracture of the scapular notch associated with lesion of the suprascapular nerve. Acta Orthop Scand 46:758
10. Findlay RT (1931) Fractures of the Scapula. Ann Surg 93:1001
11. Findlay RT (1937) Fractures of the Scapula and Ribs. Am J Surg 38:489
12. Fritz H, Köhler V (1968) Röntgendiagnostische Praxis. Thieme, Leipzig
13. Froimson A (1978) Fracture of the Coracoid Process of the Scapula. J Bone Joint Surg 60-A:710

14. Hafner E, Meuli HCh (1975) Röntgenuntersuchung in der Orthopädie. Huber, Bern Stuttgart Wien
15. Imatani RJ (1975) Fractures of the Scapula. A review of 53 Fractures. J Trauma 15:473
16. Izadpanah M (1975) Osteosynthese bei den Scapulafrakturen. Arch Orthop Unfall Chir 83:153
17. Köhler A, Zimmer EA (1967) Grenzen des Normalen und Anfänge des Pathologischen im Röntgenbild des Skeletts. Thieme, Stuttgart
18. Magerl F (1974) Osteosynthesen im Bereich der Schulter. Pertuberkuläre Humerusfrakturen. Helv Chir Acta 41:225
19. Manák P (1972) Spontanfraktur des Schulterblattes mit gleichzeitiger Bicepsruptur. Zbl Chir 97:849
20. Müller ME, Allgöwer M, Willenegger H (1969) Manual der Osteosynthese. Springer, Berlin Heidelberg New York
21. Müller-Färber J (1976) Die Skapulafrakturen. Konservative oder operative Behandlung. Unfallheilkd 79:295
22. Nagy E, Szabo L, Nagy Z (1967) Ermüdungsbruch des Schulterblattes. Mschr Unfallheilkd 70:63
23. Rockwood J, Green ChA, and DP (1975) Fractures. J.B. Lippincott Com, Philadelphia Toronto
24. Solheim LF, Roaas A (1978) Compression of the suprascapular nerve after Fracture of the Scapular notch. Acta Orthop Scand 49:338
25. Stankovic P, Kraft W (1977) Über die isolierten Frakturen des Processus coracoideus scapulae. Unfallheilkd 80:331
26. Tscherne H, Christ M (1976) Konservative und operative Therapie der Schulterblattbrüche. Hefte Unfallheilkd 126:52
27. Viehweger G (1957) Röntgenologische Beobachtungen und Untersuchungen bei Scapulaverletzungen im Bereich des Margo cranialis. Fortschr Röntgenstr 86:226
28. Wilber MC, Evans EB (1977) Fractures of the Scapula. An Analysis of forty cases and a review of the Literature. J Bone Joint Surg 59 A:358
29. Zdravkovic D, Damholt VV (1974) Comminuted and severely displaces fractures of the scapula. Acta Orthop Scand 45:60

Konservative Therapie und Behandlungsergebnisse der Scapulafrakturen

U. Mommsen und K.H. Jungbluth

Schulterblattbrüche zählen zu den seltenen Verletzungen des Skeletsystems. Sie machen im eigenen Krankengut unter den Frakturen und Verrenkungen des Schultergürtels lediglich 3% der Verletzungen aus, was in etwa den Häufigkeitsangaben von Moseley [4] und Rowe [5] entspricht.

Durch die Einscheidung in einen kräftigen Muskelmantel und die gute Gleitfähigkeit auf der elastischen Thoraxwand ist das Schulterblatt wirkungsvoll gegen direkte und indirekte Gewalteinwirkung geschützt. Scapulafrakturen werden daher in der Regel durch schwere direkte Traumen mit hoher kinetischer Energie hervorgerufen. Als Unfallursache findet sich nach eigenen Untersuchungen und denen von Imatani [3] in 80% der Fälle der Verkehrsunfall. Dies erklärt das gehäufte Auftreten dieser Verletzung zwischen dem 15. und 45. Lebensjahr (Abb.1) und die Beobachtung, daß Scapulafrakturen in 75% der Fälle im Rahmen einer Polytraumatisierung gefunden werden. Besonders häufig kombiniert sind sie mit Schädelhirntraumen, Rippenfrakturen und Verletzungen der Thoraxorgane. Im Zusammenhang mit diesen gravierenden vital gefährdenden Mehrfachverletzungen werden Scapulafrakturen im Initialstadium häufig nicht erkannt oder ihrer Behandlung eine untergeordnete Bedeutung zugemessen.

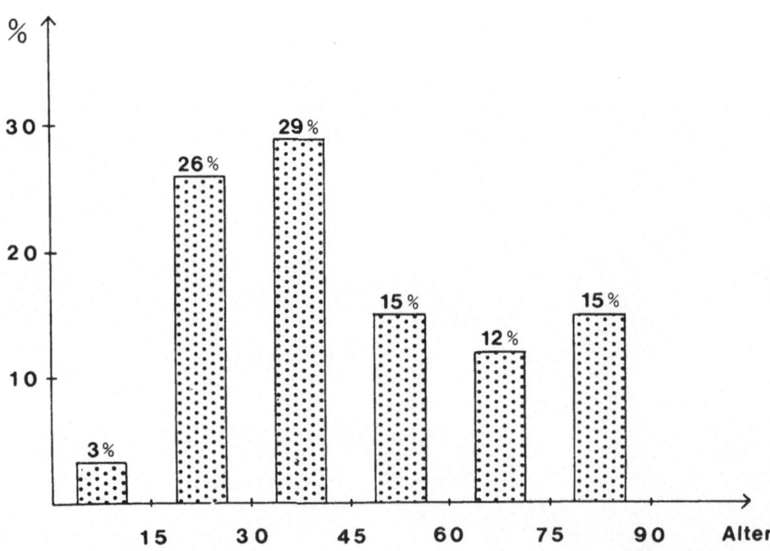

Abb. 1. Altersverteilung der 34 nachuntersuchten Patienten der Jahre 1975 bis 1980 der Abteilung für Unfallchirurgie des Universitätskrankenhauses Hamburg-Eppendorf

Therapie

Schulterblattbrüche sind eine Domäne der konservativen Knochenbruchbehandlung. In der Tat heilen diese Brüche unter diesen Maßnahmen rasch und sicher aus, und die Behandlungsergebnisse werden durchweg als gut beschrieben [1, 6, 7].

Die Behandlung der Scapulafraktur richtet sich nach Lokalisation und Form des Bruches (s. Tabelle 1a, b). Die besten Voraussetzungen für eine konservative Therapie bieten die zentralen Frakturen des Schulterblattes. Die breitflächigen Ansätze des Muskelmantels verhindern eine gröbere Dislokation der Fragmente. Darüber hinaus wird der Knochen durch die Muskelansätze optimal mit Gefäßen versorgt, so daß eine rasche knöcherne Heilung gesichert ist.

Je peripherer die Frakturen lokalisiert sind, desto ungünstiger werden die anatomischen Voraussetzungen. Aufgrund des fehlenden Muskelmantels kann die Frakturheilung gestört und das funktionelle Endergebnis nachhaltig beeinträchtigt werden. Bei dislocierten Brüchen der glenoidalen Gelenkfläche, bei Abrißfrakturen der Fortsätze mit Diastase am Coracoid und Acromion — aber auch bei stark dislocierten Halsfrakturen — ist zu erwägen, inwieweit sich durch Osteosynthesen die Behandlungsergebnisse verbessern lassen. Eine weitere Indikation zur operativen Versorgung stellt die Halsfraktur mit einer Schädigung des Nervus supra-spinatus dar. Allerdings sind auch Schädigungen dieses Nerven als Folge primär operativer Versorgung gerade bei Halsfrakturen nicht ausgeschlossen.

Im Zentrum der konservativen Therapie von Scapulafrakturen steht allein die funktionelle Behandlung. Sie sollte möglichst frühzeitig einsetzen. Die Bedeutung von ruhigstellenden Verbänden beschränkt sich ausschließlich auf die Schmerzbekämpfung während der ersten Tage nach dem Trauma. Meist kann bereits in der ersten Woche je nach Beschwerdebild mit vorsichtigen geführten Bewegungen durch die Krankengymnastin begonnen werden.

Ähnlich wie bei den Claviculafrakturen nehmen verbleibende Dislokationen im Bereich des Scapulakörpers keinen Einfluß auf das funktionelle Endergebnis. Aber selbst Hals-

Tabelle 1a. Indikationen — Scapulafrakturen —

	Lokalisation	
Konservative Therapie	Corpus Spina Hals	
	Coracoid Acromion	Fortsätze nicht oder weniger dislociert
	Glenoid	*nicht* dislociert

Tabelle 1b. Indikationen — Scapulafrakturen —

	Lokalisation	
Operative Therapie	Glenoid Hals	*dislociert* *stark* dislociert
	Coracoid Acromion	Fortsatzfrakturen: *relative Indikation*

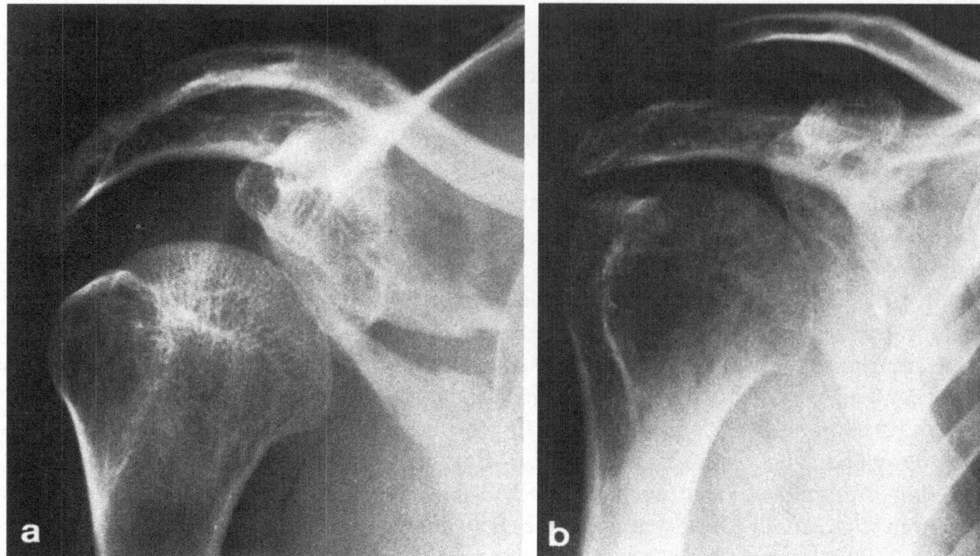

Abb. 2. a Scapulahalsfraktur mit Abkippung der Gelenkfläche nach vorn, medial und caudal bei 33jährigem Mann. **b** Ausheilungsbild der Fraktur 2 Jahre nach konservativer Therapie der Halsfraktur

frakturen mit Abkippung der Gelenkfläche nach vorn, medial und caudal, lassen gute Endresultate erwarten (Abb. 2).

Inwieweit verbliebene Fehlstellungen am Schultergelenk einer posttraumatischen Arthrose Vorschub leisten, ist noch nicht hinlänglich untersucht. Gegenüber den großen Gelenken der unteren Extremität fehlt am Schultergelenk die schädigende Wirkung der Gewichtsbelastung. Darüber hinaus besteht am Schultergelenk physiologischerweise nur ein punktueller Kontakt zwischen den unterschiedlich gekrümmten Gelenkflächen.

Behandlungsergebnisse

40 konservativ behandelte Scapulafrukturen der Jahre 1975 bis 1980 konnten nachuntersucht werden. In 12 Fällen war der Scapulakörper, 14-mal der Hals, 8-mal die glenoidale Gelenkfläche ohne Stufenbildung, 4-mal das Acromion und 2-mal das Coracoid ohne Dislokation der Fragmente betroffen (Abb. 3).

Bei der klinischen und radiologischen Nachuntersuchung fand sich bei insgesamt 85% der Patienten ein gutes bis sehr gutes, in 12% ein befriedigendes und in 3% ein schlechtes Endresultat. Das schlechte Ergebnis beruhte unabhängig von der eigentlichen Fraktur auf einer traumabedingten Lähmung des Nervus axillaris. Bei einem unter „befriedigend" aufgeführten Patienten ist das Endergebnis beeinträchtigt durch eine verbliebene Plexusschädigung. Die Gegenünberstellung der eigenen Behandlungsergebnisse mit der Sammelstatistik von Findlay [1], Russe [6] und Wilber [7] zeigt keine nennenswerten Differenzen (Abb. 4). Lediglich in Bezug auf die sehr guten Behandlungsergebnisse findet sich ein Unterschied. Er wird darauf zurückgeführt, daß im eigenen Krankengut bei der Beurteilung der sehr guten Endresultate strengere Maßstäbe zugrunde gelegt wurden. Für die Beur-

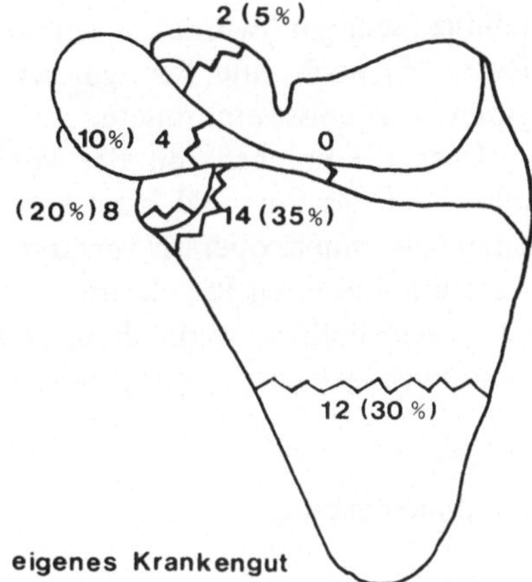

Abb. 3. Lokalisation und Häufigkeit der einzelnen Bruchformen der 40 nachuntersuchten Frakturen

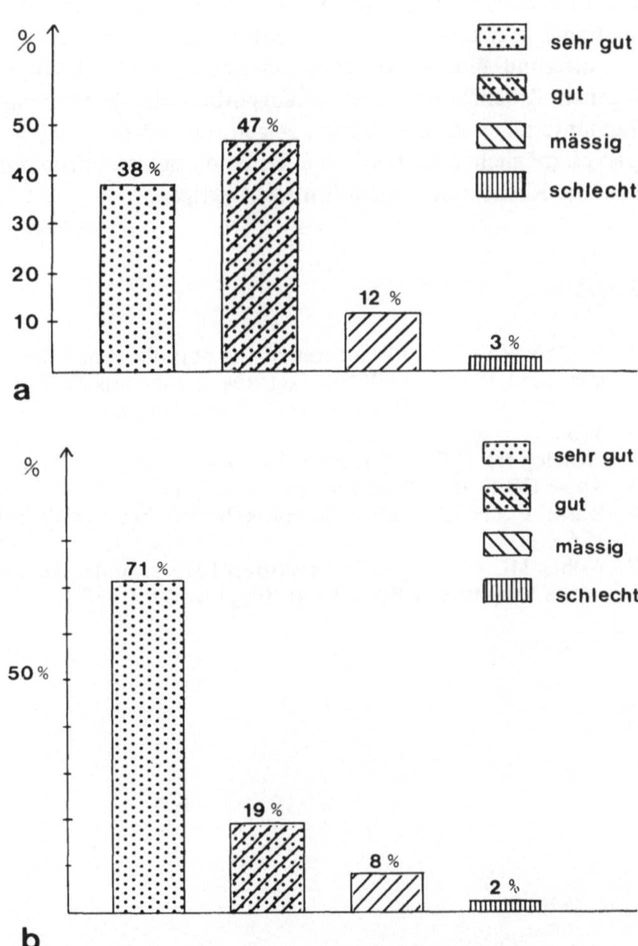

Abb. 4. a Nachuntersuchungsergebnisse des eigenen Krankengutes. **b** Sammelstatistik der Nachuntersuchungsergebnisse von Russe, Wilber und Findlay

teilung „sehr gut" wurde ein seitengleicher freier Bewegungsumfang vorausgesetzt, während Russe [6] noch eine Bewegungseinschränkung bis zu 20 Grad in die Gruppe der „sehr guten" Ergebnisse einordnete.

Über Erfahrungen mit der konservativen Behandlung distrahierter Brüche des Acromion und des Coracoid kann keine Aussage gemacht werden, da stärker dislocierte Fortsatzbrüche immer operativ versorgt wurden. Russe [6] hat sowohl bei Coracoid- als auch bei Acromionfrakturen Pseudarthrosenbildungen beobachtet. Funktionell ist dies insbesondere dann verständlich, wenn diese Verletzungen funktionell anatomisch ein Äquivalent zur Schultereckgelenksprengung darstellen.

Zusammenfassung

Die seit langem bekannten überwiegend guten Ergebnisse nach konservativer Behandlung von Scapulafrakturen können im eigenen Krankengut bestätigt werden. Der frühen und konsequenten Übungsbehandlung kommt dabei eine entscheidende Bedeutung zu. Die einfühlsame krankengymnastische Betreuung ist ebenso wichtig wie die ärztliche Nachsorge.

Aufgrund biomechanischer Überlegungen empfiehlt sich bei dislocierten peripher gelegenen Bruchformen eine osteosynthetische Versorgung. Künftige klinische Nachuntersuchungsreihen müssen jedoch zeigen, ob mit der erweiterten und differenzierteren Therapie es möglich sein wird, die Behandlungsergebnisse noch zu verbessern und diese das erhöhte Risiko einer Operation rechtfertigen.

Literatur

1. Findlay RT (1937) Fractures of the scapula. Am J Surg 93:1001
2. McGahan JP et al. (1980) Fractures of the scapula. Trauma 20:880–883
3. Imatani RJ (1975) Fractures of the scapula. Review of 53 fractures. J Trauma 15: 473
4. Moseley HF (1972) Shoulder Lesions. Churchill Livingstone, Edinburg London
5. Rowe CR (1963) Fractures of the scapula. Surg Clin N Amer 43:1565
6. Russe F (1975) Behandlungsergebnisse bei Schulterblattbrüchen. Hefte Unfallheilkd 126:63
7. Wilber MC et al. (1977) Fracturesof the scapula. An analysis of forty cases and a review of the literature. J Bone Joint Surg (Am) 59:358

Operative Therapie der Scapulafrakturen – Indikation, Technik, Ergebnisse

L. Kinzl

Die operative Therapie der an sich sehr seltenen Scapulafrakturen (1–2% aller Frakturen) stellte bisher kaum einmal den Schwerpunkt einer orthopädisch-traumatologischen Diskussion dar.

In der Literatur [1, 4, 6, 7, 10, 12] wird mehrheitlich auch bei dislocierten Frakturen des Schulterblattes ein konservatives Vorgehen empfohlen.

Bei Durchsicht dieser Arbeiten stellt man jedoch fest, daß teilweise erhebliche Restbeschwerden bestehen bleiben, ja man gewinnt an Hand dieser Ausführungen sogar den Eindruck, als ob sich die Autoren mit den ungünstigen Erfolgen der konservativen Therapie zufrieden geben und die den Patienten erhalten bleibenden Beschwerden als „schicksalsmäßig" tolerieren.

So ist es nur zu verständlich, daß derzeit mit Hilfe einer verfeinerten Operationstechnik einzelne Autoren versuchen, durch operative Maßnahmen das Behandlungsergebnis gerade bei den schwierigen dislocierten Scapulafrakturen zu verbessern [2, 3, 5, 8, 9, 11].

Anatomische Wiederherstellung in Verbindung mit einer effektiven Frakturstabilisation ermöglicht in der Regel die sofortige postoperative Mobilisation des Schultergürtels und gewährleistet dadurch oft ein optimales funktionelles Endergebnis.

Die *Indikation* zur operativen Therapie einer Scapulafraktur wird bestimmt durch
a) die Begleitumstände,
b) die Frakturform selbst.

Was die Begleitumstände anbelangt, gilt es vornehmlich Allgemeinzustand, Zusatzverletzungen, Alter, Schulterseite, eventuell auch den Beruf des Patienten mitzuberücksichtigen.

So ist beispielsweise die operative Indikation beim Vorliegen einer Scapulafraktur in Kombination mit einer kompletten Plexus brachialis-Lähmung anders zu bewerten als ohne diesen Nervenschaden.

Bei Polytraumatisierten, die gehäuft Scapulafrakturen in Kombination mit einer gleichseitigen Clavicula- und/oder Rippenfrakturen aufweisen, wird der Allgemeinzustand des Patienten vorrangig die an sich angezeigte Operationsindikation beeinflussen.

Bezüglich der Frakturformen erscheint ein operatives Vorgehen angezeigt bei:
den seltenen Abrißfrakturen,
den dislocierten Collum- und Pfannenfrakturen,
sowie den Kombinations-Trümmerbrüchen.

Die operative Fixation der Abrisse am Coracoid und Acromion ist sinnvoll, da bei konservativer Behandlung aufgrund des permanenten Muskelzuges dieTendenz zur Dislokation besteht und sich im weiteren Verlauf schmerzhafte Pseudarthrosen entwickeln.

Die Problematik der Collumfraktur liegt in einer primären, wahrscheinlich aber meist sekundär auftretenden Dislokation des gelenktragenden distalen Fragmentes, welches durch den Muskelzug und das Armgewicht nach ventral, medial und caudal gezogen wird. Ausgeprägte Dislokationen des gelenktragenden Fragmentes mit Fehlstellung der Gelenksebene sind insbesondere dann zu erwarten, wenn zusätzliche Rupturen der coraco-acromialen und coraco-claviculären Bänder bestehen, bzw. gleichzeitig eine Claviculafraktur vorliegt.

Die unter Stufenbildung verheilte Gelenksfraktur führt in der Regel zu posttraumatischer Arthrose, konsekutiver Schulterkontraktur und Dauerschmerzen.

Unversorgte Gelenkrandabbrüche können Ursachen für rezidivierende Schulterluxationen darstellen.

Kombinations -und Trümmerbrüche weisen oft extremste Dislokationen auf, die nach knöcherner Fixierung im Rahmen einer konservativen Behandlung zu schwersten schmerzhaften Bewegungsbehinderungen vornehmlich bei der Abduktion und Elevation Anlaß geben.

Zugänge (Tabelle 1)

Für die von ventral zu versorgenden Pfannenrandbrüche und Abrißfrakturen des Processus coracoideus wählt man den Zugang durch den Sulcus deltoideo-pectoralis.

Bei Acromionfrakturen mit Diastase liegt der Hautschnitt direkt über der Läsion und bereitet keinerlei Schwierigkeiten.

Die Freilegung der Gelenkspfanne und des Schulterblatthalses hat von dorsal her zu erfolgen und ist bei den in Bauch- oder Seitenlage befindlichen Patienten über zwei Wege zu erreichen.

Bei den einfachen Pfannenbrüchen läuft die Schnittführung entlang dem lateralen Scapularand und zieht als leicht S-förmiger Hautschnitt vom Acromion bis hinunter zum Schulterblattwinkel. Den oberen Wundwinkel quert der Deltamuskel, gelegentlich wird er zwecks besseren Überblicks nahe seinem Ursprung an der Spina etwas eingekerbt werden müssen. Durch Eingehen zwischen dem Infraspinatus und dem Musculus teres minor erreicht man den lateralen Schulterblattrand und die dorsalen Anteile des Gelenkwinkels. Dabei wird der Musculus infraspinatus von lateral unten mit einem Raspatorium nach medial oben abgeschoben, um den ihn versorgenden Nervus suprascapularis zu schonen (Abb. 1).

Der zweite Zugangsweg bleibt den komplexen Frakturformen des Gelenkwinkels mit Beteiligung der Spina und des Corpus vorbehalten.

Tabelle 1. Operative Zugangswege zur Scapula

	Zugänge
Vord. Pfannenrandfr. Coracoidabrisse	Ventrals. im Sulc. deltoideo-pectoralis
Acromionfraktur	Cranial direkt über der Läsion
Einfache Pfannenfr. dors. Randabbrüche	Dorsals. s-förmig über dem lat. Scapularand
Komplexe Fraktur „Gelenkwinkel"	Dorsals. winkelförmig (Judet)

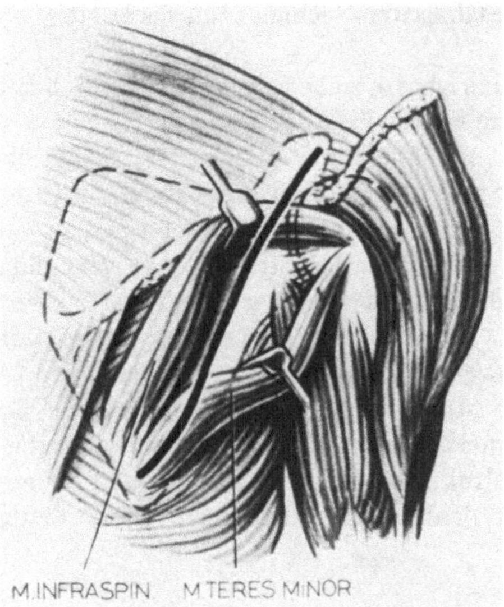

Abb. 1. Schematische Darstellung des Zugangs-
weges über den lateralen Scapularand

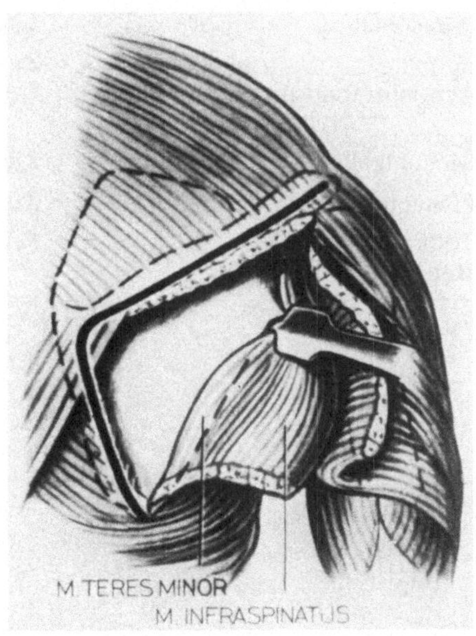

Abb. 2. Zugang nach Judet mit winkelförmiger
Abtrennung des Infraspinatus an der Margo
medialis sowie der Spina

Der winkelförmige Hautschnitt zieht vom medialen Schulterblattrand zum Acromion.
Die Fascie des Infraspinatus wird dann an der Spina und dem medialen Scapularand inci-
diert und der Muskel von medial nach lateral hin mobilisiert und aufgeschlagen. Unter Umständen kann sogar eine zusätzliche Ablösung des Muskels an der Margo lateralis der Scapula erfolgen und der gesamte Muskel nach lateral oben abgeschoben werden. Wiederum ist
auch bei diesem ausgedehnten Zugang der Nervus suprascapularis, der unmittelbar nach
seinem Durchtritt durch die Incisura scapulae in den Muskel eintritt, zu schonen (Abb. 2).

Stabilisationstechnik (Tabelle 2)

Ein abgerissener Rabenschnabelfortsatz ist mit einer Zuggurtung oder einer Zugschraube zu refixieren (Abb. 3).

Periphere Acromionfrakturen sind ebenfalls zugzugurten, zentralere am Übergang zur Spina hingegen mit einer Unterarm-DC- oder Kieferplatte, die die Möglichkeit bietet, auch über die Plattenbreite vorzubiegen, zu versorgen.

Funktionsbeeinträchtigende Glenoidabbrüche sind sowohl dorsal wie auch ventral durch Verschraubung zu sichern.

Pfannenfrakturen sind entweder durch Zugschrauben oder aber kleine Drittelrohr-, eventuell Halbrohrplatten zu retinieren (Abb. 4).

Die Stabilisation von dislocierten Collum- und Pfannenfrakturen sowie Scapulatrümmerfrakturen kann sich äußerst schwierig gestalten. Am besten beginnt man mit der Rekonstruktion des Corpusanteiles und lateralen Randes, um dann abschließend den gesamten Gelenkskörper aufzusetzen und mit Plattenimplantaten zu fixieren (Abb. 5).

Tabelle 2. Stabilisationstechnik bei Scapulafrakturen

	Stabilisationstechnik
Coracoidabriß	Zuggurtung, Zugschraube
Acromionfraktur / peripher	Zuggurtung
\ zentral	UA-DC oder Kieferplatte
Glenoidabbrüche	Zugschrauben
Pfannenfrakturen	Zugschrauben, Drittelrohrplatte
Collumfrakturen Mehrfragmentfr.	Schrauben, Halbrohrpl., UA-DCP

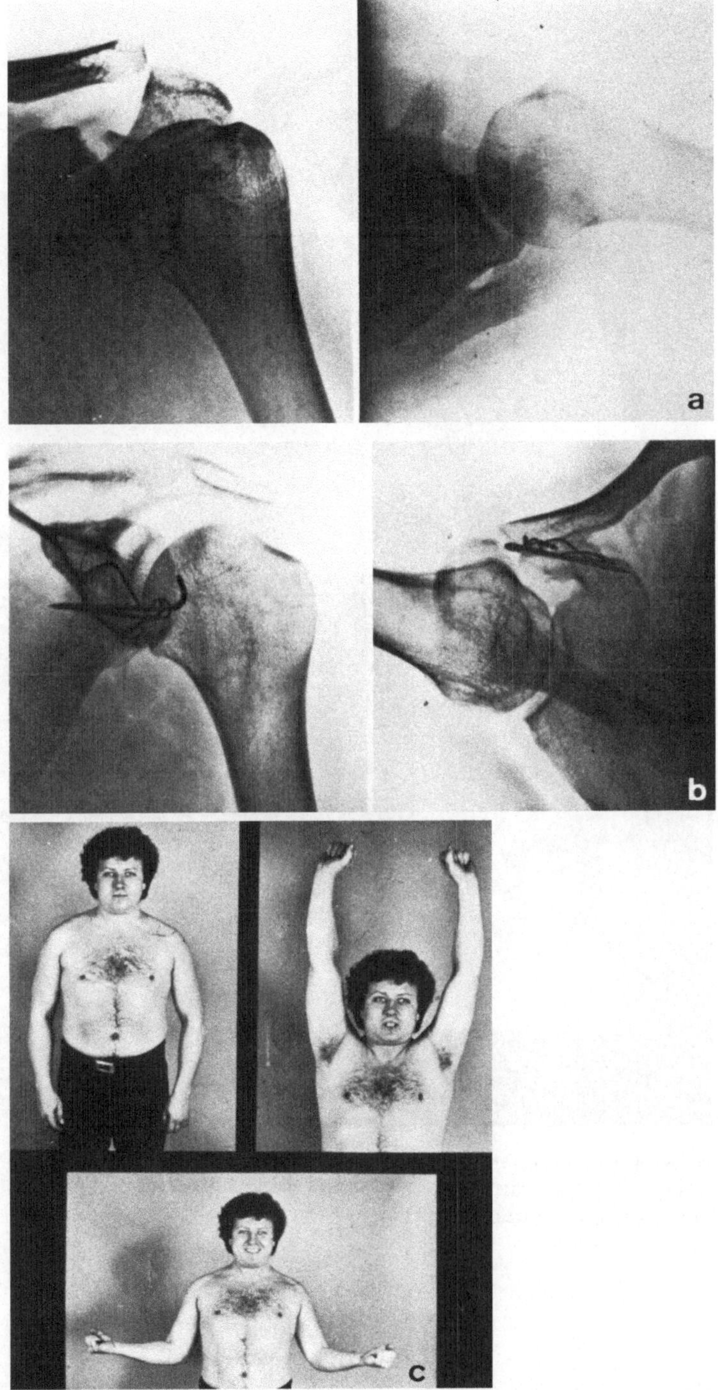

Abb. 3 a–c. Coracoidabriß. **a** Unfallbilder. **b** Postoperative Kontrolle nach Zuggurtung der Coracoidabrißfraktur. **c** Freie Funktion 4 Jahre nach dem operativen Eingriff

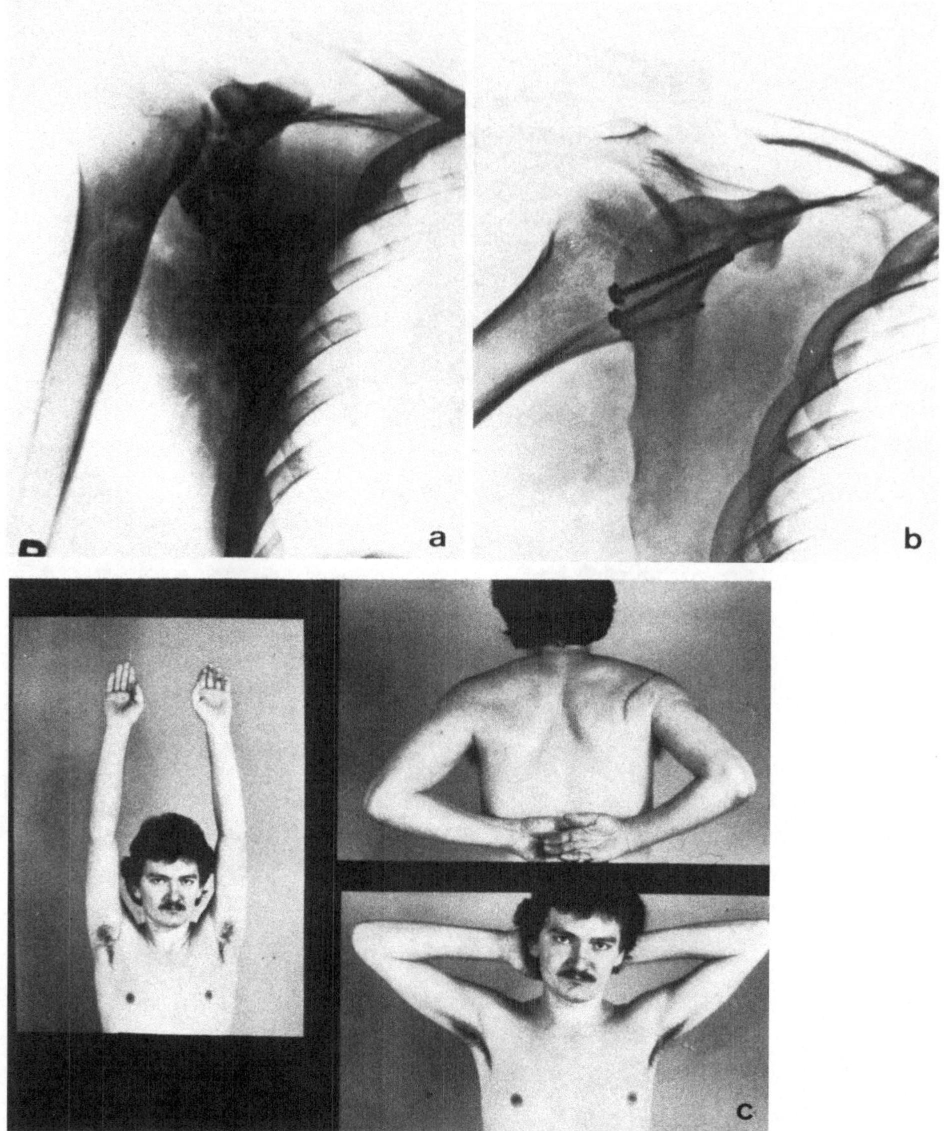

Abb. 4 a-c. Pfannenmehrfragmentfraktur. **a** Unfallbild. **b** Status nach operativer Versorgung mit Zugschrauben. **c** 4 Wochen nach dem operativen Eingriff völlig freie Bewegungsfunktion der rechten Schulter

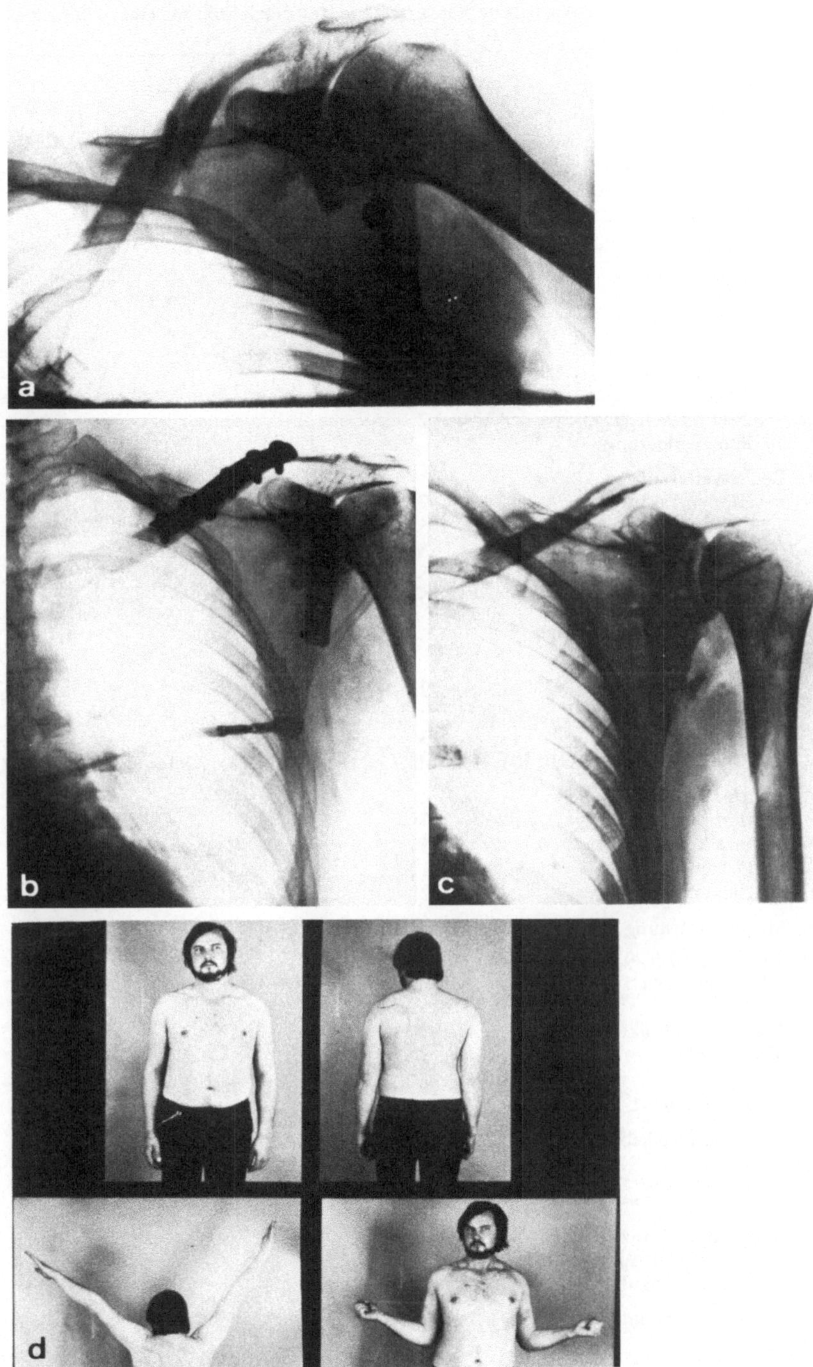

Abb. 5 a-d. Polytraumatisierter Patient mit linksseitiger Claviculafraktur, gleichseitiger dislocierter Schulterblatt-Halsfraktur sowie gleichseitiger Rippenserienfrakturen. **b** Postoperative Röntgenkontrolle. **c** 13 Monate nach dem Unfallereignis und Metallentfernung. **d** Leichtgradige Bewegungseinschränkung 1 1/2 Jahre nach operativer Stabilisation der Scapulafraktur

Tabelle 3. Tabellarische Auflistung des Krankengutes der Klinik für Unfallchirurgie der Universität Ulm

1. Zeitraum		01.01.71–31.12.81	
2. Patienten (op. versorgt)			18
Abrißfrakturen	4		
Halsfrakturen	4		
Pfannenfrakturen	6		
Trümmerbrüche	4		
3. Verletzungsursachen			
Verkehrsunfall		11	
Autoinsasse	5		
Motorrad	4		
Fußgänger	2		
Arbeitsunfall		5	
Sturz	3		
direkter Schlag	2		
Sportverletzung		2	
4. Begleitverletzungen		12	
Rippenfrakturen	9		
Claviculafrakturen	5		
Lungenkontusion	8		
Contusio cerebri	5		
(Polytraumatisiert)	6		
5. Versorgungszeitraum/Tage		(0–14)	5,2
6. Osteosyntheseverfahren			
Drähte/Zuggurtung	2		
Schraube/n	3		
Schrauben/Platte	13		

Platten: US (3); UADC (4); Halbrohr (5); Drittelrohr (2); Kiefer (1); Radiuspl. (1)

7. Postop. Komplikationen		5	
Hämatom	1		
Infekt	1		
Plattenbruch	1		
Nervenläsion	2		
8. Metallentfernung $\approx$ 8,7 Mo		6	

9. Funktion (0,6–9,5 Jahre postop.)

Abrißfrakturen		3 (4) freibewegl. Schulter	
Hals \ Pfannen > Frakturen \ Trümmer /	13 (14)		
Elevation — vorn	132°	(170)	
Elevation — seitlich	128°	(180)	
Rückwärtsheben	28°	(40)	
Rotation — innen	74°	(90)	
Rotation — außen	49°	(60)	
Subjektiv: sehr zufrieden	9	(16)	
zufr. mit Einschr.	7		
unzufrieden			
Schmerzen +++		0	
++		0	
+		3 (Belastung)	

Eigenes Krankengut (Tabelle 3)

In der Zeit vom 1.1.1971 bis zum 31.12.1981 wurden an der Unfallchirurgischen Abteilung der Uni-Kliniken Ulm 16 Scapulafrakturen, die vornehmlich im Zusammenhang mit Verkehrsunfällen auftraten, operativ versorgt.

Nur ein Drittel der Patienten zeigte isolierte Scapulafrakturen, meist waren Begleitverletzungen zu beobachten, wobei 6 dieser Patienten als schwerstpolytraumatisiert zu bezeichnen waren.

Der Versorgungszeitraum zwischen Unfallereignis und Operation betrug im Mittel 5 Tage.

Entsprechend den unterschiedlichen Frakturformen kamen verschiedenste Implantate zur Anwendung. 5 postoperative Komplikationen mußten hingenommen werden, wobei bei einem Patienten nach einem Hämatom und dessen Ausräumung ein Infekt auftrat.

Bei einem Patienten kam es zum Plattenbruch, was jedoch ohne weitere Folgen blieb. Bei zwei Patienten mußte eine Schädigung des Nervus suprascapularis hingenommen werden, wobei nicht genau zu klären war, ob diese Nervenschädigung bereits präoperativ schon bestanden hatte. In beiden Fällen kam es in der Folgezeit zur Atrophie des Musculus infraspinatus. Die Bewegungsbehinderungen am betreffenden Schultergelenk waren bei diesen Patienten besonders deutlich ausgeprägt. Ansonsten war die Bewegungsfunktion, wie aus Tabelle 3 hervorgeht, gut bis sehr gut. An belastungsabhängigen Schmerzen litten nur 3 der 16 Operierten. Die Metallentfernung wurde bei nur 6 Patienten, im Schnitt 8,7 Monate nach dem Ersteingriff durchgeführt. Die Angabe der Krankenhausaufenthaltsdauer sowie der Zeit der Arbeitsunfähigkeit war in den seltensten Fällen speziell durch die Scapulafraktur determiniert, da die Patienten wegen anderweitiger Verletzungen länger hospitalisiert werden mußten und somit auch nicht in der Lage waren, ihrer gewohnten Tätigkeit nachzugehen.

Zusammenfassung

Zusammenfassend ist festzuhalten, daß die überwiegende Anzahl der Schulterblattbrüche einer konservativ funktionellen Behandlung zuzuführen ist.

Nur bei den wenigen intraarticulären Frakturen, den dislocierten Abbrüchen des Coracoids und Acromions sowie den stark dislocierten Scapulahalsfrakturen sehen wir eine Indikation zur Osteosynthese.

Die Möglichkeit der vollen Wiederherstellung der Schultergelenksfunktion rechtfertigt bei diesen letztgenannten Frakturen unseres Erachtens den relativ großen operativen Aufwand.

Literatur

1. De Palma S (1970) W.B. Saunders
2. Ganz R, Noesberger B (1976) Hefte Unfallheilkd 126:59 Springer, Berlin Heidelberg New York
3. Izadpanah Z (1975) Unfallchir 83:153
4. Kummel A (1970) Con Orthop 69:189
5. Magerl F (1974) Helv Chir Acta 41:224

114

6. Merle d'Aubigne (1970) Collection medico-chir
7. Raymond O (1975) J Trauma 15/6:473
8. Sherwin F (1981) Orthop Transact 5:3, 396
9. Terbrüggen G (1976) Hefte Unfallheilkd 126:62 Springer, Berlin Heidelberg, New York
10. Tondeur F (1964) Acta Orthop Belg 30:114
11. Tscherne H (1976) Hefte Unfallheilkd 126:52 Springer, Berlin Heidelberg New York
12. Zoravkovic C (1974) Acta Orthop Scand 45:60

Diskussionsbemerkungen und Empfehlungen aller Teilnehmer
Leitung: G. Hierholzer

Zusammengefaßt und redigiert von A. Rüter und C. Burri

Pathophysiologie

Die von Muskulatur gut geschützte Scapula bricht meist nur unter erheblicher Gewalteinwirkung. Letzere löst sehr häufig gleichzeitig andere Verletzungen aus, die klinisch bedeutungsvoller sind als der Schulterblattbruch, der dann zur Begleitverletzung wird. Die Zahlen der Literatur sowie die eigenen Erfahrungen der Diskussionsteilnehmer belegen, daß die Situation: Scapulafraktur als Begleitbruch bei Mehrfachverletzten: fast bei jeder zweiten Scapulafraktur gegeben ist.

Der N. suprascapularis ist potentiell bei allen Frakturen, die in das Scapulablatt ziehen, gefährdet. Seine Prüfung, d.h. die Klärung der Funktion des M. infraspinatus ist beim Frischverletzten jedoch kaum zuverlässig möglich. Gerade im Hinblick auf die Ergebnisse nach operativer Therapie bleibt die unbefriedigende Situation, daß die hier im Endergebnis nicht nur in Ausnahmefällen beschriebenen Läsionen dieses Nerven nicht exakt in vorbestehend oder intraoperativ entstanden differenziert werden können.

Fraktureinteilung

Im Hinblick auf die funktionelle Bedeutung sowie die einzuschlagende Therapie hat sich folgende Einteilung bewährt:

    Corpusfrakturen,
    Collumfrakturen,
    Gelenkfrakturen,
    Fortsatzfrakturen (Acromion und Processus coracoideus),
    Kombinierte Verletzungen.

Therapie

Die überwiegende Anzahl der Scapulabrüche ist konservativ zu behandeln. Diese Frakturen sind durch die umgebende Muskulatur soweit geschient, daß äußeren Verbänden nur die Aufgabe der Schmerzreduzierung zukommt.

Bei mehrfachverletzten, ohnehin bettlägerigen Patienten reicht es, den Arm der verletzten Seite auf Kissen zu lagern. Seht der Patient auf, wird die Schulter für wenige Tage mit einem Desault-Verband ruhiggestellt. In aller Regel sind spätestens bis zum Ende der ersten Woche die Schmerzen soweit abgeklungen, daß nun eine geführte Bewegungsbehandlung aufgenommen werden kann.

Operative Therapie

Eine exakte anatomische Wiederherstellung, die nur auf operativem Wege gewährleistet ist, fordern die dislocierten Gelenk- und Fortsatzfrakturen.

Inwieweit darüberhinaus auch verschobene Halsfrakturen operativ angegangen werden sollten, bleibt durch das Fehlen repräsentativer Kontrollzahlen zum jetzigen Zeitpunkt ungeklärt. Zu bedenken ist jedoch, daß diese verschobenen Brüche des Scapulahalses nicht nur zu einer caudal- sondern immer auch zu einer Ventralkippung des Glenoids führen.

Eine sichere Operationsindikation stellen auch die Stückabbrüche am Pfannenrand dar, die in etwa 5% aller Schulterluxationen beobachtet werden können. Die Verletzung gibt sich häufig auf dem Unfallbild nicht zu erkennen. Sie ist auf dem Repositionsbild sorgfältig zu suchen.

Zugänge

Für die Abbrüche am vorderen Pfannenrand und die Frakturen des Processus coronoideus erfolgt dieser in „typischer Weise" durch den Sulcus deltoideus pektoralis.

Acromionfrakturen werden durch einen säbelhiebartigen Schnitt über der Verletzung angegangen.

Bei einfachen Pfannenbrüchen und Frakturen des Scapulahalses reicht die Darstellung durch eine Incision entlang dem lateralen Scapularand.

Nur ausgedehntere Bruchformen machen eine umfängliche Freilegung der Scapula durch Ablösen des M. infraspinatus notwendig (s. entsprechender Beitrag).

Osteosyntheseverfahren

Pfannenbrüche und Frakturen des Processus coronoideus:	Schraubenosteosynthese
Frakturen des Acromions	Verschraubung oder kurze Kleinfragmentplatte
Scapulahalsfrakturen	3,5 mm DC-Platte
Komplexe Frakturformen	je nach Situation

Nachbehandlung

Frühzeitige funktionelle Behandlung.
Metallentfernung nur bei dringendem Wunsch des Patienten oder fehldimensioniertem Implantat.

Klassifizierung der proximalen Humerusfrakturen

O. Wörsdörfer

In Anlehnung an Böhler [2], werden von verschiedenen Autoren [1, 3, 4, 5, 7, 9, 10] Einteilungen proximaler Humerusfrakturen angegeben, welche von ihren anatomischen und pathomechanischen Gesichtspunkten ausgehen und die Dislokation der Fragmente vorwiegend aus dem radiologischen Bild im a.p.-Strahlengang beurteilten. Daraus ergeben sich verschiedene Frakturtypen der Tubercula-Abduktions- und Adduktionsfrakturen des chirurgischen Halses und einer Vielzahl von Luxationsfrakturtypen.

Diese Einteilungen erlauben nicht in dem gwünschten Maße eine prognostische Beurteilung der Frakturheilung und ergeben somit auch einen ungenügenden Hinweis auf die entsprechende Frakturbehandlung. Jacob [6] berichtet, daß die Einteilung in Abduktions- und Adduktionsfrakturen irreführend sein kann, da im a.p.-Strahlengang zwar eine Abduktions- oder Adduktionsfehlstellung sichtbar ist, im seitlichen Strahlengang aber häufig die Abkippung nach ventral oder dorsal besteht und somit je nach Rotationsstellung eine Varus- oder Valgusfehlstellung erscheint.

Die Klassifizierung proximaler Humerusfrakturen nach Neer [8] ergibt eine grundlegende Neubewertung vorwiegend der dislocierten Frakturen und erlaubt eine Aussage in prognostischer Hinsicht. Daraus ergeben sich zwangsläufig Hinweise für eine logische Grundlage dieser Frakturen.

Die Klassifizierung beruht sowohl auf dem morphologischen Erscheinungsbild als auch auf der Anzahl der Hauptfragmente, an denen die entsprechenden Muskelzüge zur Dislokation führen. Daraus ergeben sich Konsequenzen für die Behandlung der dislocierten Frakturen.

In Abb. 1 ist die Klassifizierung proximaler Humerusfrakturen nach Neer [8] dargestellt, wobei die Anzahl der Fragmente (2, 3 und 4 Hauptfragmente) wengier wichtig ist als der Grad der Dislokaktion und teilweise die Stabilität eines dieser Hauptfragmente. Mit steigender Zahl der Fragmente erhöht sich jedoch nach Beobachtung von Neer das Risiko der vasculären Kopfnekrose.

Die Klassifizierung basiert nicht auf der Höhe der Fraktur und auch nicht auf dem Frakturmechanismus, sondern in erster Linie auf das Vorliegen der Dislokation einer oder mehrerer der 4 Hauptsegmente. Da alle undislocierten Frakturen ein gleiches Problem in Bezug auf die Behandlung und die Prognose darstellen, wurden sie unabängig von der Anzahl der Frakturlinien von Neer in eine Gruppe zusammengefaßt. Die dislocierten Frakturen werden aufgrund der Muskelzüge an den einzelnen Segmenten weiter unterschieden, da sie eine gute Richtlinie in Bezug auf die Behandlungsmöglichkeiten und auch auf die Prognose der Verletzung geben.

Im folgenden werden in Anlehnung an Neer [8] die einzelnen Gruppen der proximalen Humerusfrakturen beschrieben:

118

Gruppe I: Minimal verschobene Frakturen

Nach Jakob [6] sind in dieser Gruppe alle Frakturen enthalten, bei denen kein Segment um
mehr als 1 cm verschoben oder um mehr als 45° abgekippt ist. Die Anzahl der Frakturlinien ist für eine weitere Klassifizierung unerheblich, wichtig ist jedoch ob die Fragmente
stabil verkeilt sind oder zur Dislokation neigen. 80–85% aller proximalen Humerusfrakturen sind dieser Gruppe zuzuordnen. Die Hauptfragmente liegen hauptsächlich im Bereiche
des Collum chirurgicum und der Tubercula.

Gruppe II: Verschobene Fraktur am Collum anatomicum

Diese Frakturform ohne Beteiligung der Tubercula ist außerordentlich selten. Frakturen am
Collum anatomicum entstehen meistens im Rahmen von Luxationen und Luxationsfrak-

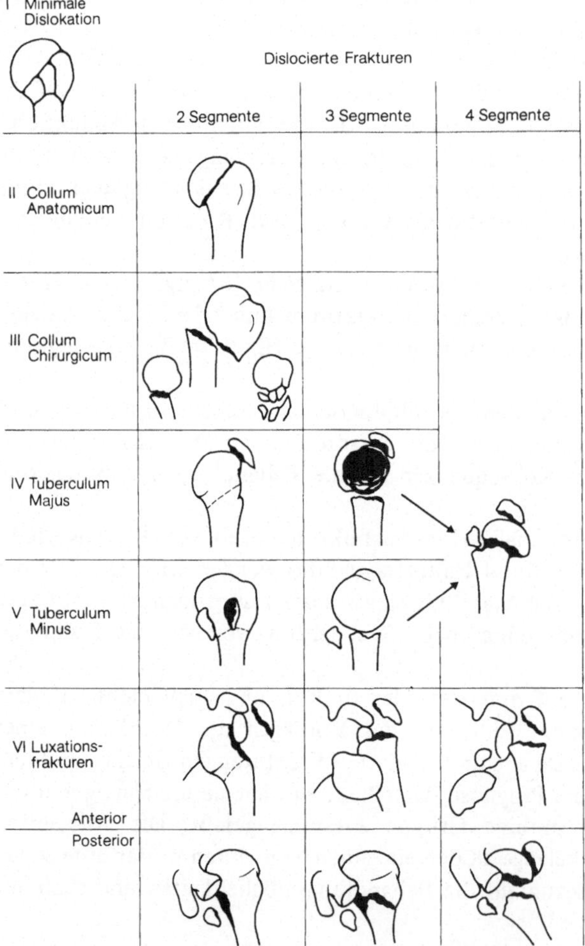

Abb. 1. Fraktureinteilung proximaler Humerusfrakturen nach Neer

turen und sind der Gruppe VI zuzuordnen. Da bei diesem Typ die Tubercula nicht frakturiert sind, kann eine Fraktur im Collum anatomicum gerade bei minimaler Dislokation übersehen werden.

Das Fehlen einer adäquaten Therapie führt zu Pseudarthrosen oder zur avasculären Nekrose.

Gruppe III: Verschobene Frakturen des Collum chirurgicum

Die Frakturlinien bei dieser Gruppe liegen unterhalb der Tubercula in Höhe des Collum chirurgicum und sind um mehr als 1 cm oder mehr als 45° dislociert. Zudem können Frakturlinien bis in den Kopfbereich hineinreichen, es kommt jedoch nicht zu einer Dislokation der Tubercula, so daß der Kopf in Neutralposition gehalten wird.

Drei Hauptgruppen lassen sich unterscheiden:

a) In diese Gruppe fallen die früher bezeichneten Adduktions- und Abduktionsbrüche, wobei die Dislokation häufig nach ventral oder dorsal besteht. Der Periostschlauch ist gewöhnlich in den dorsalen Anteilen intakt, so daß bei entsprechender Lagerung eine stabile Reposition gehalten werden kann.

b) Infratuberculäre Frakturen mit deutlicher Dislokation des Schaftes nach medial durch Zug des M. pectoralis maior. Diese Frakturen sind häufig nach einer Reposition nicht stabil zu halten, so daß sich in diesen Fällen eine gute Indikation zu einer Plattenosteosynthese ergibt. Durch Lagerung der Abduktion wird der Zug am Pectoralis maior noch verstärkt, so daß sich dadurch auch die Dislokation verstärken kann. Nach Angaben von Jacob [6] findet man häufig Weichteilinterponate bei diesen Frakturen, so daß eine verzögerte Heilung oder Pseudarthrose zu erwarten ist.

c) Bei diesem Frakturtyp handelt es sich um Mehrfragmentfrakturen mit Trümmerzone bis weit in den metaphysären Bereich, wobei auch Frakturlinien in die Tubercula und in den Humeruskopf laufen können. Da die Muskelansätze an den Tubercula intakt sind, wird der Kopf in Neutralposition gehalten, durch Bewegung des Armes bzw. durch Innenrotation zum Zwecke einer Fixierung des Armes an den Thorax kommt es zu einer Dislokation und einer Rotationsfehlstellung des proximalen Humerus.

Gruppe IV: Abrißfrakturen des Tuberculum majus

Eine Dislokation des Tuberculum majus entsteht durch Zug der Rotatorenmanschette nach oben. Dadurch kann das Tuberculum majus zwischen Acromion und Humeruskopf eingeklemmt werden. Es genügt schon, wenn eine Dislokation von 1 cm besteht, um die Abduktion des Armes zu behindern und Beschwerden zu verursachen. Häufig findet sich hierbei ein Längseinriß der Rotatorenmanschette. Bei der Zweisegmentfraktur liegt gewöhnlich eine Fissur oder eine undislocierte Fraktur im Collum chirurgicum vor. Bei der Dreisegmentfraktur besteht zusätzlich zur Retraktion des Tuberculum majus eine Verschiebung des Humeruskopfes im Bereiche des Collum chirurgicum mit einer Innenrotation des Kopfes durch Zug der Subscapularissehne. Zusätzlich ist immer ein Längsriß der Rotatorenmanschette vorhanden. Diese Verletzungen müssen als schwerwiegend bezeichnet werden, da bei der geschlossenen wie auch bei der offenen Reposition die Gefäßanteile ventral durchtrennt werden können und es zu einer avasculären Kopfnekrose kommen kann. Eine geschlossene Reposition läßt sich durch den einseitigen Zug der Subscapularissehne schlecht durchführen.

Gruppe V: Abrißfrakturen des Tuberculum minus

Isolierte Abrißfrakturen des Tuberculum minus stellt eine seltene Verletzung dar und finden sich meistens nach epileptischen Anfällen, Elektroschocks oder Elektrounfällen. Häufig ist die Schulter dabei nach hinten luxiert, so daß diese Verletzung der Gruppe VI der Luxationsfrakturen zuzuordnen ist. Wenn zusätzlich zur Fraktur des Tuberculum minus eine subkapitale Fraktur im Collum chirurgicum besteht (Dreisegmentfraktur), kann das Kopffragment durch Zug der Außenrotatoren und der Supraspinatussehne nach außen rotiert und abduziert sein. Gleichzeitig liegt ein Längsriß der Rotatorenmanschette vor. Bei der Repostion kann die gerissene Rotatorenmanschette ein Repositonshindernis darstellen.

Bei den Viersegmentfrakturen handelt es sich um Frakturen beider Tubercula, welche durch Zug der Muskeln retrahiert sind. Das dritte Hautsegment (Humeruskopf) ist gewöhnlich nach lateral zwischen den beiden retrahierten Tubercula dislociert und zeigt häufig eine Einstauchung auf das distale Fragment. Die Durchblutung des Kopfes kann noch erhalten sein, da die Fraktur im Collum chirurgicum liegt. Es sollte jedoch beim Repositionsmanöver eine weitgehende Lösung des Kopffragmentes sowie eine Zerstörung der anhängenden Weichteile vermieden werden.

Gruppe VI: Luxationsfrakturen

Bei diesen Verletzungen handelt es sich um echte Luxationsfrakturen wobei im Gegensatz zu den Frakturen mit größerer Dislokation die anhängenden Ligamentstrukturen und Weichteile mit verletzt sind. Bei den Luxationsfrakturen werden nach Neer [8] die Zweisegment-, Dreisegment- und Viersegmentfrakturen mit Luxation unterschieden. Bei den Zweisegmentfrakturen handelt es sich um Luxationen des Humeruskopfes mit Abriß des Tuberculum majus, bei der Luxation nach axillär oder ventral oder Luxation des Humeruskopfes nach dorsal mit Abriß des Tuberculum minus. Bei den Zwei- und Dreisegmentluxationsfrakturen ist die Durchblutung der Kopfkalotte noch ausreichend, da an mindestens einem noch stehen gebliebenen Tuberculum genügend Weichteile mit Gefäßen für die nötige Durchblutung erhalten sind. Die häufigste Form stellt die axilläre Luxationsfraktur mit Abriß des Tuberculum majus dar, wobei auf eine Abrißfraktur des Glenoidalrandes im Sinne einer Bankartläsion geachtet werden muß. Bei der Luxationsfraktur mit Luxation der Kopfkalotte nach anterior ist bei den Dreisegmentfrakturen das Tuberculum minus noch erhalten, während das Tuberculum majus mit der Hauptgefäßversorgung für den Humeruskopf abgelöst ist. Dieser Frakturtyp geht mit einer hohen Rate von avasculären Kopfnekrosen einher. Im Gegensatz dazu ist bei der Luxation nach dorsal das Tuberculum minus dislociert, das Tuberculum majus mit Hauptgefäßversorgung bleibt intakt, so daß in diesen Fällen eine Kopfnekrose nicht zu erwarten ist.

Die schwersten Verletzungen mit fast ausnahmsloser Kopfnekrose stellen die Viersegmentluxationsfrakturen dar, bei denen beide Tubercula abgerissen sind und die Kopfkalotte weder nach anterior distal oder nach posterior luxiert ist. Bei der Luxation des Kopfes nach axillär ist der Prozentsatz begleitender Nervenverletzungen in Form von Axillarisparesen und Paresen des oberen und unteren Plexus brachialis relativ hoch, es werden bis zu 23% neurologische Begleitverletzungen angegeben. Verletzungen der A. axillaris sind ebenfalls beschrieben worden.

Diskussion

Die Vielzahl der angegebenen Klassifizierung proximaler Humerusfrakturen beruhen im wesentlichen auf pathomechanischen und morphologischen Gesichtspunkten ohne genaue Berücksichtigung der funktionellen pathologischen Anatomie, welche eine Aussage über die Dislokation der einzelnen Fragmente und über die Durchblutungsverhältnisse der Kopfkalotte zuläßt.

Die Klassifizierung proximaler Humerusfrakturen nach Neer [8] in vier Hauptsegmente erlaubt eine prognositische Beurteilung der Frakturheilung und ergibt grundsätzliche Richtlinien für die Behandlung dieser Frakturen.

Bei der Einteilung proximaler Humerusfrakturen in vier Hauptfragmente ist der Grad der Dislokation der einzelnen Fragmente für die Prognose und die Behandlung sowie für die Beurteilung der Stabilität entscheidend. Mit steigender Zahl der Fragmente erhöht sich das Risiko der avasculären Kopfnekrose.

Da alle undislocierten Frakturen ein ähnliches Behandlungsschema und eine etwa gleich gute Prognose besitzen, werden sie nach Neer [8] in eine Gruppe zusammengefaßt. 80–85% aller proximaler Humerusfrakturen sind dieser Gruppe zuzuordnen.

Der entscheidende Vorteil dieser Klassifizierung liegt bei den problematischen Drei- und Viersegmentfrakturen, welche in den herkömmlichen Klassifizierungen nicht in diesem Maße unterschieden werden, aus deren Klassifizierung sich jedoch Richtlinien für die Behandlung und für die Prognose ergeben.

Unseres Erachtens sollte diese einheitliche Klassifizierung nach Neer vorgeschlagen werden, da sie nahezu immer mit den tatsächlich vorkommenden klinischen Fällen korreliert und zudem eine Standardklassifizierung darstellt, um gerade die problematischen Drei- und Viersegmentfrakturen im Bezug auf eine konservative oder operative Behandlung vergleichen zu können. Die häufig widersprüchlichen Aussagen über die adäquate Behandlung dieser problematischen Frakturen haben z.T. ihre Ursache im Fehlen einer einheitlichen Klassifizierung.

Literatur

1. Bandi W (1976) Zur operativen Therapie der Humeruskopf- und halsfrakturen. Hefte Unfallheilkd, 126:38. Springer, Berlin Heidelberg New York
2. Böhler J (1976) Konservative Therapie der Humeruskopf- und halsfrakturen. Hefte Unfallheilkd 126:21. Springer, Berlin Heidelberg New York
3. Burri C, Rüter A, Spier W (1977) Prothesen und Alternativen am Arm. I. Schultergelenk. Huber, Bern Stuttgart Wien
4. Eberle H, Glinz W (1976) Zur konservativen Behandlung von Humerushals- und kopffrakturen. Hefte Unfallheilkd, 126:26. Springer, Berlin Heidelberg New York
5. Glinz W (1976) Luxationsfrakturen des Humerus. Hefte Unfallheilkd, 126:76. Springer, Berlin Heidelberg New York

6. Jakob RP, Ganz R (1981) Proximale Humerusfrakturen. Helv Chir Acta 48:596
7. Mockwitz J, Schellmann W-D (1978) Operative oder konservative Behandlung der Oberarmkopf-(trümmer)brüche. Akt Traumatol 8:149
8. Neer CS (1970) Displaced proximal humeral fractures. J Bone Joint Surg 52A:1077
9. Tscherne H, Muhr G, Blömer J (1978) Die Frakturen im Schulterbereich. Akt Traumatol 8:131
10. Weise K, Meeder PJ, Wentzensen A (1980) Indikation und Operationstechnik bei der Osteosynthese von Oberarmkopfluxationsfrakturen des Erwachsenen. Langenbecks Arch Chir 351:91

Konservative Therapie und Behandlungsergebnisse der proximalen Humerusfrakturen

J. Poigenfürst und T. Reiler

Grundsätzliches

Die Indikationen zur konservativen Behandlung, die hier dargestellt werden, sollen den Raum zwischen den zwei Extremen einnehmen, nämlich zwischen der *elektiven* Operation nur jener Fälle, die konservativ nicht beherrscht werden können und der *Operation auf jeden Fall*. Um dieser Einstellung zu entsprechen, müssen die empfohlenen Behandlungsmethoden drei Forderungen erfüllen:

1. Wahscheinlichkeit eines besseren oder gleich guten Ergebnisses wie durch die Operation.
2. Zumutbarkeit der Behandlung bezüglich Verbandanordnung und Behandlungsdauer.
3. Geringeres Risiko für Patient (Bettruhe) und Arzt (Strahlenexposition).

Im Folgenden soll untersucht werden, welche Behandlungsmethoden diesen Voraussetzungen entsprechen und für welche Verletzungen sie daher empfohlen werden können.

Bearbeitete Oberarmkopfbrüche (Tabelle 1)

Es wurden insgesamt 103 Verletzte mit acht verschiedenen Bruchformen zur Beurteilung herangezogen. Die Verteilung auf diese acht Formen spiegelt *nicht* die Häufigkeit der einzelnen Verletzungen wieder, weil seltenere Verletzungen aus größeren Zeiträumen zusammengezogen und häufigere Verletzungen nur in einer entsprechend geringeren Zahl berücksichtigt wurden. Es handelt sich nur um Erwachsene von 23 bis 88 Jahren, mit einem Durchschnittsalter von 50 Jahren bei 30 Männern und von 67 Jahren bei 73 Frauen.

Tabelle 1. Bearbeitete Oberarmkopfbrüche

A.	Tuberculumfraktur isoliert maius	17
	minus	3
B.	Luxation mit Fraktur des Tuberculum maius	20
C.	Eingestauchte subcapitale Fraktur	
	Collum chirurgicum	20
	Collum anatomicum	6
D.	Gelöste subcapitale Fraktur	17
E.	Luxationsfraktur　　Collum chirurgicum	4
	Collum anatomicum	16
		103

124

Definition und Technik der angewendeten Behandlungsmethoden

a) *Frühfunktionelle Therapie:* kurze Ruhigstellung durch Mitella oder Gilchrist-Verband bis zur Schmerzfreiheit, d.h. etwa 1 Woche, dann Heilgymnastik.

b) *Ruhigstellung bis zur Heilung:* als Ruhigstellungsmethoden werden Desault-Verband und Gilchrist-Verband verwendet. Beide Verbände benötigen eine Verstärkung durch Gips oder durch Gipsersatz. Binden- oder Schlauchverbände allein geben nicht genügend Festigkeit und sind nicht dauerhaft genug. Die Ruhigstellungsdauer richtet sich nach der Verletzung.

Verbandtechnik

1. Desault-Gipsverband

Das Gerüst dieses Verbandes besteht aus Calicotbinden, die in der allgemein üblichen klassischen Technik angelegt werden. Fünf druckgefährdete Stellen und die Mamillen werden durch Polster geschützt, die mit den Binden vernäht werden müssen. Dann wird der Verband durch zirkuläre Gipstouren verstärkt. Bis zum Erhärten des Gipses wird eine steife Rolle von 6 cm Durchmesser zwischen Brustbein und Verband eingelegt, um später Atembeschwerden zu verhindern (Abb. 1).

Die Fragmentstellung kann durch einige Tricks beeinflußt werden. Längstouren um den verletzten Oberarm ermöglichen eine Einstauchung der Fragmente, Abstütztouren auf die gesunde Schulter verhindern das Absinken des Verbandes mit Valgusfehlstellung. Einlegen eines dicken Polsters in die Axilla wirkt gegen Valgusfehlstellungen. Einlegen eines dicken Polsters zwischen Brustkorb und Ellbogen verhindert eine Varusfehlstellung (Abb. 2).

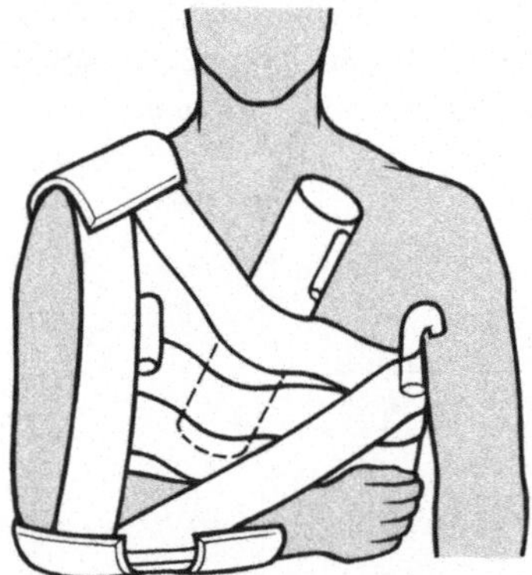

Abb. 1. Schematische Darstellung des Desault-Verbandes. Die Polsterungen liegen auf der Schulter der verletzten Seite, in beiden Achseln, am Ellenhaken und an der Ellenkante des verletzten Armes. Bei Frauen kommt zusätzlich ein Polster zum Schutz der Mamillen. Die unter die Binden eingelegte Rolle wird nach Erhärten des Gipsverbandes entfernt und soll Atembeschwerden durch Schrumpfen der Gipsbinden verhindern

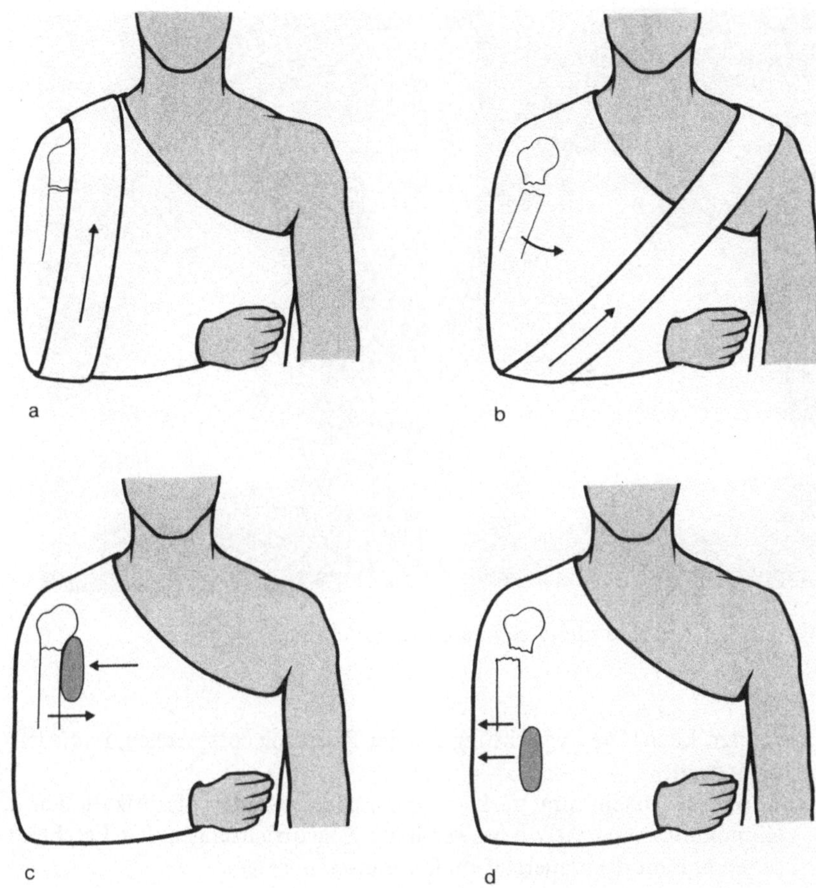

Abb. 2. Die verschiedenen Möglichkeiten, die Stellung der Fragmente im Desault-Verband zu beeinflussen: **a)** Längs-Tour zur Verhinderung der Diastase, **b)** Abstütztour zur Verhinderung des Absinkens mit Valgus-Fehlstellung, **c)** Einlegen eines dicken Polsters in die Axilla gegen Valgus-Fehlstellung, **d)** Einlegen eines Polsters zwischen Brustkorb und Ellbogen gegen Varus-Fehlstellung

2. Gilchrist-Verband

Er besteht aus einem 3 m langen Trikotschlauch, der den Arm an den Brustkorb fixiert [2]. Die Schlauchtouren werden mit einer 5 cm breiten Gipsersatzbinde nachgezogen und die Ränder des Schlauches vor dem Kunstharzverband vernäht. Dadurch werden die scharfen Kanten abgedeckt. Der Verband ist leicht und angenehm, die Stellung der Fragmente kann allerdings nicht beeinflußt werden [4]. Er eignet sich daher eher als Zweitverband (Abb. 3).

c) *Reposition und Ruhigstellung bis zur Heilung:* Ziel des Repostionsmanövers ist der Ausgleich einer Verkürzung oder einer Luxation und das Aufeinanderstellen und Verkeilen der Fragmente, so daß der Arm ohne neuerliche Verschiebung in Ruhestellung gebracht

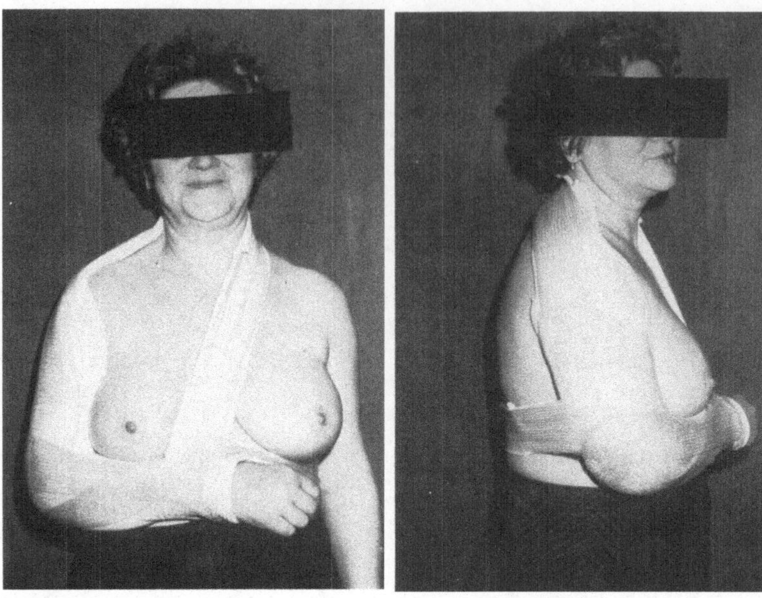

Abb. 3. Mit Kunstharzbinden verstärkter Gilchrist-Verband

werden kann. Die Zugrichtung soll der Richtung entsprechen, in die das proximale Fragment zeigt.

Als Methoden zum Verkürzungsausgleich werden Modifikationen der Technik nach Hippokrates oder Arlt bzw. vertikale Zugvorrichtungen mit Laschen verwendet. Ganz selten kommt der Dauerzug am Olecranon in Frage.

Repositionstechnik

1. Hippokrates oder Arlt

Der anästhesierte Patient liegt auf dem Rücken, der Arzt sitzt auf einem dreibeinigen Hocker und zieht am abduzierten Arm. Als Widerlager am Brustkorb wird entweder die Ferse, die Hand eines Assistenten oder ein zusammengelegtes Tuch verwendet. Nach Längenausgleich wird das distale Fragment unter gleichbleibendem Zug auf das proximale aufgesetzt. Bei Luxationsfrakturen wird der Oberarmkopf während des schonenden Ziehens von einem Assistenten mit der Hand aus der Axilla herausgeschoben.

Diese Methoden brauchen keine wesentlichen Hilfsmittel, der Zug kann aber praktisch nur in einer Ebene ausgeübt werden und die Zugänglichkeit für den Bildverstärker ist beschränkt.

2. Vertikalzug

Der anästhesierte Patient liegt auf dem Rücken oder auf der unverletzten Seite. Der Zug wird oberhalb des Ellbogens mittels eines zusammengelegten Tuches oder einer Lasche angebracht. Die Zugrichtung kann durch Verschiebung des Tisches oder der Laufkatze reguliert werden. Mit Ausnahme des Zuges in Körperlängsrichtung besteht jede andere Möglichkeit. Diese Methode benötigt zwar etwas mehr Aufwand, ist aber vielseitiger einsetzbar und gibt dem Bildwandler eine besseren Zugang.

Anschließend an die Reposition und Verzahnung oder Einstauchung der Fragmente wird der Arm je nach Stabilität im Desaultgips- oder Gilchrist-Verband ruhiggestellt.

Durchgeführte konservative Behandlungen

Tuberculumfrakturen mit oder ohne Luxation wurden je nach Schmerzhaftigkeit der Schulter entweder frühfunktionell behandelt oder mit einem der beschriebenen Verbände ruhiggestellt.

Eingestauchte subcapitale Frakturen sowohl durch das Collum chirurgicum als auch durch das Collum anatomicum wurden drei Wochen ruhiggestellt.

Gelöste subcapitale Frakturen wurden reponiert, wenn eine Verschiebung um Schaftbreite oder mehr bestand. Die Reposition ist bei zehn Fällen fünfmal gelungen, die dann konservativ weiterbehandelt wurden. Bei fünf Frakturen ist der konservative Repositionsversuch mißlungen, so daß sekundär eine Osteosynthese angeschlossen wurde. Sieben Frakturen waren nicht repostionsbedürftig.

Luxationsfrakturen durch das Collum chirurgicum oder Collum anatomicum ohne Lösung des Kopffragmentes wurden immer einem konservativen Repositionsversuch zugeführt. Viermal ist der Versuch bei Frakturen durch das Collum chirurgicum gelungen. Bei der fünften Patientin wurde sekundär eine percutane Adaptationsosteosynthese vorgenommen.

Beim Repositionsversuch von Luxationsfrakturen durch das Collum anatomicum wurde dreimal die Einkeilung gelöst und damit der Zustand einer Vierfragment-Luxation herbeigeführt, die immer mit der Kopfnekrose endet. Diese Patienten wurden nach dem gescheiterten Repositionsmanöver frühfunktionell weiterbehandelt.

Nachuntersuchungsergebnisse

Bewertungsschema: Die Beurteilung der Behandlungsergebnisse wurde bewußt sehr hart gewählt und der Befund bei jungen und alten Patienten verschieden bewertet. Die Grenze zwischen jung und alt wurde bei etwa 70 Jahren angenommen, ist aber nach dem biologischen Zustand des Patienten variabel. Die Kriterien sind in Tabelle 2 dargestellt [5].

Die Spätergebnisse nach 40 Tuberculumfrakturen (Tabelle 3) waren 37 mal gut. 20 bestanden als Folge einer Schulterluxation. Bei 17 von ihnen was das Tuberculum nach Einrichtung der Luxation wieder angelegt oder remodelliert worden. Bei zwei Patienten , einer 87jährigen und einer 65jährigen, hatte sich das Tuberculum maius nicht angelegt. Bei einer 77jährigen war das Tuberculum minus verschoben. Die Bewertung der klinischen Ergebnisse dieser drei alten Patienten ist schwer, weil sie im Vergleich zur Gegenseite keine funktionellen Ausfälle hatten, sondern nur sehr unklare Angaben über Schmerzen machten. Bei keinem der 20 Patienten mit Luxationen ist es bisher — bis zu 10 Jahren nach dem Un-

Tabelle 2. Bewertungsschema der Ergebnisse nach konservativer Behandlung von Oberarm-kopfbrüchen

Gruppe	Klinische Befunde	Patient	
		Jung	Alt

I	Armheben F und S frei
	Rotation frei
	Keine Schmerzen
	  Tolerabel: unbemerkte Einschränkung von Kreuz-
	  und Nackengriff
		Gut	Gut

II	Armheben F oder S > 90° oder Rotation bis 1/2 behindert oder fallweise Schmerzen	Schlecht	Mäßig
III	Armheben F oder S < 90° oder Rotation mehr als 1/2 behindert oder störende Schmerzen	Schlecht Schlecht	Schlecht Schlecht

Tabelle 3. Spätergebnisse von 40 Tuberculumfrakturen (20 nach Luxation)

Tuberculum angelegt bzw. remodelliert (17 mal nach Reposition einer Luxation)	37
Tuberculum maius nach Reposition nicht angelegt	2 (87, 65 Jahre)
Tuberculum minus nicht angelegt	1 (77 Jahre)
Bisher keine Reluxation, Klinische Nachuntersuchungsergebnisse *gut*	

fall — zu einer Reluxation gekommen. Die anderen 20 Tuberculumfrakturen ohne Schul-terluxation hatten primär keine Verschiebung.

Die Spätergebnisse von 32 konservativ behandelten subcapitalen Oberarmbrüchen, von denen 12 vorher reponiert worden waren, zeigen bei 19 Patienten gute (Abb. 4,5,6) und bei dreizehn Patienten mäßig bis schlechte Ergebnisse (Tabelle 4). Der Vergleich mit dem Röntgenbefund bei der Nachuntersuchung zeigt eine deutliche Abhängigkeit von der be-stehengebliebenen Achsenabweichung unter dem Oberarmkopf. Die Grenze zwischen der noch tolerierbaren Varusfehlstellung oder Antekurvation dürfte bei 40° liegen (Abb. 7). Valgus und Rekurvation kommen wesentlich seltener vor und dürften keine so gravierenden Ausfälle bewirken. Verschiebung des Tuberculum maius nach cranial-dorsal hat in je einem Fall zu einem guten bzw. mäßigen Ergebnis geführt. Die Erfahrungen an Patienten mit ein-gestauchten Brüchen des Collum anatomicum und Verschiebung des Tuberculum maius zeigen jedoch, daß dieser Zustand häufig mit Schmerzen verbunden ist. Es dürfte sich also um Zufallsbefunde handeln.

Abb. 4. Konservativ reponierter subcapitaler Oberarmbruch mit Verschiebung des Schaft-fragmentes um volle Breite in die Axilla. Repositionsmanöver nach Hippokrates, dann Ruhigstellung im Desault-Gipsverband, nach einer Woche im Gilchrist-Fiberglasverband ➤

H.K.♂66a.
9.10.78 Sturz
Reposition, Desault – Gilchrist
4.11.78 GA. HG

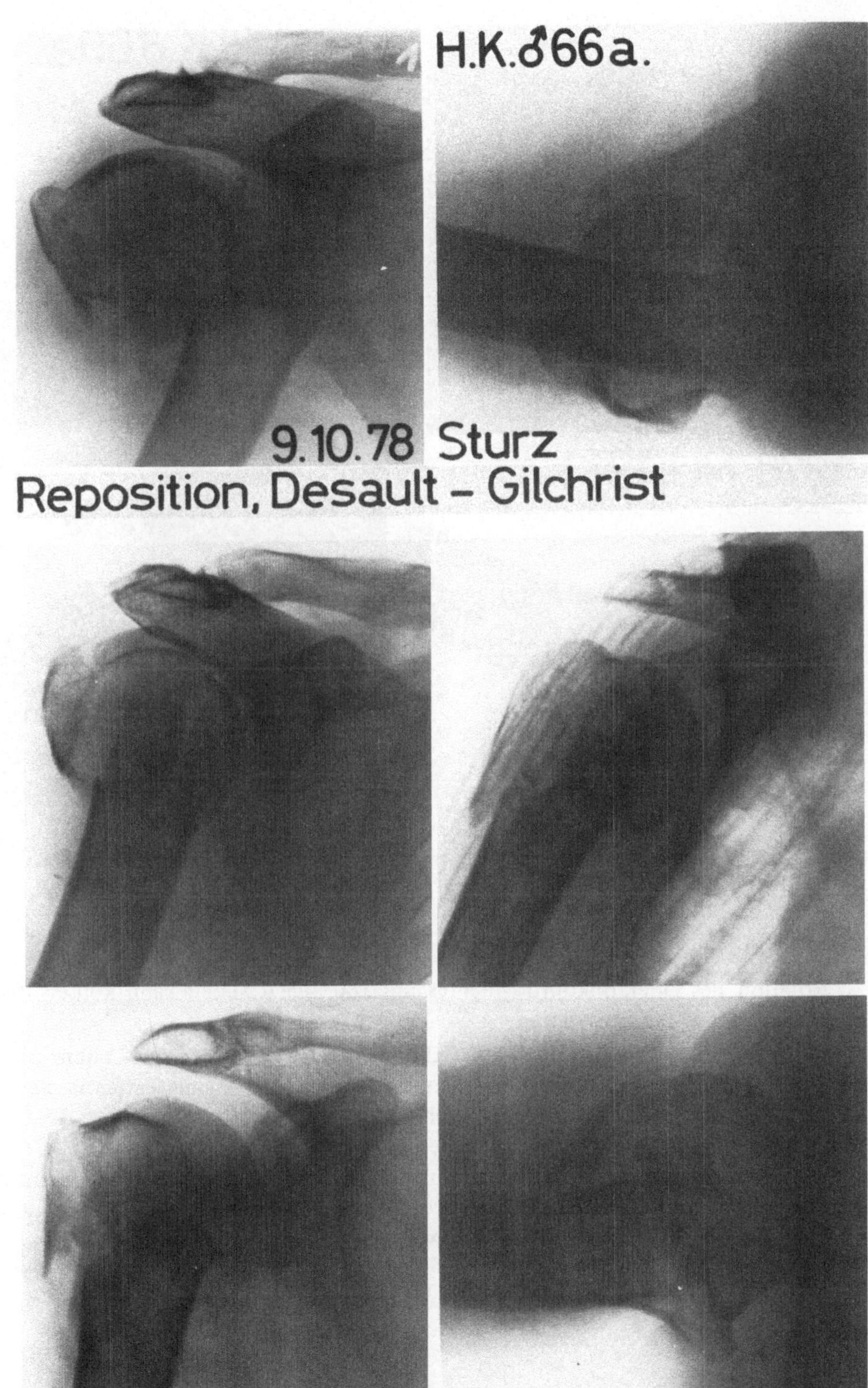

Abb. 4

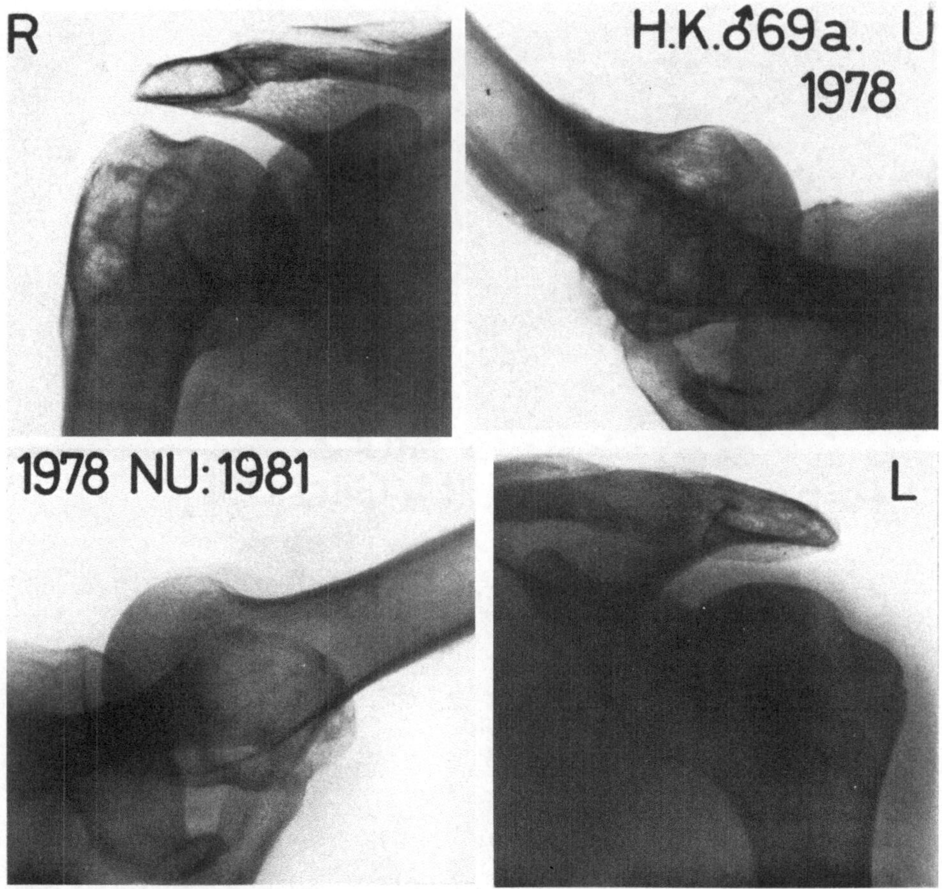

Abb. 5. Nachuntersuchungsröntgen mit Funktionsaufnahmen nach drei Jahren

Rotation des Oberarmkopffragmentes um 180° nach außen kann konservativ nur zu einem schlechten Ergebnis führen.

Die Spätergebnisse von Luxationsfrakturen mit Bruch durch das Collum chirurgicum (Tab. 5) waren bei vier reponierten Fällen zweimal mäßig, bei einer Patientin mit bestehengebliebener Subluxation des Kopfes nach caudal schlecht. Nur bei einem 57 Jahre alten Mann konnte ein gutes Ergebnis erzielt werden. (Abb. 8)

Die Spätergebnisse von sechs eingestauchten Frakturen durch das Collum anatomicum (Tab. 6) sind durch die Häufigkeit der Kopfnekrose gekennzeichnet [3]. Nur zwei Patienten hatten keine Kopfnekrose, bei zwei weiteren bestand eine teilweise oder nur passagere, und bei zwei Patienten trotz schonender Behandlung eine komplette Kopfnekrose (Abb. 9). Dementsprechend gab es nur ein gutes und fünf mäßige oder schlechte Ergebnisse.

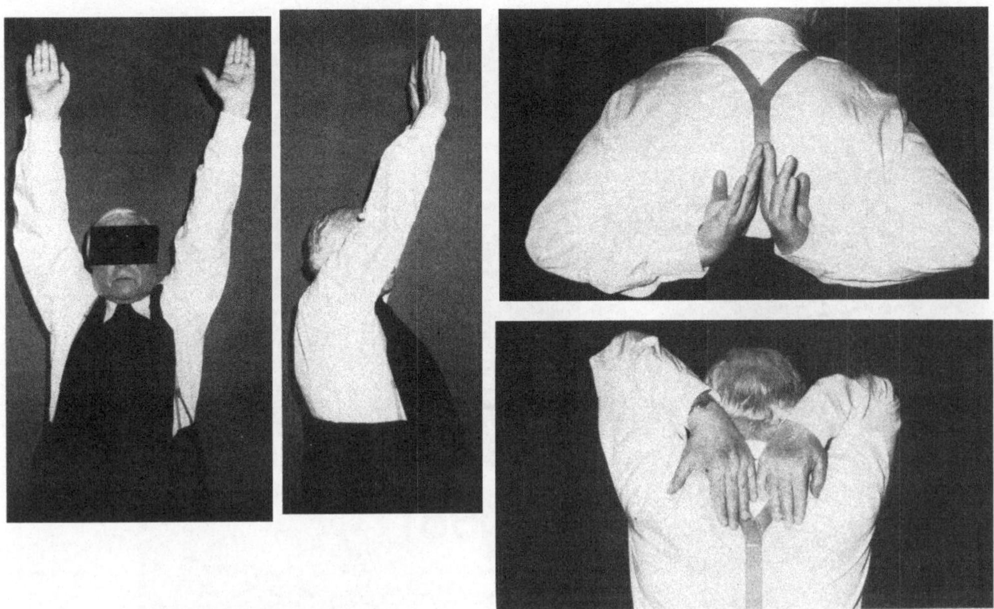

Abb. 6. Funktionsfotos dieses Patienten anläßlich der Nachuntersuchung

Tabelle 4. Spätergebnisse von 32 konservativ behandelten subcapitalen Oberarmbrüchen (12 nach Reposition)

Röntgenbefund	N	Bewertung	
		Gut	Mäßig/Schlecht
Anatomisch oder Achsenabweichung unter 40°	18	16	2
Abweichung in einer Achse über 45°	11	2	9
Tuberculum maius nach cranial-dorsal verschoben	2	1	1
Rotation des Kopffragmentes um 180°	1	–	1
	32	19	13

Tabelle 5. Ergebnisse von 5 Luxationsfrakturen mit Bruch durch das Collum chirurgicum

Reposition gelungen 4
Reposition nicht gelungen, sekundäre Osteosynthese 1

Spätergebnisse: Gut 1 (Mann, 57 Jahre)
Mäßig 2 (Frauen, 84, 62 Jahre)
Schlecht 1 (Subluxation des Oberarmkopfes nach caudal, Frau, 75 Jahre)

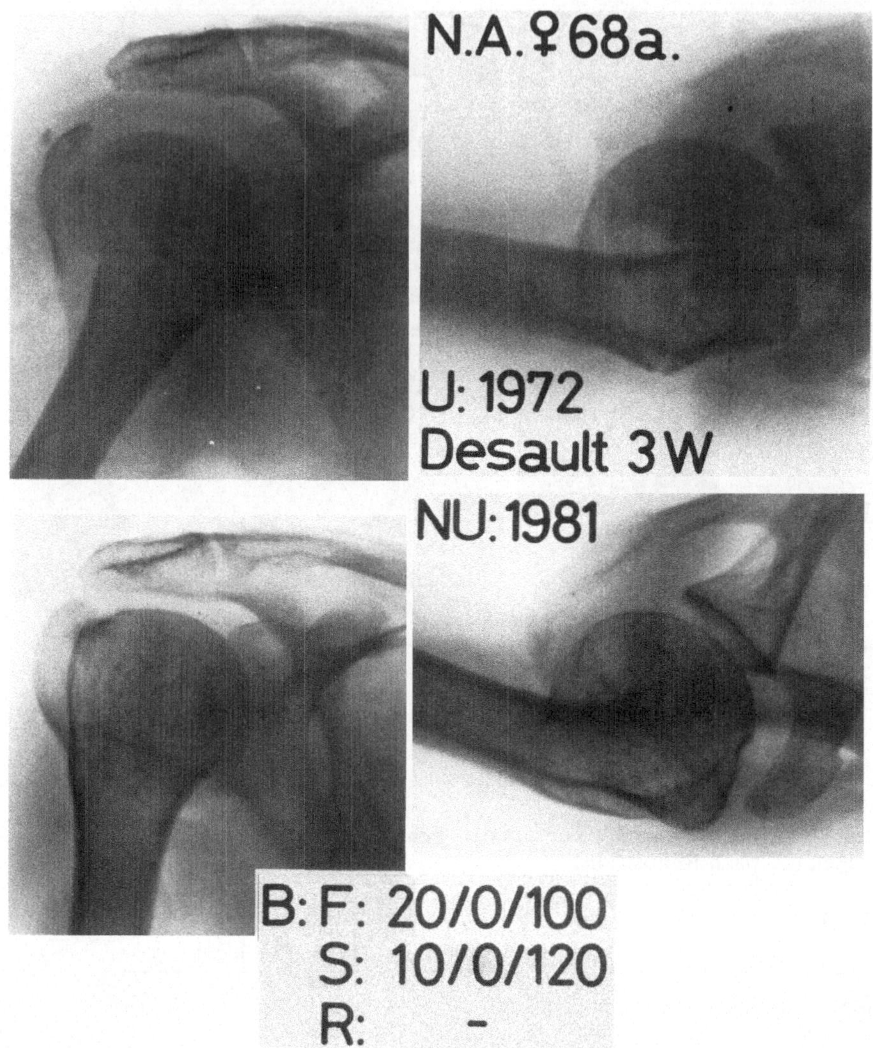

Abb. 7. Konservativ behandelter subcapitaler Bruch mit bestehen gebliebener Antekurvation von mehr als 40°. Außerdem ist das Tuberculum maius nach cranial verschoben. Bei der Nachuntersuchung, neun Jahre später, schlechtes funktionelles Ergebnis

Abb. 8. Konservativ reponierter Verrenkungsbruch durch das Collum anatomicum mit Abbruch des Tuberculum maius. Obwohl dieses nicht anatomisch angeheilt ist, bestand nach drei Monaten bereits ein gutes funktionelles Ergebnis ohne Schmerzen ➤

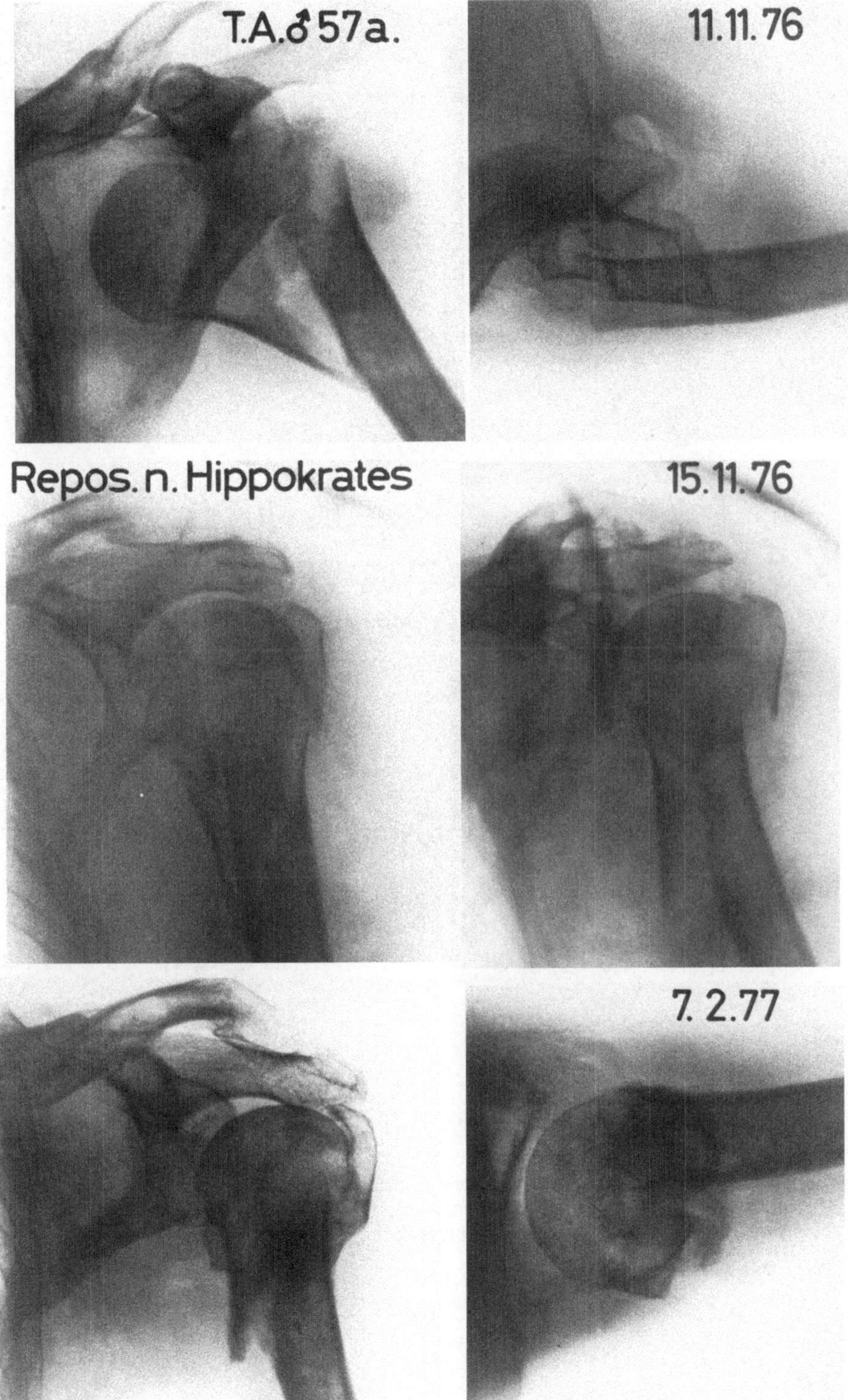

Abb. 8

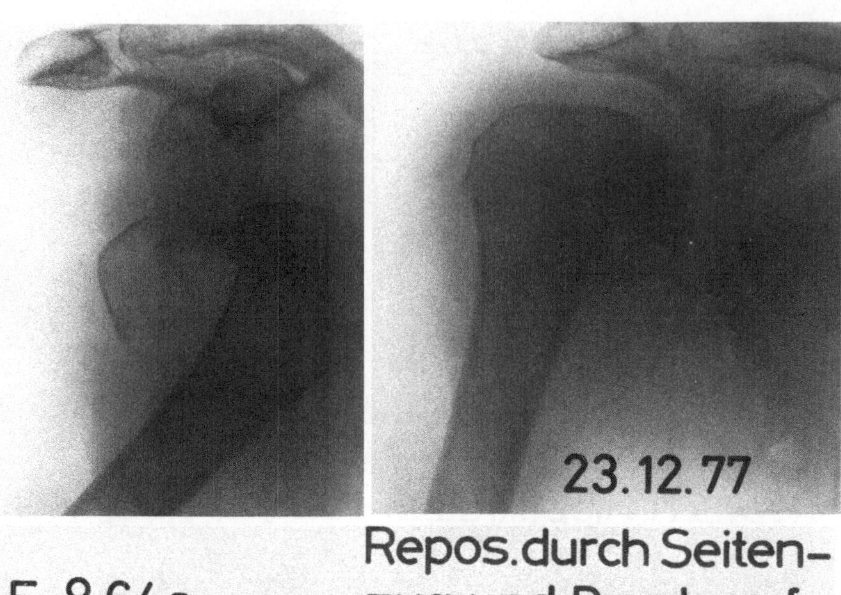

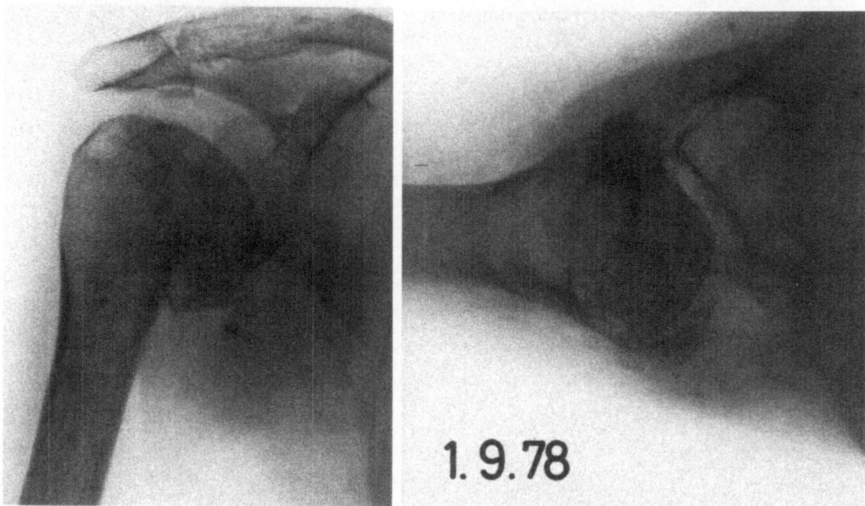

Abb. 9. Verrenkungsbruch mit eingestauchtem Bruch durch das Collum anatomicum mit Abbruch beider Tubercula. Die Reposition ist konservativ ohne Lösung der Einstauchung gelungen. Dennoch ist es zur teilweisen Kopfnekrose gekommen

Tabelle 6. Ergebnisse von 6 eingestauchten Frakturen durch das Collum anatomicum

---

Kopfnekrose: 2
Teilweise, bzw. passagere Kopfnekrose: 2
Keine Kopfnekrose: 2

Spätergebnisse:	Gut	1
	Mäßig	1
	Schlecht	4

Tabelle 7. Röntgenbefunde, bei denen schlechte klinische Ergebnisse zu erwarten sind

---

Verschiebung des Tuberculum maius nach cranial-dorsal
Subluxation des Oberarmkopfes
Varus oder Antekurvation von mehr als 45°
Lösung einer Fraktur durch das Collum anatomicum

Schlußfolgerungen

Bei Oberarmkopfbrüchen ist man in der Mehrzahl der Fälle mit sehr alten Patienten konfrontiert. Das ist der einzige Grund, warum bei dieser Verletzung auch gröbere Achsenknickungen toleriert werden können, die man bei einem jüngeren Patienten oder an einem anderen Körperteil nie belassen würde. Unter diesem Aspekt sind die geschilderten konservativen Behandlungsmethoden auch zu vertreten. Die Nachuntersuchung hat jedoch gezeigt, daß einige Zustände den gestellten Forderungen bezüglich der Spätergebnisse nicht genügen (Tab. 7). Diese sind: Verschiebung des Tuberculum maius nach cranial-dorsal, Subluxation des Oberarmkopfes, Varus- oder Antekurvation von mehr als 45° und Lösung einer Fraktur durch das Collum anatomicum. Bei diesen vier Zuständen müssen die konservativen Behandlungsmethoden entweder ergänzt und geändert werden oder es besteht auch in höherem Alter eine Operationsindikation.

Unter Berücksichtigung dieser Kriterien können konservative Maßnahmen bei Oberarmkopfbrüchen gute Ergebnisse bringen, die auch für junge Patienten ausreichen.

Literatur

1. Böhler L (1954) Die Technik der Knochenbruchbehandlung 14.–15. Auflage. Maudrich, Wien
2. Gilchrist DK (1967) A Stochinette-Velpeau for Immobilisation of the Shoulder Girdle. J Bone Surg 49/A:750
3. Poigenfürst J (1977) Der Oberarmbruch im Collum anatomicum. Unfallheilkunde *80*: 537
4. Poigenfürst J, Wruhs O (1978) Der Gilchrist-Fiberglasverband. Unfallheilkunde *81*:508
5. Reiler T, Tomiczek H : Spätergebnisse von konservativbehandelten Oberarmkopfbrüchen (im Druck)

Operative Behandlung der proximalen Humerusfrakturen

O. Wörsdörfer und F. Magerl

Einleitung

Frakturen des proximalen Humerus werden heute noch trotz der Möglichkeit moderner Osteosyntheseverfahren vorwiegend konservativ behandelt. [2, 5, 15, 25] Der überwiegende Anteil proximaler Humerusfrakturen sind geriatrischen Patienten und in 85% aller Frakturen liegen einfache Formen ohne wesentliche Dislokationen vor. [11, 24]) Der den proximalen Humerus umgebende Weichteilmantel dient als eine Art Schienung der Fraktur, verhindert in den allermeisten Fällen eine weitere Dislokation und erlaubt somit die wichtige frühfunktionelle Behandlung, und das gegen Immobilisation anfällige Schultergelenk beweglich zu erhalten. Das nicht formschlüssige Schultergelenk mit kleiner Pfanne und großem Oberarmkopf sowie die Kompensationsmöglichkeit im Bereiche des Humeroscapulargelenkes lassen auch verbleibende stärkere Abweichungen zu, so daß Einschränkungen der Extrembeweglichkeit im allgemeinen bei den älteren Patienten kaum bemerkt werden, bei jüngeren Patienten jedoch die Ausübung des Sports oder handwerklicher Tätigkeiten durchaus beeinträchtigen können.

Abkippungen des Kopfes um mehr als 30°, Fragmentverschiebungen um mehr als die halbe Schaftbreite, Luxationsfrakturen und Epiphysenlösungen müssen reponiert werden. Dabei trachtet man danach, die Fragmente untereinander zu verkeilen, so daß eine übungsstabile Fraktur entsteht. Es sollte bei den eingestauchten Luxationsfrakturen auf jeden Fall vermieden werden, die Kopfkalotte während des Repositionsmanövers zu lösen, da eine vollständige Unterbrechung der Durchblutung mit nachfolgender Kopfnekrose entstehen kann.

Die guten konservativen Behandlungsresultate verlangen daher eine überaus kritische Indikationsstellung zur operativen Behandlung unter Berücksichtigung der Frakturform, des Alters des Patienten und des anzustrebenden Behandlungsresultates.

Zugänge zum proximalen Humerus

Der anterolaterale Zugangsweg ist das Standardverfahren für den proximalen Humerus. Die Hautinzision liegt im Sulcus deltoideopectoralis oder knapp lateral davon. Die kosmetischen Ergebnisse beider Zugänge sind unbefriedigend, wobei die laterale Inzision noch etwas günstigere kosmetische Ergebnisse zeigt. Der vom Acromion zur vorderen Achselfalte ziehende Zugang ist kosmetisch günstiger, hat jedoch den Nachteil, daß die proximalen Schaftanteile und die Tubercula schlechter zu erreichen sind. Der anterolaterale Zugang hat zudem den Vorteil, daß er nach distal zum sog. "Henry-Approach" verlängert werden kann (9). Mit diesem Zugang gelangt man bis unmittelbar an das Ellbogengelenk (Abb. 1).

Bei anterolateralen Zugang empfiehlt es sich den M. deltoideus von der Clavicula etwas abzulösen (Abb. 2). Wenn gleichzeitig eine Darstellung der vorderen Pfannenanteile notwendig ist, kann die Spitze des Proc. coracoideus mit der daran entspringenden Muskulatur

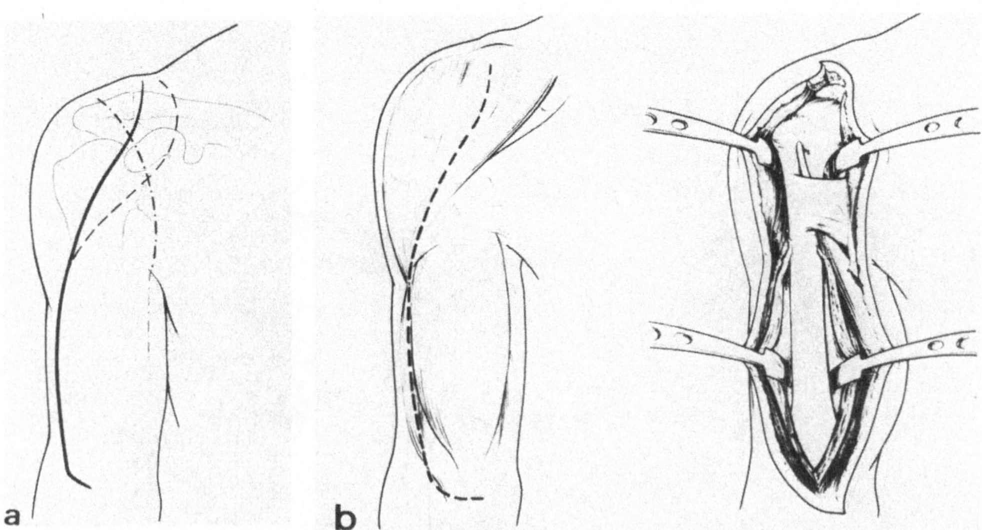

Abb. 1. Antero-lateraler Standardzugang zum proximalen Humerus. Möglichkeiten der verschiedenen Hautincisionen. Durchgehende Linie zeigt die empfohlene Hautincision. Erweiterungsmöglichkeit des antero-lateralen Zuganges zum sog. „Henry-Approach" für die Darstellung des gesamten Humerus

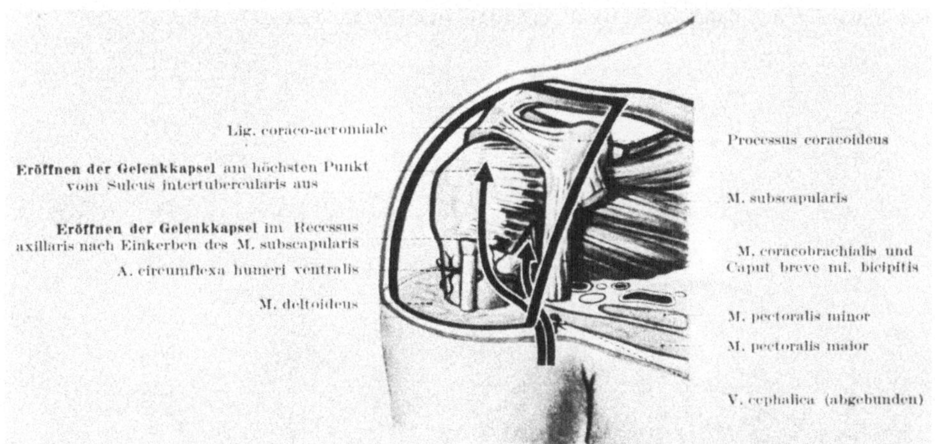

Abb. 2. Zugangswege zum Schultergelenk nach Lanz-Wachsmuth. Anatomischer Situs am proximalen Humerus

mittels Osteotomie abgelöst werden. Sie wird nach Abschluß der Operation mit einer Zugschraube refixiert (Abb. 3).

Isolierte Tuberculumabrisse können von einem kürzeren oder längeren Säbelhiebschnitt gut dargestellt werden. Der acromiale Ursprung des M. deltoideus wird dabei am Acromion im Bereich der Sehnenfasern durchtrennt. Der Muskel selbst wird dann in Faserrichtung

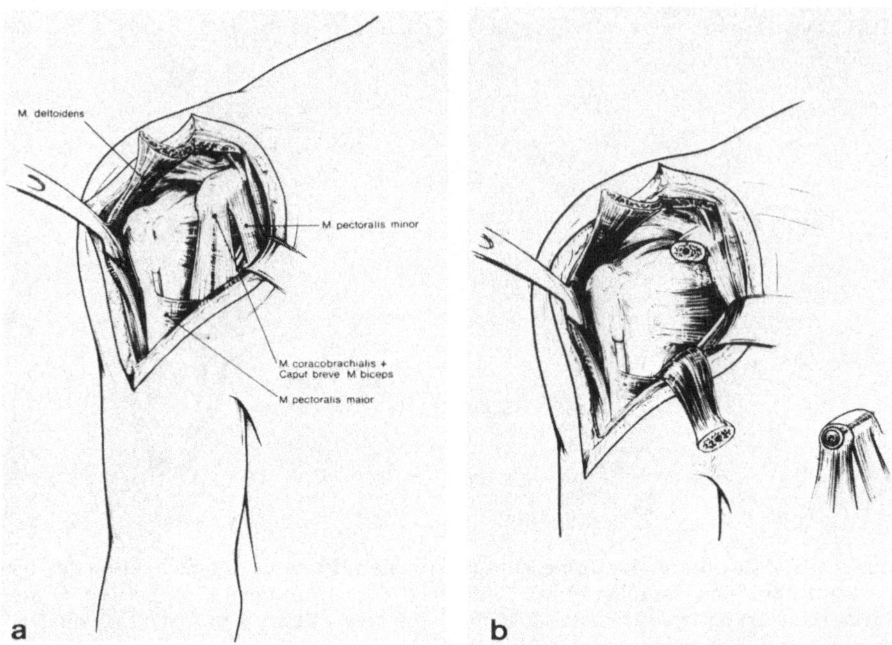

Abb. 3. Darstellen des proximalen Humerus nach antero-lateralem Zugang mit partiellem Ablösen des M. deltoideus am Acromion. Zur Darstellung der Schultergelenkspfanne Osteotomie der Coracoidspitze. Refixationsmöglichkeit mittels Zugschraube

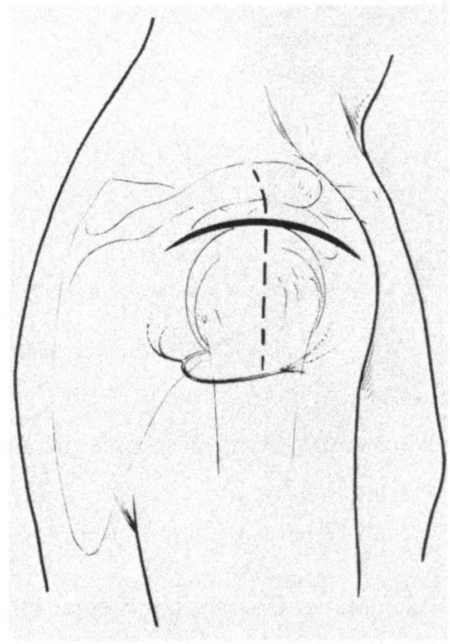

Abb. 4. Zugangsweg zu den Tubercula mittels Säbelhiebschnitt. Längsspalten des Deltoideus bis 4 cm distal des Acromions. Darstellung des Verlaufes des N. axillaris

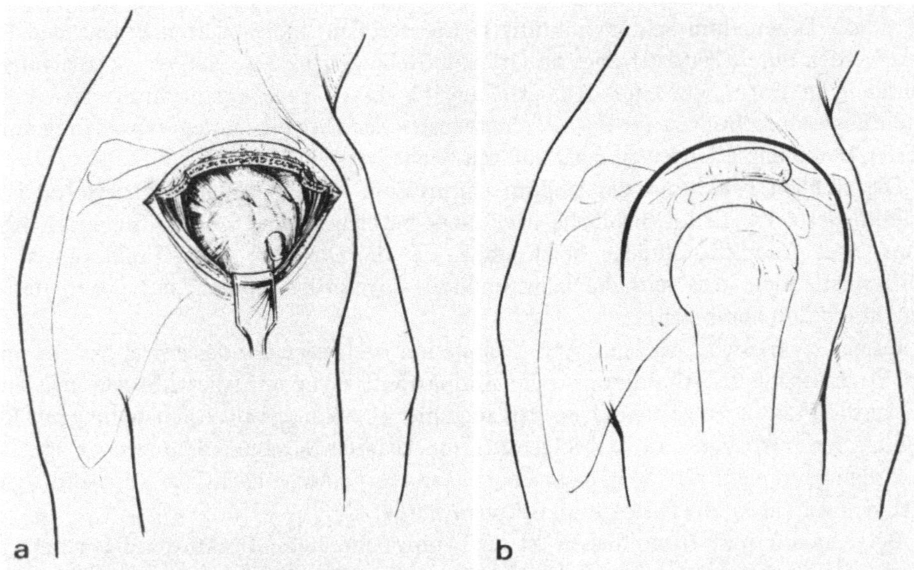

Abb. 5. Erweiterter Säbelhiebschnitt zur Darstellung der Tubercula und der Rotatorenmanschette. Ablösen des Deltoideus im sehnigen Ansatz, als Alternative Osteotomie des Acromions

längsgespalten. Hierbei ist strikt zu beachten, daß die Längsspaltung maximal 4 cm vom Acromion erfolgen darf, da sonst eine Schädigung des N. axillaris befürchtet werden muß (Abb. 4). Der abgelöste Muskel wird zum Schluß am sehnigen Anteil des Acromions refixiert.

Für eine ausgedehnte Darstellung der oberen Anteile der Rotatorenmanschette kann die laterale Partie des Acromions osteotomiert werden und mit den daran entspringenden Muskelfasern nach distal umgeschlagen werden. Das osteotomierte Acromion wird mittels Schrauben oder transossären Nähten refixiert, wobei gerade nach Eingriffen an der Rotatorenmanschette eine Erweiterung des subacromialen Tunnels durch partielle Resektion der Acromionspitze vorgenommen werden sollte (Abb. 5).

Operative Therapie

Gruppe I: Minimal verschobene Frakturen

Da die Fragmente nur minimal disloziert sind und häufig ineinander eingestaucht sind, werden sie durch den umgebenden Weichteilmantel zusammengehalten und erlauben somit eine frühfunktionelle Behandlung. Eine operative Stabilisierung sollte in diesen Fällen wegen der guten funktionellen Behandlungsresultate vermieden werden.

Frakturen der Tubercula, meistens des Tuberculums majus, entstehen isoliert durch ein direktes Trauma oder durch Sturz auf den Arm oder auf die Schulter, im Rahmen von subcoracoidalen oder axillären Luxationen und infolge von Muskelkontrakturen bei epileptischen Anfällen, Elektroschocks oder bei Elektrounfällen. Im letzteren Falle ist meistens das Tuberculum minus frakturiert. Die stabilen undislozierten Brüche der Tubercula werden durch Perioststränge an Ort und Stelle gehalten, so daß eine konservative Behandlung in Form von einer Ruhigstellung für 8—10 Tage mit nachfolgenden unbelasteten Bewegungsübungen für 3—4 Wochen ausreichend ist und unter Vermeidung von forcierten Bewegungsübungen zu einer völligen Wiederherstellung führt.

Die stabilen Frakturen des Collum chirurgicum werden als undislozierte oder minimaldislozierte Zweifragmentbrüche nach Neer bezeichnet und wurden früher als Abduktions- oder Adduktionsbrüche beschrieben. Für die Diagnose dieser Frakturen ist es jedoch unerläßlich, daß seitliche Röntgenbilder angefertigt werden, aus denen der Grad der Dislokation hervorgeht.

Daraus ergibt sich, daß häufig die Dislokation nach ventral oder dorsal besteht und im a.p.-Strahlengang als Abduktions- oder Adduktionsfraktur imponiert. In den meisten Fällen ist die Fraktur eingestaucht, so daß auch hier eine konservative Behandlung mit Ruhigstellung für 2 Wochen und nachfolgenden unbelasteten Bewegungsübungen genügt. Ist die Abkippung um mehr als 45° in einer Ebene, kann mit einer vorsichtigen Reposition, günstig nach einigen Tagen, die Dislokation behoben werde.

Bei Kindern und Jugendlichen ist das Äquivalent dieser Frakturen die metaphysäre-epiphysäre Fraktur vom Typ Salter II. Die Frakturlinie läuft teilweise durch die knorpelige Endplatte der Epiphysenfuge, distalwärts durch die Metaphyse. In den allermeisten Fällen genügt bei diesem Frakturtyp eine konservative Behandlung, wenn keine Abkippung um mehr als 45° vorliegt. In seltenen Fällen kann es jedoch durch die eingeklemmte Bizepssehne zu einem Repositionshindernis kommen, so daß eine offene Reposition und eine Fixation mit Kirschner-Drähten erfordelich sein kann.

In Fehlstellung verheilte Frakturen des Collum chirurgicum können gelegentlich eine Korrekturosteotomie erforderlich machen, wenn durch die Fehlstellung eine Einschränkung der Beweglichkeit des Schultergelenkes eingetreten ist. Meistens handelt es sich um

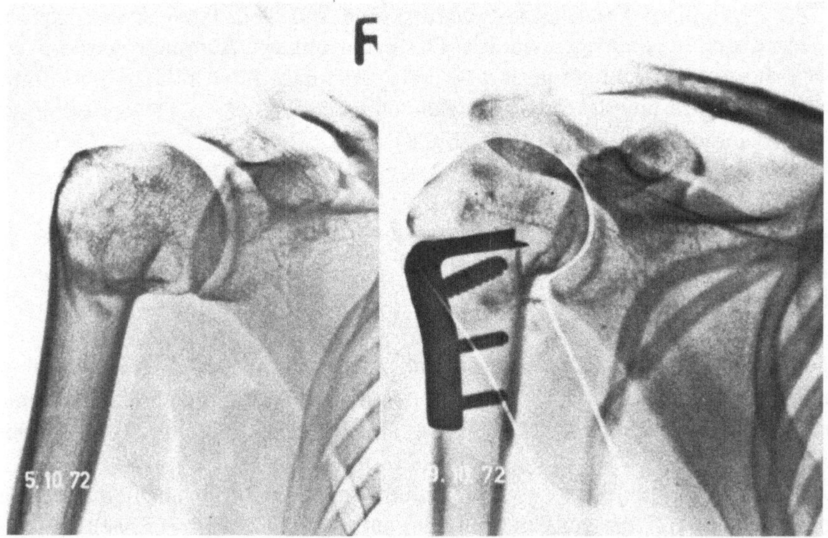

Abb. 6. Korrekturosteotomie am proximalen Humerus nach in Varus-Rotationsfehlstellung verheilter subkapitaler Humerusfraktur

Varus- und Rotationsfehlstellungen, so daß die Korrekturosteotomie in einer Valgisation und Derotation besteht. Die Fixation erfolgt nach Vorschlag von Magerl [13] mittels einer zur Winkelplatte geformten Halbrohrplatte.

In Abb. 6 wird anhand eines klinischen Beispieles eine Korrekturosteotomie am proximalen Humerus dargestellt.

Gruppe II: Verschobene Fraktur am Collum anatomicum

Diese Frakturform ohne Beteiligung der Tuberculla ist außerordentlich selten. Frakturen am Collum anatomicum entstehen meistens im Rahmen von Luxationen und Luxationsfrakturen und sind der Gruppe IV zuzuordnen. Bei den eingestauchten Frakturen des Collum anatomicum ohne Luxation des Kopffragmentes ist unter allem Umständen eine Reposition und eine Lösung des eingestauchten Kopffragmentes zu vermeiden, da in diesen Fällen ausnahmslos eine Kopfnekrose eintritt.

Selbst bei den konservativ behandelten unreponierten Frakturen im Collum anatomicum ist die Nekroserate außerordentlich hoch.

Gruppe III: (a–c) Verschobene Frakturen des Collum chirurgicum

a) Gerade beim älteren Menschen mit erheblicher Osteoporose ist eine sichere Verankerung von Schrauben zur Plattenosteosynthese nicht gewährleistet. In diesen Fällen hat sich nach Angaben von Jakob [11], Enes-Gaiao [6], Müller [17], Sarvestani [20], Schweiker [22] die perkutane Kirschner-Drahtspickung mit anschließender Ruhigstellung im Fixations-

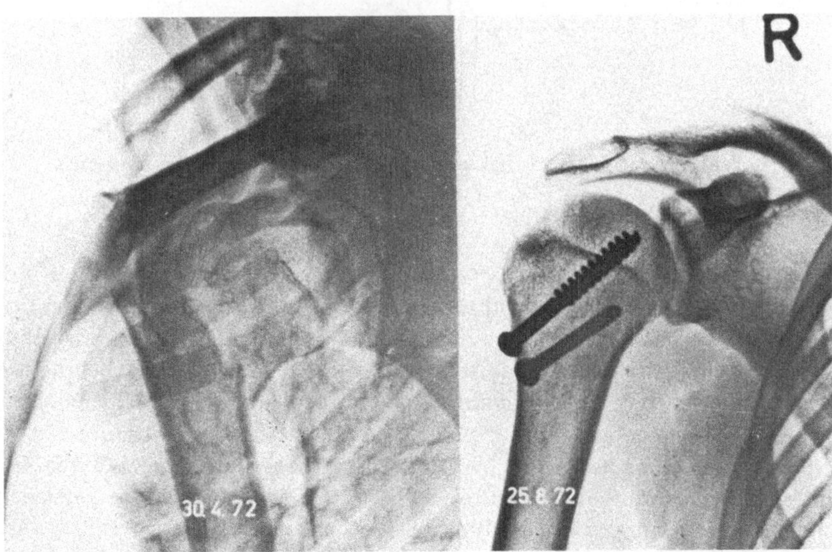

Abb. 7. Schraubenosteosynthese nach Humeruskopffraktur im Collum chirurgicum. Frakturtyp III A nach Neer

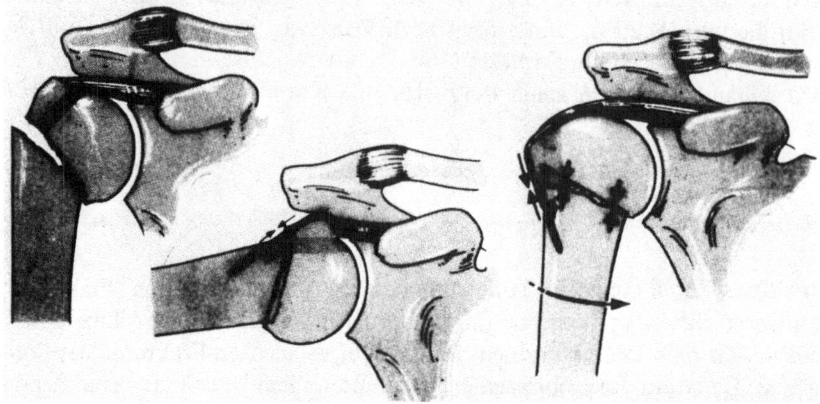

Abb. 8. Prinzip der Zuggurtungsosteosynthese subkapitaler Humerusfrakturen beim alten Menschen, Typ III A und B nach Neer

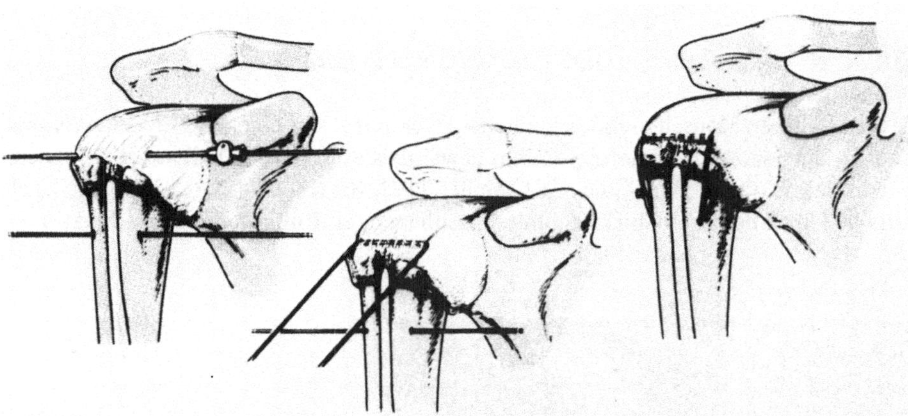

Abb. 9. Technik der Zuggurtungsosteosynthese am proximalen Humerus

verband für 2 Wochen bewährt. Bei jüngeren Patienten mit dichter Knochenstruktur ist der übungsstabilen Osteosynthese in Form von T- oder L-Platten den Vorzug zu geben. In Ausnahmefällen kann bei besonderen Frakturverläufen von lateral-proximal nach medial-distal eine reine Schraubenosteosynthese angewendet werden (Beispiel Abb. 7).

Als Alternative zur Spickdrahtosteosynthese bei älteren Menschen hat sich die von Magerl [13] angegebene Zuggurtungsosteosynthese in unseren Händen bewährt. Das Prinzip dieser Fixierung besteht darin, daß der Adduktionsbruch zuerst durch Einstauchung des distalen Fragmentes in den eingestauchten Abduktionsbruch übergeführt wird. Die Einstauchung wird mit der Zugggurtungscerclage aufrecht erhalten.

Das technische Vorgehen gestaltet sich folgendermaßen (Abb. 8 und 9): Der obere Draht wird durch eine in die Fasern der Rotatorenmanschette eingeführte Kanüle von ventral nach dorsal gezogen. Die Kanüle soll innerhalb der Rotatorenmanschette liegen,

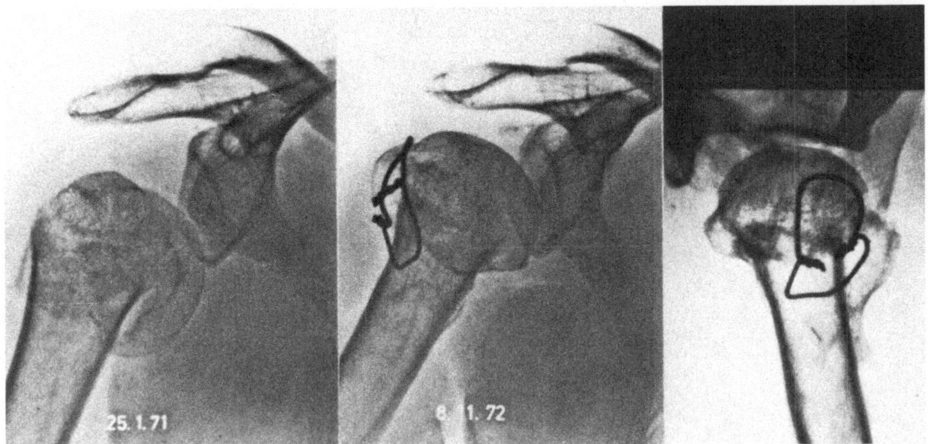

Abb. 10. Klinisches Beispiel einer Zuggurtungsosteosynthese bei dislocierter proximaler Humuerusfraktur im Collum chirurgicum

im Idealfall an der Grenze zwischen den beiden oberflächlichen und tiefen Dritteln. Auf keinen Fall darf die Bicepssehne mitgefaßt werden. Der distale Draht wird von ventral nach dorsal durch einen knöchernen Bohrkanal 2–3 cm distal von der Frakturlinie eingeführt. Die beiden Drahtenden werden vor und hinter dem Sulcus der Bicepssehne verquirlt. Dabei ist es wichtig, daß der durch die Rotatorenmanschette geführte Draht an den Austrittsstellen rechtwinklig umgebogen wird und nicht überkreuzt wird. Damit kann man eine ungünstige Raffung der Rotatorenmanschette vermeiden.

Dieses Stabilisierungsverfahren erlaubt eine funktionelle Nachbehandlung ohne zusätzliche externe Fixation. In Abb. 10 wird ein klinisches Beispiel einer Zuggurtungsosteosynthese dargestellt.

b) Infratuberculäre Frakturen mit deutlicher Dislokation des Schaftes nach medial durch Zug des M. pectoralis major sind auch nach der Reposition nicht stabil zu halten, so daß sich in diesem Fällen eine gute Indikation für eine Plattenosteosynthese ergibt. Nach Angaben von Jakob [11] findet man häufig Weichteilinterponate bei diesen Frakturformen, so daß eine verzögerte Heilung oder eine Pseudarthrose zu erwarten ist. Die Standardmethode bildete lange Zeit die Fixierung mit der T-Platte, bei der der vordere Schenkel den Sulcus intertubercularis der Bicepssehne überbrückte. Weil dadurch aber die lange Bizepssehne blockiert werden kann, empfiehlt es sich die T-Platte so anzulegen, daß sie lateral vom Sulcus intertubercularis liegt. Wenn der quere Schenkel der T-Platte für diese Applikationsform zu breit ist, wird mit Vorteil eine L-Platte verwendet. Bei einem langen metaphysären Anteil des proximalen Fragmentes kann anstelle der T- oder L-Platte auch eine gerade DCP oder Halbrohrplatte verwendet werden. Abb. 11 zeigt ein klinisches Beispiel einer Plattenosteosynthese beim Frakturtyp III B.

c) Bei diesem Frakturtyp handelt es sich um Mehrfragmentfrakturen mit Trümmerzone bis weit in den metaphysären Bereich, wobei auch Frakurlinien in die Tubercula und in den Humeruskopf laufen können. Diese Frakturen sind primär instabil und lassen sich schlecht funktionell behandeln, so daß auch hier eine Indikation zur Osteosynthese besteht. In diesen Fällen hat sich ebenfalls die Plattenosteosynthese in Form von T-Platten oder Kleeblattplatten bewährt. Frakturverläufe in den Humeruskopf können durch zusätzliche

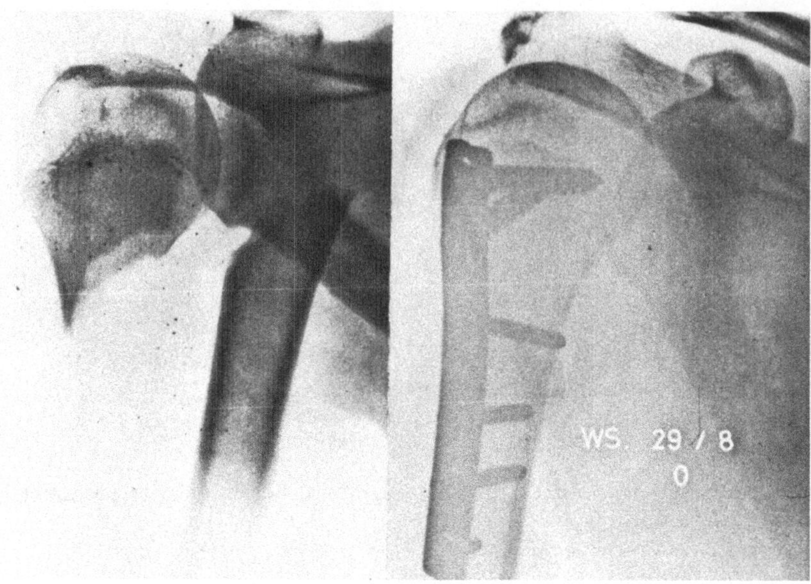

Abb. 11. Plattenosteosynthese einer subkapitalen Humerusfratur Typ III B nach Neer

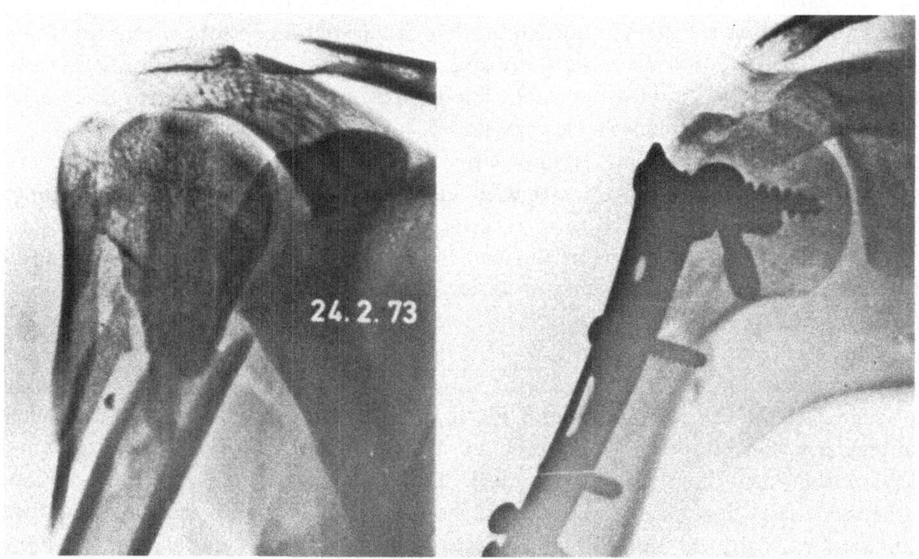

Abb. 12. Sukapitale Humerusmehrfragmentfraktur mit Fraktur in den Humeruskopf Typ III B nach Neer. Fixation mit separater Zugschraube und Löffelplatte

Zugschrauben stabilisiert werden. Eine konservative Behandlung ist bei älteren Patienten in Ausnahmefällen möglich, hier ist jedoch eine Extensionsbehandlung durch suprakondyläre Drahtextension oder mittels Olecranonextension zu empfehlen. Abb. 12 zeigt ein klinisches Beispiel einer metaphysären Trümmerfraktur mit Fraktur in den Humeruskopf, welche mittels Löffelplatte und seperaten Zugschrauben stabilisiert wurde.

Gruppe IV: Abrißfrakturen des Tuberculum majus

Isolierte Abrißfrakturen des Tuberculum majus mit Dislokalisation von 1 cm und mehr sollten in jedem Falle operativ refixiert werden. Bei größeren Fragmenten hat sich die Schraubenosteosynthese bewährt, bei kleinem Fragment oder Aufsplitterung des Fragmentes läßt sich das dislozierte Tubeculum gut mit einer Zuggurtungscerclage refixieren. Die Schraubenosteosynthese kann jedoch durch den vorstehenden Schraubenkopf bei der Abduktion zu Einklemmungen unter das Acromiondach mit Beschwerden führen, so daß in neuerer Zeit Burri die Fixation mittels einer Einlochkrallenplatte empfohlen hat. Dabei kann bei der Abduktion die auf dem Tuberculum liegende flache Platte unter das Acromion gleiten. In Abb. 13 und 14 sind die verschiedenen Fixationsmöglichkeiten der Tubercula dargestellt.

Bei den Dreisegmentfrakturen dieser Gruppe handelt es sich um Abrißfrakturen des Tuberculum majus und einer Fraktur im Collum chirurgicum. Dieser Frakturtyp wird nicht selten im Rahmen einer Schulterluxation gesehen. Durch den Zug des M. subscapularis am Tuberculum minus kann es zum Verdrehen der Kopfkalotte nach dorsal kommen. Diese Frakturen stellen eine absolute Operationsindikation dar, wobei bei der offenen Reposition unbedingt auf die Erhaltung der ventralen Weichteil- und Gefäßverbindungen geachtet werden muß, um eine Kopfnekrose zu vermeiden. Bei einer Einstauchung der Kopfkalotte auf das distale Fragment ist in jedem Falle eine Lösung des Kopffragmentes zu vermeiden trotz der daraus resultierenden Gelenksinkongruenz. Anhebungen des Kopfes mit Spongiosaunterfütterung haben sich nach Angaben von Jakob [11] sowie aufgrund eigener Beobachtungen nicht bewährt. Wenn bei eingestauchter Kopfkalotte die Tubercula nicht wesentlich disloziert sind, ist eine konservative Behandlung anzustreben, bei einer Dislokation des Tuberculum majus, bei der Dreisegmentfraktur sowie bei einer Dislokation beider Tubercula, bei der Viersegmentfraktur hat sich in unseren Händen die Fixation mittels Zuggurtungscerclage nach Magerl [13] bewährt.

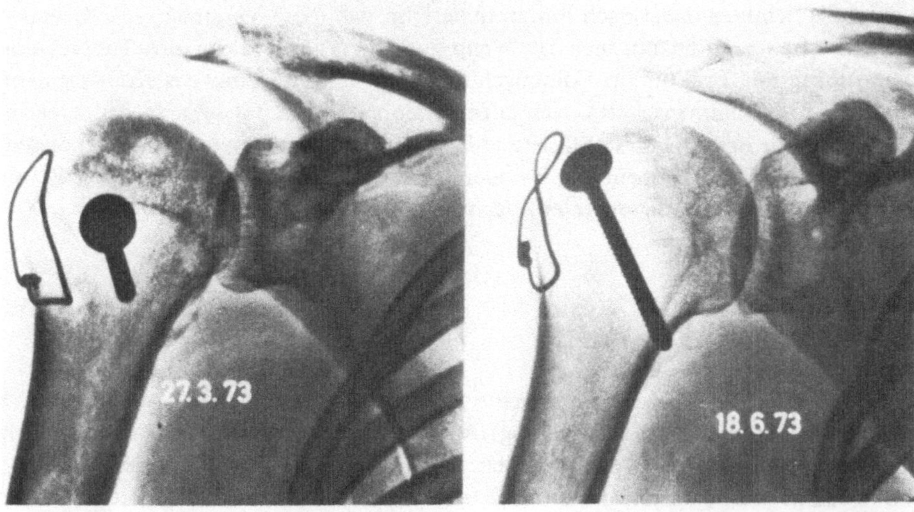

Abb. 13. Ausrißfraktur des Tuberculum majus. Fixation der Hauptfragmente mittels Zugschraube und Zuggurtungscerclage

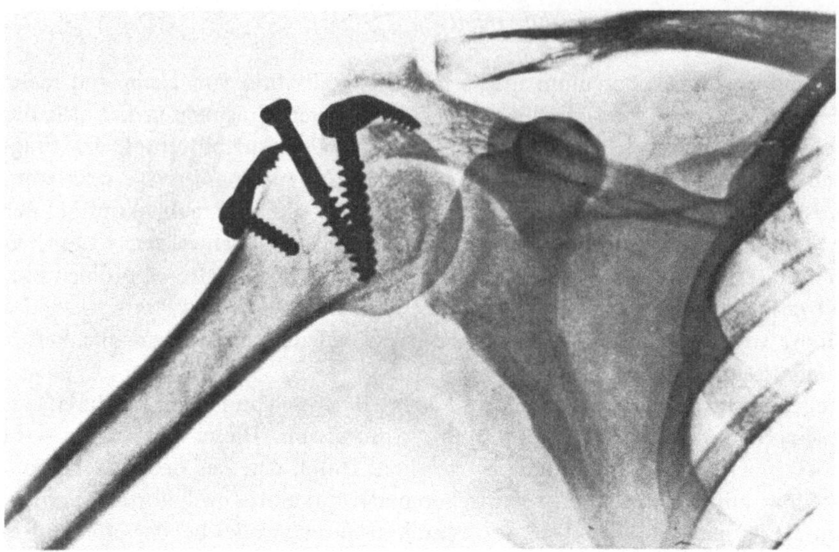

Abb. 14. Ausrißfraktur des Tuberculum majus mit mehreren Fragmenten. Fixation mittels Krallenplatte nach Burri. Bei der Abduktion kommt es zum Gleiten der Platte unter das Acromiondach. Zu beachten ist der Nachteil der Schraubenosteosynthese mit möglicher Sperrung des Schraubenkopfes am Acromion bei der Abduktion

Gruppe V: Abrißfrakturen des Tuberculum minus

Isolierte Abrißfrakturen des Tuberculum minus stellen eine seltene Verletzung dar und finden sich meistens nach epileptischen Anfällen, Elektroschocks oder Elektrounfällen. Häufig ist die Schulter dabei nach hinten luxiert, so daß diese Verletzung der Gruppe VI der Luxationsfrakturen zuzuordnen ist. Wenn zusätzlich zur Fraktur des Tuberculum minus eine subkapitale Fraktur im Collum chirurgicum besteht, kann das Kopffragment durch Zug der Rotatorenmanschette nach außen rotiert und gekippt sein, so daß auch hier eine Indikation zur operativen Stabilisierung besteht. Als Verfahren eignet sich in diesen Fällen bei größerem Kopffragment die T- oder L-Plattenosteosynthese, wobei das Tuberculum minus oder majus mittels separater Zuggurtungscerclage refixiert werden kann.

Gruppe VI: Luxationsfrakturen

Die Behandlung der Zweisegmentluxationsfrakturen erfolgt durch geschlossene Reposition der Luxation, wobei sich das abgerissene Tuberculum majus wieder an den Ursprungsort legen kann, so daß in diesen Fällen eine konservative Behandlung möglich ist. Ist das Tuberculum majus disloziert, so muß eine Refixation mittels Schraube oder Cerclage erfolgen. Bei einer zusätzlichen Abrißfraktur des Glenoidalrandes ist in jedem Falle eine Refixation erforderlich, um die habituelle Luxation zu vermeiden. In Abb. 15 ist eine Zweisegmentluxationsfraktur mit Abriß des Tuberculum majus und Abriß des vorde-

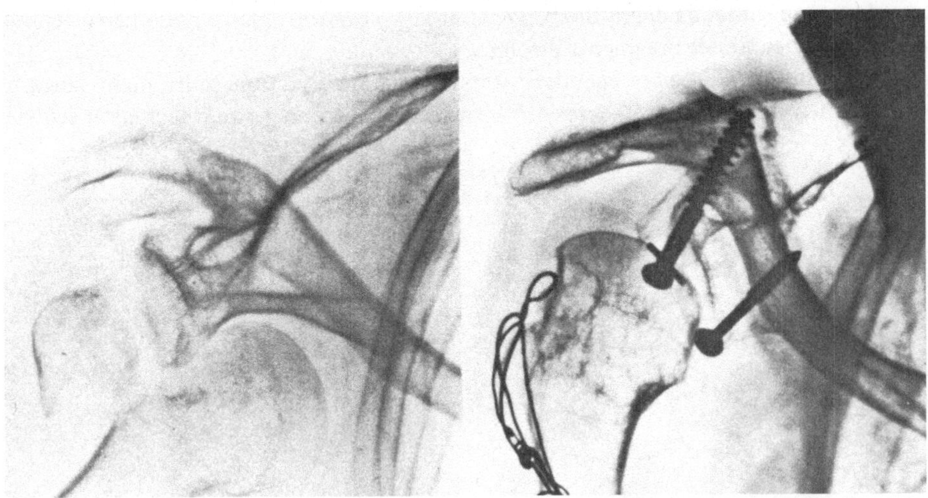

Abb. 15. Luxationsfraktur mit Abriß des Tuberculum majus und Abbruch des vorderen Glenoidalrandes. Zweisegmentfraktur Typ VI nach Neer. Refixation des Tuberculum majus mittels Zuggurtung, Refixation des vorderen Glenoidalrandes durch Schraubenosteosynthese

ren unteren Glenoidalrandes dargestellt. Die Behandlung erfolgte durch Reposition, Cerclagenfixation des Tuberculum majus und Anschrauben des Glenoidalrandes.

Die Drei- und Viersegmentluxationsfrakturen zählen von allen Frakturen des proximalen Humerus zu den ungünstigsten Verletzungen der oberen Extremität, da sie nie mit einer völligen anatomischen und funktionellen Herstellung des Schultergelenkes zu behandeln sind. Zudem gehen sie mit der höchsten Kopfnekrosenrate sowohl bei operativer als auch bei konservativer Behandlung einher.

Relativ hoch ist auch der Prozentsatz der begleitenden Nervenverletzung in Form von Axillarisparesen und Paresen des oberen und unteren Plexus brachialis, wobei diese häufig passagere sind. Es werden jedoch bis zu 23% neurologische Begleitverletzungen angegeben [21]. Verletzungen der A. axillaris werden ebenfalls beschrieben [3].

Die Drei- und Viersegmentluxationsfrakturen stellen enorme Probleme bei konservativer und operativer Behandlung dar. Trotz der unbefriedigenden Ergebnisse hat sich die operative Reposition und Stabilisierung insbesondere bei jüngeren Patienten gegenüber einer rein funktionellen Behandlung bewährt [26]. Bei alten Patienten und bei ausgedehnten Zertrümmerungen ohne operative Rekonstruktionsmöglichkeit ist es gerechtfertigt in Narkose einen approximativen Repositionsversuch zu machen, um die dislozierten Fragmente, insbesondere die dislozierten Tubercula in eine bessere Position zu bringen.

Wenn das Kalottenfragment eingestaucht ist oder nur gering disloziert ist, sollte unter allen Umständen eine weitere Lösung der eingestauchten Kopfkalotte vermieden werden. Läßt sich mit geschlossenen Maßnahmen keine ausreichende Adaptierung der Fragmente erreichen, so empfiehlt sich eine schonende offene Reposition mit der geringstmöglichen Adaptionsosteosynthese. Eine stabile Osteosynthese ist bei den Drei- und Viersegmentfrakturen von vornherein nicht möglich, so daß auf jeden Fall ein solcher Versuch unterlassen werden sollte, da durch die ausgedehnte Exploration eine vollkommene Denudierung noch möglicher vitaler Fragmente erfolgt.

Der Entscheid für eine operative Reposition und Fixation sollte nicht lange hinausgeschoben werden, da nach einigen Tagen die Reposition extrem technisch schwierig ist

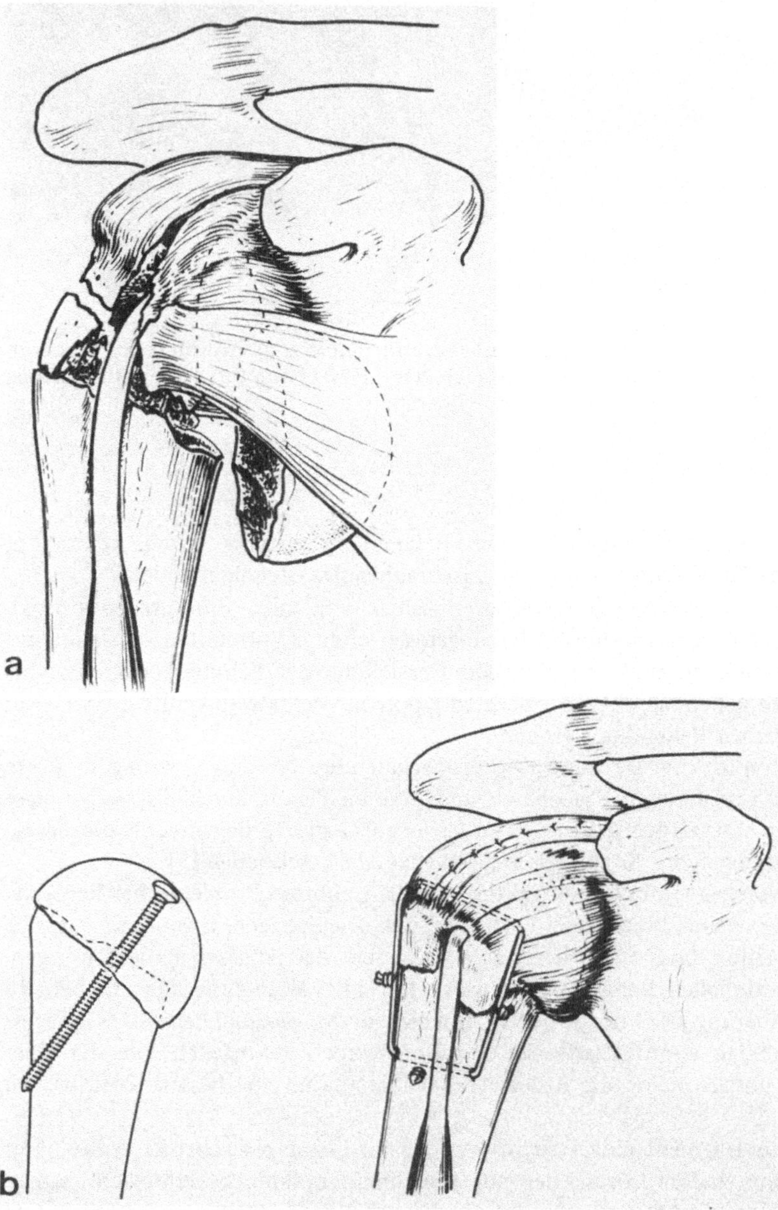

Abb. 16. Schematische Darstellung einer Viersegmentluxationsfraktur nach Neer. Refxation der Kopfkalotte Naht der Rotatorenmanschette, Fixation der Hauptfragmente mittels Zuggurtungsosteosynthese

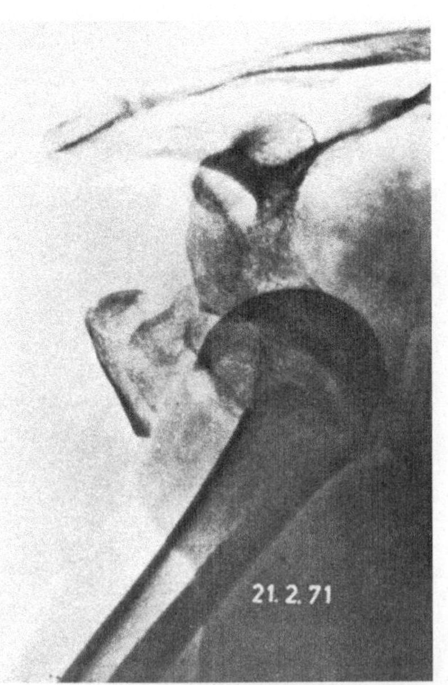

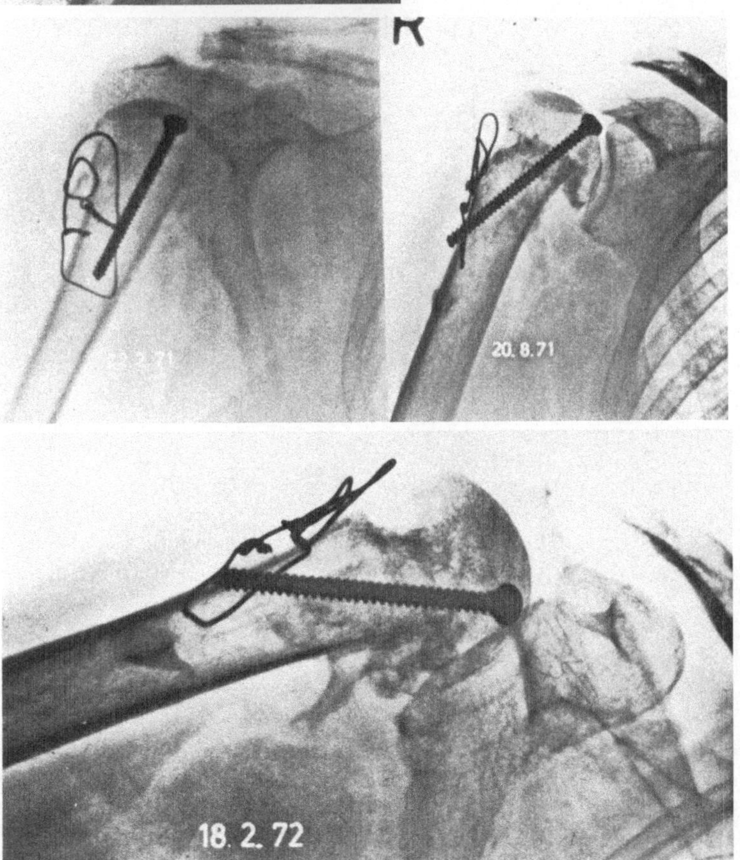

Abb. 17 a–c. Klinisches Beispiel einer Viersegmentluxationsfraktur nach Neer. Die eingestauchte Kopfkalotte wurde nicht abgehoben, Fixation der beiden Hauptfragmente mittels Zuggurtung. Patielle Kopfnekrose bei befriedigendem funktionellem Ergebnis

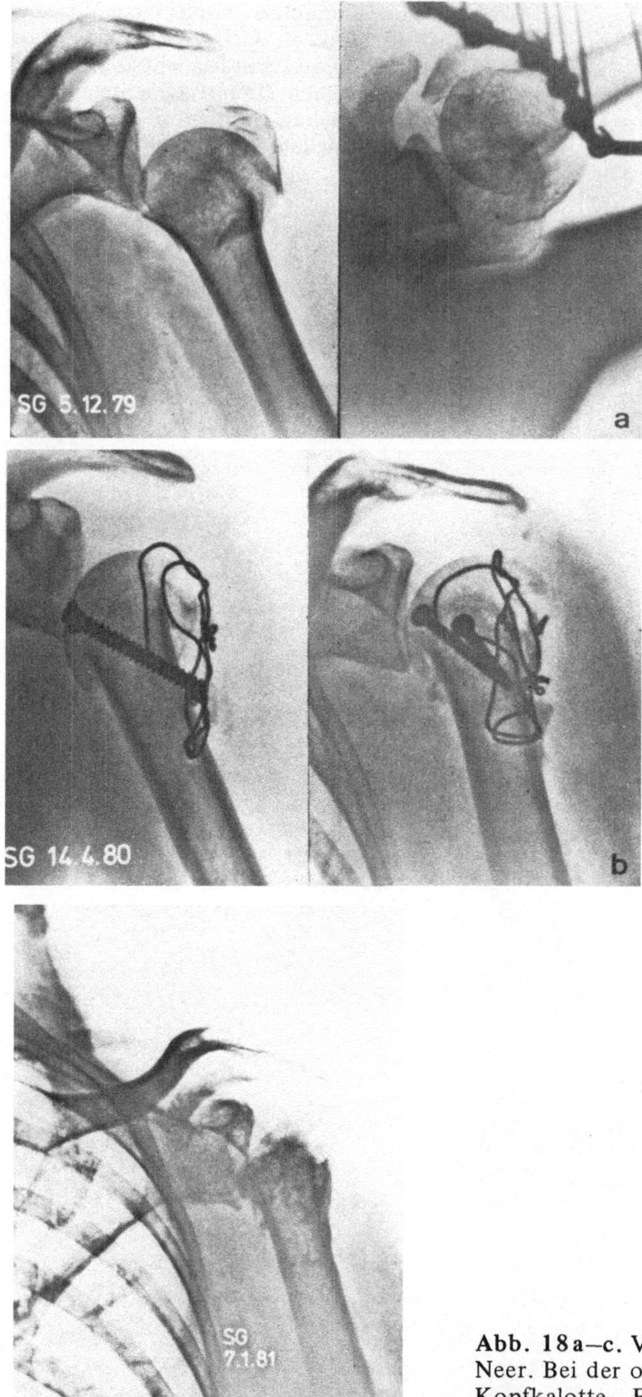

Abb. 18a–c. Viersegmentluxationsfraktur nach Neer. Bei der offenen Reposition Ablösung der Kopfkalotte. Fixation der Tubercula mittels Zuggurtung. Vollkommene Kopfnekrose mit unbefriedigendem funktionellen Ergebnis

und sekundäre Rekonstrutionsversuche häufig zu ausgedehnten paraariculären Verkalkungen mit einem schlechten funktionellen Endresultat führen [26].

Die außerordentlich schlechten Ergebnisse der Drei- und Viersegmentfrakturen haben Neer bewogen, in diesen Fällen einen primären alloplastischen Ersatz der Osteosynthese vorzuziehen. Poigenfürst [19] und Trojan [23] haben mit der konservativen Behandlung zufriedenstellende Ergebnisse, jedoch muß hier erwähnt werden, daß in der Reposition und Nachbehandlung eine außerordentliche große Erfahrung zur Erzielung zufriedenstellender Ergebnisse erforderlich ist.

Die Erfahrungen mit dem alloplastischen Ersatz sind nach Jakob [11] aufgrund einer Umfrage mehrerer schweizerischer Kliniken nicht so zufriedenstellend, so daß er der offenen Reposition und der Minimalosteosynthese mit einzelnen Schrauben und Zuggurtung den Vorzug gibt. Die Erfahrungen von Burri [4] ergeben, daß bei geeigneter Indikation — komplette Luxation der Kopfkalotte mit vollständiger Zertrümmerung des Tuberculummassivs — durchaus günstige Resultate erzielt werden können.

In einer Untersuchung von Drei- und Viersegmentluxationstrümmerfrakturen durch Jäger [10] konnte gezeigt werden, daß mit der Refixation der Kopffragmente und Rekonstruktion der Tubercula und der Rotatorenmanschette funktionell bessere Resultate erzielt werden können als mit der primären Resektion der Kopfkalotte und auch funktionell und subjektiv bessere Ergebnisse als mit der primären Alloarthroplastik.

Trotz der fast immer einsetzenden Kopfnekrose sollte ein Rekonstruktionsversuch mit Refixation der Kopfkalotte und Refixation der Tubercula unternommen werden. Die Alloarthroplastik des Humeruskopfes bleibt danach als Sekundärmaßnahme nach posttraumatischer Kopfnekrose mit erheblichen Beschwerden vorbehalten.

Aufgrund eigener Erfahrungen anhand von 10 Patienten mit Luxationsfrakturen (Viersegmentfrakturen) hat sich die Refixation der Kopfkalotte und Reposition der Hauptfragmente mittels Cerclagen und Schraubenosteosynthese als günstiges Verfahren erwiesen, obwohl in allen Fällen eine teilweise bis vollständige Kopfnekrose eingetreten ist. Das funktionelle Behandlungsergebnis scheint besser zu sein als alternative Verfahren wie Kopfresektion oder primäre Alloarthroplastik.

Operationstechnisch wird nach schonender Exposition der Fragmente der dislozierte Humeruskopf reponiert und auf das distale Fragment eingestaucht und mittels einer Schraube vom Kalottenfragment her auf den Schaft fixiert. Wenn die Kopfkalotte primär eingestaucht ist, wird auf jeden Fall eine Lösung der Kalotte vermieden. Unter allen Umständen sollte man die Region der A. nutritia aus der Circumflexa humeri anterior unberührt lassen. Diese zieht im Bereiche des Sulcus intertubercularis in den Humeruskopf und stellt die einzige mögliche Chance zur Erhaltung des Kopffragmentes dar. Nach Fixation der Kopfkalotte wird die Rotatorenmanschette, welche regelmäßig längs eingerissen ist, genäht, anschließend werden die beiden Tubercula reponiert und mit einer Cerclage auf das distale Fragment fixiert (Abb. 16—18).

Ergebnisse und Diskussion

Ein direkter Vergleich der konservativen und operativen Behandlungsergebnisse proximaler Humerusfrakturen ist wegen der Vielfalt der Frakturtypen, des unterschiedlichen Schweregrades und der unterschiedlichen Indikationsstellung zur konservativen oder operativen Behandlung nicht möglich. Die vornehmlichen Indikationen für die operative

Behandlung stellen in sich eine ungünstigere Ausgangssituation dar, so daß von vornherein im Gesamtresultat die chirurgische Behandlung proximaler Humerusfrakturen schlechter abschneidet gegenüber der konservativen Behandlung, wenn man eine Klassifizierung der Frakturen außer acht läßt [12, 14].

Zur Klassifizierung proximaler Humerusfrakturen sollte das Schema nach Neer [18] zugrunde liegen, da sich aus dieser Einteilung eine prognostische Aussage machen läßt und sich daraus auch Indikationen für das konservative oder operative Verfahren ableiten. Im wesentlichen werden die minimal dislozierten Brüche konservativ behandelt und ergeben auch in 80% der Fälle bei richtiger Indikationsstellung ein gutes Behandlungsresultat. Die Frakturen im Collum chirurgicum sollen nur dann operativ behandelt werden, wenn sich eine Reposition als instabil erweist oder wenn die Dislokation um mehr als Schaftbreite oder um mehr als 45° Abkippung besteht. Bei der Wahl der Osteosyntheseverfahren muß hierzu differenziert vorgegangen werden und in Abhängigkeit von der Morphologie der Fraktur und dem Alter des Patienten und der Konsistenz des Knochens ausgegangen werden. Bei großen Fragmenten sowie beim Jugendlichen hat sich im wesentlichen die Plattenosteosynthese zur übungsstabilen Fixation bewährt. Beim älteren Patienten lassen sich Schrauben und Platten schlecht verankern, so daß hier einer minimalen Osteosynthese in Form von Zuggurtungscerclagen oder Percutan-Kirschner-Drahtfixationen den Vorzug gegeben werden sollte.

In mehreren Statistiken [6, 7, 8, 11, 12, 13, 16, 17, 20, 22, 25] hat sich gezeigt, daß gerade beim alten Patienten mit osteoporotischem Knochen die minimale Osteosynthese in Form von Zuggurtung und Percutan-Kirschner-Drahtspickungen ein besseres funktionelles Behandlungsresultat ergeben als erzwungene Plattenosteosynthesen.

Bei den Abrißfunktionen der Tubercula besteht eine Indikation zur operativen Refixation dann, wenn das Tuberculum um mehr als 1 cm nach proximal dislociert ist. Als Verfahren zur Refixation eignen sich Schrauben, Zuggurtungscerclagen, oder die von Burri angegebene Einlochkrallenplatte. Ungünstiger wird die Prognose, wenn bei Abrißfrakturen der Tubercula zusätzlich eine subkapitale dislocierte Humeruskopffraktur in Form einer Dreifragment- oder Vierfragmentfraktur vorliegt. In diesen Fällen sollte unter schonender Reposition das Kopffragment und die Tubercula fixiert werden. Bei größeren Fragmenten gelingt dies gut mit der Plattenosteosynthese, bei kleineren Fragmenten und bei älteren Patienten sollte der Zuggurtungsosteosynthese oder der Spickdrahtosteosynthese der Vorzug gegeben werden. Ist der Kopf auf das Schaftfragment aufgestaucht, sollte trotz der daraus resultierenden Gelenksinkongruenz eine Ablösung und Unterfütterung mit Spongiosa vermieden werden, da evtl. noch vorhandene zuführende Gefäße abgelöst werden können und die Gefahr der Kopfnekrose besonders hoch ist.

Die ungünstigen Behandlungsergebnisse bestehen bei den Luxationsfrakturen und Luxationstrümmerfrakturen (Drei- Vierfragmentfrakturen). Hier ist in allen Fällen die Kopfkalotte im Collum anatomicum frakturiert. Bei eingestauchtem Kopf besteht in Einzelfällen eine geringe Chance, daß der Kopf vital bleibt wenn beim Repositionsmanöver oder bei der offenen Reposition die Kalotte nicht abgelöst wird. Bei den dislocierten Kopfkalotten ist in jedem Fall mit einer Kopfnekrose zu rechnen.

Trotz der ungünstigen Behandlungsergebnisse hat sich die offene Reposition und Minimalosteosynthese mit Zuggurtung und einzelnen Schrauben oder Krischner-Drähten gegenüber der primären Alloarthroplastik oder der primären Kopfresektion aufgrund des günstigeren funktionellen Behandlungsergebnisses bewährt. Die konservative Behandlung der Drei- und Viersegmentfrakturen bringt nach Poigenfürst [19] zufriedenstellende Ergebnisse, jedoch ist eine große Erfahrung und subtile Behandlung bei dem geschlossenen Repositionsmanöver hierfür die Voraussetzung.

Aufgrund der gegenüber der primären Kopfresektion oder der primären Arthroplastik besseren subjektiven Behandlungsergebnisse bevorzugen wir die Refixation der Kopfkalotte auch wenn sie in jedem Fall partiell oder vollkommen nekrotisch wird. Das Ziel der operativen Behandlung ist die Refixation der dislocierten Tubercula zur Stabilisierung des Schultergelenkes, die Alloarthroplastik und die Schulterarthrodese wird als Sekundärmaßnahme bei erheblichen posttraumatischen Beschwerden angesehen.

Literatur

1. Bandi W (1976) Zur operativen Therapie der Humeruskopf- und Halsfrakturen. Hefte Unfallheilkd, 126. Springer, Berlin Heidelberg New York, S 38
2. Böhler J (1976) Konservative Therapie der Humeruskopf- und Halsfrakturen. Hefte Unfallheilkd 126. Springer, Berlin Heidelberg New York, S 21
3. Buri P (1976) Gefäßverletzungen bei Luxationen und Frakturen im Bereich des Schltergelenkes. Hefte Unfallheilkd, Springer, Berlin Heidelberg New York, S 156
4. Burri C, Rüter A, Spier W (1977) Prothesen und Alternativen am Arm I. Schultergelenk. Huber, Bern Stuttgart Wien
5. Eberle H, Glinz W (1976) Zur konservativen Behandlung von Humerushals- und Kopffrakturen. Hefte Unfallheilkd 126. Springer, Berlin Heidelberg New York, S. 26
6. Enes-Gaiao F (1976) Zur Indikation und Technik der Spickdrahtosteosynthese bei subcapitaler Humerusfraktur. Hefte Unfallheilkd 126. Springer, Berlin Heidelberg New York, S 32
7. Fink D, Grabherr H, Rettenbacher J (1976) Der subcapitale Oberarmbruch des alten Menschen. Hefte Unfallheilkd 126. Springer, Berlin Heidlberg New York, S 29
8. Glinz W (1976) Luxationsfrakturen des Humerus. Hefte Unfallheilkd 126. Springer, Berlin Heidelberg New York, S 76
9. Henry AK (1973) Extensile Exposure. Churchill Livingston, Edingburgh London New York
10. Jäger M, Wirth CJ (1981) Luxationstrümmerfrakturen des Humeruskopfes. Resektion oder Refixation der Kopffragmente. Unfallheilkunde 84:26
11. Jakob RP, Ganz R (1981) Proximale Humerusfrakturen. Helv Chir Acta 48:596
12. Lusser GM, Müller J, Dobry E, Allgöwer D (1976) Spätresultate von operativ und konservativ behandelten Humeruskopf- und subcapitalen Humerusfrakturen. Hefte Unfallheilkd 126. Sringer, Berlin Heidelberg New York, S 50
13. Magerl F (1974) Osteosynthesen im Bereich der Schulter: Pertuberkuläre Humerusfrakturen, Scapulahalsfrakturen. Helv Chir Acta 41:225
14. Meeder RJ, Weise K, Wentzensen A (1980) Technik und Ergebnisse einer operativen Therapie der Humeruskopffluxationsfraktur des Erwachsenen. Akt Traumatol 10:201
15. Mockwitz J, Schellmann WD (1978) Operative oder konservative Behandlung der Oberarmkopf- (trümmer)brüche. Akt Traumaol 8:149
16. Müller HA, Koudsi F (1978) Osteosynthesen von Humeruskopf- und Halsfrakturen und ihre Ergebnisse. Akt Traumatol 8:143
17. Müller HA, Walde HJ (1980) Möglichkeiten oder operativen Behandlung proximaler Humerusfrakturen und ihre Ergebnisse. Chir Praxis 27:257
18. Neer CS (1970) Displaced proximal humeral fractures. J Bone Joint Su. , 52A:1077
19. Poigenfürst J (1977) Der Oberarmbruch im Collum anatomicum. Unfallheilkunde 80:537
20. Sarvestani M, Rahmanzadeh R, Stahlschmidt M, Enes-Gaiao F (1975) Die operative Versorgung der subcapitalen Humerusfraktur im hohen Lebensalter als Ausnahmeindikation. Hefte Unfallheilkd 121. Springer, Berlin Heidelberg New York, S 56

154

21. Sauer G, Fasol P, Sandbach G (1976) Zur Prognose der Nervenläsion nach Verrenkungen und Verrenkungsbrüchen der Schulter, sowie Frakturen des Oberarmhalses. Hefte Unfallheilkd 126. Springer, Berlin Heidelberg New York, S 176
22. Schweikert CH, Kirschner P, Müller HA (1979) Oberarmhals- und Kopffrakturen. Therapiewoche 29:2893
23. Trojan E (1976) Die konservative Behandlung der Verrenkungsbrüche des Oberarmkopfes. Hefte Unfallheilkd 126. Springer, Berlin Heidelberg New York, S 80
24. Tscherne H, Muhr G, Blomer J (1978) Die Frakturen im Schulterbereich. Akt Traumatol (1978) 8:131
25. Weise K, Meeder PJ, Wentzensen A (1980) Indikation und Operationstechnik bei der Osteosynthese von Oberarmkopfluxationsfrakturen des Erwachsenen. Langenbecks Arch Chir 351:91
26. Witt AN (1976) Therapie der frischen und veralteten Schultergelenksluxationen (einschl. der Luxationsfrakturen). Hefte Unfallheilkd 126. Springer, Berlin Heidelberg New York, S 66

Die Resektion des Oberarmkopfes als plastisches Verfahren bei Luxationsfrakturen

H. Weigand, G. Ritter und D. Marcus

Einleitung

Frakturen des proximalen Oberarms stellen häufige Verletzungen dar, die nicht selten mit einer bleibenden Funktionseinbuße des empfindlichen Schultergelenks ausheilen. Die Behandlung erfolgt in den meisten Fällen konservativ. Doch können auch operative Therapieverfahren bei richtiger Indikationsstellung und guter Operationstechnik für das Erreichen eines zufriedenstellenden Spätergebnisses erforderlich sein.

Primäre Resektionsplastiken spielen dabei allerdings heute zahlenmäßig nur noch eine geringe Rolle. So wurden z.B. von 156 in unserer Klinik operativ behandelten Frakturen des proximalen Oberarms nur 8 Oberarmkopfresektionen durchgeführt (Tabelle 1).

Im folgenden soll versucht werden, nach gründlichem Studium der Literatur und kritischer Auswertung des eigenen Patientengutes ein brauchbares Konzept für die Anwendung und Durchführung von Oberarmkopfresektionen zu erarbeiten.

Tabelle 1. Aufschlüsselung von 156 operativ behandelten Frakturen am proximalen Humerusende nach dem Operationsverfahren (Unfallchirurgie Mainz 1967–1981)

Percutane Bohrdrahtosteosynthesen	67
Offene Bohrdrahtosteosynthesen	17
T-, L-Plattenosteosynthesen	20
Schrauben-, Zuggurtungsosteosynthesen	8
Bündelnagelungen	17
Verbundosteosynthesen	6
Prothesen	10
Arthrodesen	3
Resektionsplastiken	8
	Gesamt: 156

Historischer Rückblick auf die plastischen Resektionsverfahren am Schultergelenk

Die ersten, allerdings nur sehr vereinzelt auftretenden Berichte über eine Resektion des Oberarmkopfes oder des ganzen Schultergelenks finden sich in der deutsch- und englischsprachigen Literatur des 18. Jahrhunderts [3]. Meist handelte es sich um Eingriffe bei weitgehender Zerstörung des Gelenks durch frische Schußverletzungen oder schwere Eiterungen. Wegen der Ausdehnung des Prozesses mußte oft das komplette Schultergelenk geopfert werden. Dies geschah dann z.B. in Form der von Bardenheuer [1] beschriebenen extracapsulären Schultergelenkresektion, bei der das ganze Gelenk samt Kapsel in toto reseziert wird und dabei uneröffnet bleibt.

156

Dieses Verfahren wurde auch bei den schwersten Formen der Schultergelenkstuberkulose angewandt und besitzt heute vorwiegend historische Bedeutung und wäre nur denkbar bei Tumorbefall von Oberarmkopf und Schultergelenkpfanne. Der verbleibende große Defekt würde zwangsläufig zur Ausbildung eines hochgradigen, funktionell äußerst unbefriedigenden Schlottergelenks führen.

Ein wesentlich schonenderes und für die spätere Funktion deutlich besseres Verfahren stellt die subcapsuläre, subperiostale Resektion des Oberarmkopfes dar, die von v. Langenbeck [8] im Jahre 1874 in einer sehr ausführlichen Abhandlung „Über die Endresultate der Gelenkresektionen im Kriege" beschrieben wurde. Der wesentliche Unterschied zur extracapsulären Resektion besteht darin, daß die Gelenkkapsel im Zusammenhang mit Periost und Sehnenansätzen erhalten bleibt. Von einem vorderen Längsschnitt aus wird zunächst die Sehnenscheide der langen Bicepssehne dargestellt und in Längsrichtung bis zum oberen Pfannenrand hin eröffnet. Anschließend wird das Periost beidseits des Sehnenkanals mit dem Messer eingeschnitten. Es folgt unter Außenrotation des Armes die Ablösung des Periosts nach medial über das Tuberculum minus hinaus, wobei die hier ansetzende Subscapularissehne und die mediale Gelenkkapsel zusammenhängend abgelöst werden. Dann wird bei Innenrotation des Armes und Beiseitehalten der langen Bicepssehne mit einem stumpfen Haken nach medial der laterale Kapselperiostschlauch mit den Außenrotatoren als zusammenhängende Hülle vom Knochen bzw. vom Tuberculum majus abpräpariert (Abb. 1). Diese Skeletierung des proximalen Humerusabschnittes erfolgt zirkulär bis auf die Dorsalseite. Danach läßt sich der Oberarmkopf leicht aus der Wunde hervorluxieren und in der erforderlichen Höhe resezieren.

v. Langenbeck versteht also unter der subperiostalen Gelenkresektion die „vollständige Erhaltung aller in der Nähe des Gelenks sich festsetzenden Sehnen und Muskeln in Verbindung mit dem Periost der Diaphyse". Er sieht den Vorteil seiner Methode einmal darin, „daß die resezierten Knochenenden nicht den Gesetzen der Schwere oder dem ein-

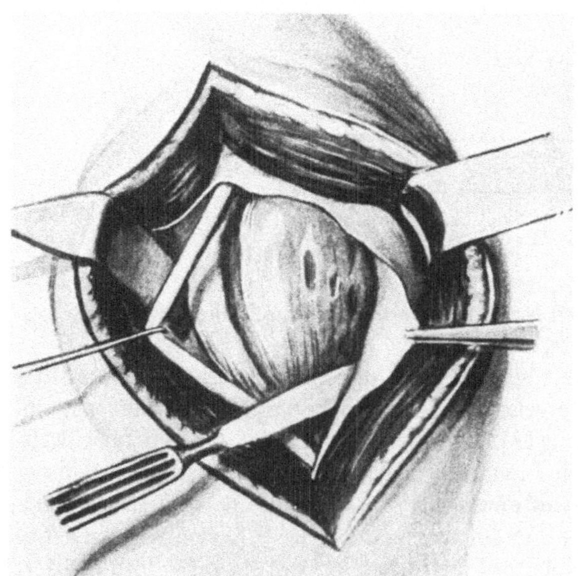

Abb. 1. Subcapsuläre, subperiostale Resektion des Oberarmkopfes nach v. Langenbeck [8]. Die lange Bicepssehne ist nach medial weggehalten. Der Kapselperiostschlauch wird als zusammenhängende Hülle vom Knochen abgelöst. Aus BierBraun-Kümmel (1958) Chirurgische Operationslehre, 7. Aufl., Bd VI. Barth, Leipzig

seitigen Muskelzug folgen und voneinander abweichen, sondern in der entsprechenden Lage zueinander erhalten werden. Durchschneidet man z.B. bei Resektionen des Oberarmkopfes mit der Gelenkkapsel alle an die Tubercula sich festsetzenden Muskeln, so folgt die Humerusdiaphyse dem Zug des M. pectoralis maior und rückt nach einwärts unter den Proc. coracoides. Die Möglichkeit der Wiederherstellung eines Gelenks mit aneinander sich bewegenden Gelenkflächen ist damit aufgehoben".

Einen weiteren Vorteil seiner Methode sieht v. Langenbeck in der Möglichkeit einer vom erhaltenen Periost und von der Markhöhle ausgehenden Regeneration des Gelenkkopfes, wie er sie mehrfach beobachtete. Wenn man seine sehr detailierten Berichte über die Spätergebnisse nach Oberarmkopfresektionen mit Funktionsaufnahmen und Dankesschreiben der Patienten liest, wird man bezüglich der wiedererlangten aktiven Beweglichkeit dieser Gelenke auch heute noch in großes Staunen versetzt.

Die subcapsuläre, subperiostale Resektion des Oberarmkopfes nach v. Langenbeck stellt auch heute noch ein brauchbares Verfahren in den Fällen dar, bei denen das proximale Humerusende mit einem mehr oder weniger großen Teil der Metaphyse nicht erhalten werden kann, wie z.B. bei Tumoren oder stark nekrotisierenden chronischen Entzündungen. In modernen Operationslehren erfreut sich diese Methode noch heute nicht nur bloßer Erwähnung, sondern auch einer ausführlichen Beschreibung so wie sie schon von v. Langenbeck vor mehr als hundert Jahren veröffentlicht wurde, ohne daß allerdings dessen Name immer mit zitiert wird.

Kocher [7] bevorzugte für die Resektion des Schultergelenks den Zugang von dorsal mit Osteotomie des Akromions. Er glaubte hierdurch eine bessere Gelenkübersicht zu erhalten. Die Präparation des Oberarmkopfes erfolgte wie bei der Methode nach v. Langenbeck durch subperiostale Ablösung der Gelenkkapsel und der Außen- und Innenrotatorenansätze.

Zu Beginn dieses Jahrhunderts erschienen eine Reihe von Publikationen, die sich mit der operativen Wiederherstellung der Funktion eines ankylosierten Gelenks beschäftigten. Die Operation selbst, die Arthroplastik, gliedert sich in drei Phasen [14]:

1. Der Lösung der Ankylose durch Resektion der fibrös oder knöchern vereinigten Gelenkenden,
2. der plastischen Neugestaltung der Knochenenden zu Gelenkkopf und Gelenkpfanne und
3. der Weichteilinterposition.

Die Beobachtung, daß bei Frakturen mit Weichteilinterposition häufig eine Pseudarthrose entsteht, war der Anlaß, nach Beseitigung der Ankylose Gewebe zwischen die neugebildeten „Gelenkflächen" zu lagern. Hierzu wurden gestielte oder freie Muskel-, Fascien-, Fett- oder Cutislappen oder gar alloplastisches Material verwandt. Das interponierte Gewebe sollte die Reankylosierung vermeiden und darüber hinaus sich unter funktioneller Inanspruchnahme zu einer harten, den Gelenkkopf überziehenden Gewebsplatte umwandeln oder den neu entstehenden Gelenkraum wie einen Meniskus in zwei Abschnitte unterteilen [9].

Während die Arthroplastik bei Ankylose mit gutem Erfolg am Ellbogen-, Hüft- und Kniegelenk durchgeführt wurde, war man mit der Indikationsstellung am Schultergelenk eher zurückhaltend, da hier die funktionellen Spätergebnisse nicht überzeugten und außerdem bei Ankylosierung in guter Stellung die aufgehobene Funktion von Schultergürtel, Wirbelsäule, Ellbogen- und Handgelenk bis zu einem gewissen Maß ausgeglichen wird. Somit war die Indikation zur Arthroplastik am Schultergelenk nur in seltenen Fällen mit

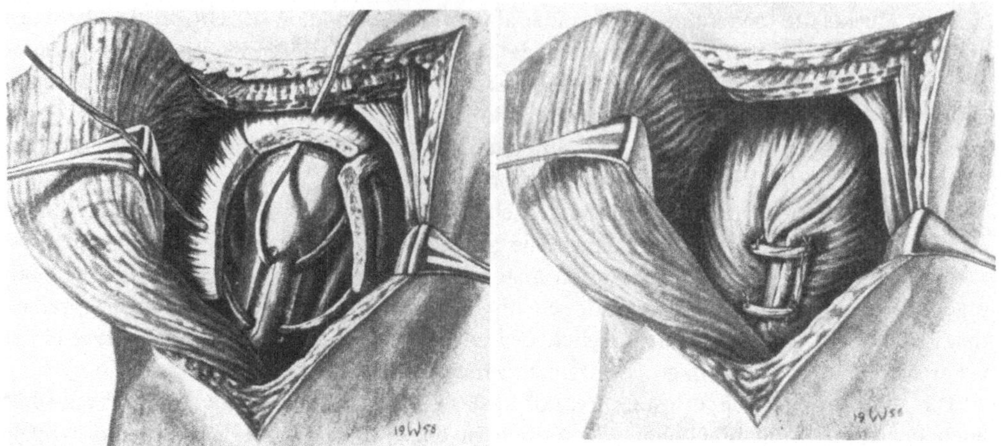

Abb. 2. Refixation der Rotatorenmanschette an den Schaft nach Jones [6] mit einem kräftigen Fascia lata-Streifen. Aus Breitner B (1959) Chirurgische Operationslehre, Bd IV, Teil 2. Urban u. Schwarzenberg, München Berlin Wien

z.B. Versteifung in gebrauchsungünstiger Stellung gegeben. Payr [15] verwandte dabei als Interpositionsmaterial Fascie oder Cutis. Diese wurde unter ziemlich starkem Zug über die neugebildeten Gelenkkörper gespannt. Zuvor wurde einige Zentimeter vom Knochenende entfernt ein kräftiger Faden zirkulär um den Knochen gelegt und festgeknüpft. Anschließend wurde das über den Gelenkkopf gespannte Interponat mit Einzelknopfnähten an diesen Faden fixiert.

Derartige arthroplastische Eingriffe wurden nicht nur bei ankylosierten Gelenken vorgenommen, d.h. bei posttraumatischen oder postinfektiösen Spätzuständen, sondern in modifizierter Form auch bei frischen Luxationsfrakturen mit erheblicher Zerstörung des proximalen Humerusendes. Für diese Fälle beschreibt Jones [6] eine Operationsmethode, bei der nach Resektion des Kopfes einschließlich der Tubercula zunächst das abgerundete proximale Schaftende mit einem Fascieninterponat überzogen wird. Anschließend erfolgt die Refixation der Rotatorenmanschette an den Schaft (Abb. 2). Hierfür werden an der Außenseite des proximalen Humerusschaftes zwei längsverlaufende Rinnen in den Knochen gemeißelt und am oberen und unteren Ende dieser Rinnen je ein querverlaufender Bohrkanal angelegt. Mit Hilfe eines kräftigen Fascia lata-Streifens wird die Rotatorenmanschette an den Knochen herangebracht und fixiert.

Loeffler [10] empfiehlt bei frischen Luxationsfrakturen des Schultergelenkes die Zurückverpflanzung der Oberarmkopfkalotte. Dabei wird das Kopffragment auf den angefrischten Oberarmschaft eingestaucht. Die grundsätzliche Entfernung des luxierten und abgebrochenen Kopfes wird von Loeffler abgelehnt, da nach seiner Beobachtung dann funktionell ähnlich schlechte Verhältnisse resultieren wie beim Schlottergelenk nach ausgedehnter Resektion.

Für die operative Behandlung derartiger, durch große Knochendefekte bedingte Schlottergelenke, empfiehlt Loeffler das Aufhängen des Oberarmes nach Einstellen des proximalen Humerusendes in die Pfanne mit einer kräftigen Cutisschlinge am Akromion.

Auch Jäger und Wirth [4, 5] empfehlen bei irreponiblen Luxationstrümmerfrakturen des Humeruskopfes als Kombination der Verfahren von Jones und Loeffler die Refixation des größten Kopffragmentes und der Rotatorenmanschette. Sie gehen dabei so vor, daß nach Entfernung der kleineren Fragmente die noch vorhandene Kopfkalotte auf den nach medial hin angeschrägten Humerusschaft mit Schrauben fixiert wird. Die Rotatorenmanschette wird mit Hilfe lyophilisierter homologer Dura an dem proximalen Humerusschaft befestigt. Postoperativ erfolgt eine sechswöchige Ruhigstellung im Thorax-Arm-Gips.

Eigenes Patientengut

1. Aufschlüsselung

In der Zeit von 1967–1981 wurden in unserer Klinik 156 Frakturen am proximalen Humerusende operativ behandelt. Tabelle 1 zeigt die Aufschlüsselung dieser Fälle nach dem Operationsverfahren. Die Resektionsplastiken machen mit 8 Fällen nur 5% der durchgeführten Operationen aus. Den überwiegenden Anteil stellen die geschlossenen und offenen Bohrdraht-Osteosynthesen mit insgesamt 54%.

Bei den 8 Patienten mit Oberarmkopfresektion handelt es sich um zwei Männer und sechs Frauen. Das Durchschnittsalter betrug 70,5 Jahre, wobei der jüngste Patient 31 und der älteste 86 Jahre alt waren. Dreimal war der rechte, fünfmal der linke Arm betroffen.

Die Verletzungsursachen sind in Tabelle 2 aufgeführt. Als Begleitverletzungen lagen in zwei Fällen eine Beckenfraktur und je einmal eine Commotio cerebri, eine Orbitabodenfraktur, eine Radiusfraktur loco typico am selben Arm und multiple Platzwunden und Prellungen vor.

Die Aufschlüsselung des Verletzungstyps geht aus Tabelle 3 hervor. Es wurde die von Neer [12, 13] angegebene Klassifikation verwandt, die unseres Erachtens eine praxisorientierte, für die Wahl der Therapie hilfreiche Einteilung der Frakturen des proximalen Humerusendes darstellt. In allen Fällen war die Kopfkalotte luxiert, siebenmal als isoliertes Fragment, einmal mit noch anhängendem Tuberculum minus.

In den Tabellen 4 und 5 sind vorausgegangene Therapie bzw. Operationsindikation zur Oberarmkopfresektion aufgeschlüsselt. In 4 Fällen scheiterte der ursprünglich geplante Versuch, das zertrümmerte proximale Humerusende zu rekonstruieren, so daß intraoperativ der Entschluß zur Resektion erfolgte. Zweimal mußte nach initialer konservativer Therapie ohne Reposition der Kalotte wegen der Entwicklung einer neurologischen Symptomatik die Operation verzögert durchgeführt werden. Einmal war die Luxationstrümmerfraktur unter fortbestehenden, heftigen Schmerzen in starker Fehlstellung knöchern verheilt, so daß erst 16 Wochen nach dem Unfall die Oberarmkopfresektion vorgenommen wurde. In einem weiteren Fall (jüngster Patient, 31 Jahre) machte die Ausbildung eines tiefen Infektes nach offener Reposition und Bohrdraht-Osteosynthese die partielle Resektion des Oberarmkopfes erforderlich.

Bezüglich des Ausmaßes der Resektion können zwei Gruppen unterschieden werden. Diese Unterscheidung ist sehr wichtig, wie bei den Nachuntersuchungsergebnissen gezeigt werden kann. In 4 Fällen erfolgte nur die Entfernung der Kopfkalotte. Die mehrfach frakturierte tuberculäre Region wurde mit dem Tuberculum maius und minus als den beiden Hauptfragmenten und den anhaftenden kleinen Außen- und Innenrotatoren belassen und am proximalen Humerus, meist mit kräftigen, teils transossär gelegten Dexonfäden fixiert. Bei den übrigen 4 Fällen wurde die Kopfkalotte mitsamt der tuberculären Region, d.h. subtuberculär etwa im Collum chirurgicum, reseziert.

160

Tabelle 2. Unfallhergang bei 8 Patienten mit Oberarmkopf-Resektion

Sturz auf ebener Erde	3 Fälle
Sturz auf der Treppe	3 Fälle
Als Fußgänger von PKW angefahren	1 Fall
Motorradunfall	1 Fall

Tabelle 3. Verletzungstyp bei 8 Patienten mit Oberarmkopf-Resektion (nach der Klassifikation von Neer 1975)

Vordere 3-Fragment-Luxationsfraktur	1 Fall
Vordere 4-Fragment-Luxationsfraktur	6 Fälle
Laterale 4-Fragment-Luxationsfraktur	1 Fall

Tabelle 4. Vorausgegangene Therapie bei 8 Patienten mit Oberarmkopf-Resektion

Konservativ:	Ruhigstellung im Desault-Verband bis zur Resektion	1 Fall
	Früh-funktioneller Therapieversuch nach kurzfristiger Ruhigstellung im Desault-Verband	4 Fälle
	Frustraner geschlossener Repositionsversuch	2 Fälle
Operativ:	Offene Reposition und Bohrdraht-Osteosynthese	1 Fall

Tabelle 5. Operationsindikation bei 8 Patienten mit Oberarmkopf-Resektion

Intraoperativer Entschluß zur Resektion bei frustranem Rekonstruktionsversuch	4 Fälle
Entwicklung einer neurologischen Symptomatik bei initialer konservativer Therapie ohne Reposition der Kalotte	2 Fälle
Schmerzen und starke Bewegungseinschränkung bei in Fehlstellung verheilter Luxationsfraktur	1 Fall
Infekt nach operativer Rekonstruktion	1 Fall

2. Nachuntersuchungsergebnisse

Von den 8 Patienten, bei denen eine Oberarmkopfresektion durchgeführt wurde, konnten 6 klinisch und röntgenologisch nachuntersucht werden. Eine Patientin war zwischenzeitlich verstorben, bei einem Patienten (jüngster Patient, 31 Jahre, partielle Resektion wegen eines postoperativen Infektes) war die Behandlung zum Zeitpunkt der Nachuntersuchung nocht nicht abgeschlossen.

Das subjektive Spätergebnis ist in Tabelle 6 zusammengefaßt wiedergegeben. 3 Patienten klagten über gelegentliche, leichte Spontanschmerzen, 2 über geringe Schmerzen bei Belastung des Armes. Wetterfühligkeit wurde nur in 1 Fall angegeben.

Bei der Durchführung alltäglicher Verrichtungen wie Hausarbeit, An- und Ausziehen, Waschen etc. fühlten sich alle Patienten nur geringfügig eingeschränkt. Auf die Frage, wie sie selber das Spätergebnis beurteilen, antworteten 5 Patienten mit zufriedenstellend und einer sogar mit gut. Hierbei muß allerdings berücksichtigt werden, daß jeder Patient über einen voll funktionstüchtigen anderen Arm und eine uneingeschränkte Beweglichkeit von Ellbogen- und Handgelenk des verletzten Armes verfügte. Zudem handelte es sich bei den 6 nachuntersuchten Fällen um ältere Patienten (jüngster Patient 66 Jahre), die nicht mehr im Berufsleben standen.

Das objektive klinische Nachuntersuchungsergebnis ist in den Tabellen 7–9 aufgeführt. Auffallend ist die Feststellung, daß die grobe Kraft im ehemals verletzten Arm in allen Fällen gut und die Belastbarkeit des Schultergelenks auf Druck und Zug dreimal gut und dreimal mäßig eingeschränkt waren. Zur Prüfung der Belastbarkeit bzw. der Stabilität wurde einmal die aktive axiale Druckleistung auf eine Waage bei gestrecktem Arm gemessen. Hierbei waren keine größeren Unterschiede zur gesunden Seite zu beobachten. Zum anderen mußten die Patienten mit einem Gehstock oder einer Unterarmgehstütze unter Teilentlastung eines Beines einen Krückengang simulieren. Auch hier wurden keine wesentlichen Einschränkungen festgestellt.

Bei der Prüfung der aktiven Beweglichkeit im Schultergelenk waren die gemessenen Bewegungsausschläge in den 3 Fällen mit Resektion der Oberarmkalotte und der tuberculären

Tabelle 6. Nachuntersuchungsergebnisse von 6 Patienten mit Oberarmkopf-Resektion

Subjektives Ergebnis:	
Spontanschmerzen	3 x keine, 3 x gelegentliche
Schmerzen bei Belastung	4 x keine, 2 x leichte
Wetterfühligkeit	5 x keine, 1 x gelegentliche
Durchführung alltäglicher Verrichtungen	Mit geringer Einschränkung in allen Fällen möglich.
Eigene Beurteilung des Spätergebnisses	1 x gut 5 x zufriedenstellend

Tabelle 7. Nachuntersuchungsergebnisse von 6 Patienten mit Oberarmkopf-Resektion

Objektives Ergebnis:	
Deltoideusatrophie:	2 x keine – 2 x gering – 2 x stark
Grobe Kraft:	6 x gut
Belastbarkeit auf Druck und Zug (Stabilität)	3 x gut – 3 x mäßig eingeschränkt
Nackengriff:	1 x möglich – 5 x nicht möglich
Schürzengriff:	6 x möglich
Sensibilitätsstörungen:	5 x keine – 1 x leicht

Tabelle 8. Nachuntersuchungsergebnisse von 6 Patienten mit Oberarmkopf-Resektion

Objektives Ergebnis:

Durchschnittliche aktive Beweglichkeit im Schultergelenk:

Seitwärtsheben	(Schultergürtel fixiert)	16 Grad
Seitwärtsheben	(Schultergürtel nicht fixiert)	54 Grad
Vorwärtsheben		43 Grad
Rückwärtsheben		34 Grad
Außenrotation	(Oberarm anliegend)	0 Grad
Außenrotation	(Oberarm 90° seitwärts abgehoben)	nicht ausführbar
Innenrotation	(Oberarm anliegend)	47 Grad
Innenrotation	(Oberarm 90° seitwärts abgehoben)	nicht ausführbar

Tabelle 9. Nachuntersuchungsergebnisse von 6 Patienten mit Oberarmkopf-Resektion. Durchschnittliche Beweglichkeit beim Seitwärtsheben in Abhängigkeit vom Ausmaß der Resektion

	Seitwärtsheben (Schultergürtel fixiert)	Seitwärtsheben (Schultergürtel nicht fixiert)
Resektion der Kalotte mit weitgehender Belassung der tuberculären Region (n = 3)	27 Grad	72 Grad
Resektion unterhalb der tuberculären Region (n = 3)	5 Grad	37 Grad

Region auffallend gering. Eine deutlich bessere Funktion wiesen die übrigen 3 Fälle auf, bei denen nur die Kopfkalotte bei weitgehender Belassung der tuberculären Region entfernt wurde.

So konnten diese Patienten im Mittel den Arm bei fixiertem und nicht fixiertem Schultergürtel bis 27 Grad bzw. 72 Grad seitwärtsheben, wohingegen dies bei der anderen Gruppe nur bis 5 Grad bzw. 37 Grad möglich war (Tabelle 9). Die hier sichtbar werdende Bedeutung des Resektionsausmaßes für die spätere aktive Beweglichkeit wird weiter unten noch ausführlich diskutiert.

Die Röntgenuntersuchung des Schultergelenks erfolgte in a.p.-Richtung, einmal bei normal herunterhängendem, gestrecktem Arm und dann bei maximal aktiv seitwärts angehobenem, gestrecktem Arm unter Zuhilfenahme des Schultergürtels. Hier interessierte besonders die Änderung des Humeroscapularwinkels, der vom Humerusschaft und lateralen Scapularand gebildet wird. Die gemessenen Winkelgrade sind in Tabelle 10 für jeden der 6 Patienten einzeln aufgeführt. Tabelle 11 zeigt die durchschnittliche Änderung dieses Winkels in Abhängigkeit vom Ausmaß der Resektion. Es fällt auf, daß die Differenz des Winkels zwischen Neutral-0-Stellung und Seitwärtshebung nicht der klinisch bestimmten aktiven Beweglichkeit mit fixiertem Schultergelenk (Tabelle 9) entpricht, sondern geringer ist. In der Gruppe unterhalb der tuberculären Region nimmt der Winkel im Mittel sogar um 7 Grad ab. Der Grund hierfür ist der, daß bei der Röntgenuntersuchung die maximale Seitwärtshebung nicht mit fixiertem Schultergürtel erfolgte. Beim Vorgang der Seitwärts-

Tabelle 10. Nachuntersuchungsergebnisse von 6 Patienten mit Oberarmkopf-Resektion. Änderung des Humeroscapularwinkels beim Seitwärtsheben

	Neutral-0-Stellung	Seitwärtshebung	Differenz
1. O., L.	35 Grad	25 Grad	– 10 Grad
2. L., E.	44 Grad	38 Grad	– 6 Grad
3. H., L.	35 Grad	30 Grad	– 5 Grad
4. ST., M.	30 Grad	38 Grad	+ 8 Grad
5. V., M.	40 Grad	60 Grad	+20 Grad
6. W., K.	40 Grad	68 Grad	+28 Grad

Tabelle 11. Nachuntersuchungsergebnisse von 6 Patienten mit Oberarmkopf-Resektion. Durchschnittliche Änderung des Humeroscapularwinkels beim Seitwärtsheben in Abhängigkeit vom Ausmaß der Resektion

	Differenz zwischen Neutral-0-Stellung und Seitwärtshebung
Resektion der Kalotte mit weitgehender Belassung der tuberculären Region (n = 3)	+ 19 Grad
Resektion unterhalb der tuberculären Region (n = 3)	– 7 Grad

hebung ist der Humeroscapularwinkel nach maximaler Hebung mit fixiertem Schultergürtel am größten. Bei weiterer Seitwärtshebung, die dann ausschließlich mit dem Schultergürtel erfolgt, nimmt der Humeroscapularwinkel wieder ab, da der seitwärts gestreckt angehobene Arm infolge zunehmender Schwere im Humeroglenoidalgelenk nicht mehr in seiner maximalen Abduktionsstellung gehalten werden kann.

Gegenüberstellung der eigenen Nachuntersuchungsergebnisse mit Angaben aus der Literatur

Berichte über Spätresultate nach Oberarmkopfresektionen sind in der neueren Literatur selten und enthalten nur geringe Fallzahlen. Dies liegt daran, daß die Indikation zu einem solchen Eingriff nicht oft gestellt wird, da uns mit der frühfunktionellen Therapie und der offenen Rekonstruktion Möglichkeiten zur Verfügung stehen, mit denen bei den meisten Frakturen des proximalen Oberarmes ein zufriedenstellendes Resultat erreicht werden kann.

In Tabelle 12 sind einige Angaben aus der Literatur über die aktive Schultergelenkbeweglichkeit nach Oberarmkopfresektion und Schulterprothesen mit den eigenen Nachuntersuchungsergebnissen nach Resektion vergleichend gegenübergestellt. Ein derartiger Vergleich erscheint gerechtfertigt, da es sich bei den Schulterprothesen und den verschiedenen Arten der Resektions- bzw. Resektions-Interpositions-Plastiken um alternative Be-

Tabelle 12. Gegenüberstellung der Angaben über die aktive Schultergelenkbeweglichkeit nach aus der Literatur mit den eigenen Nachuntersuchungsergebnissen nach Resektion

	Resektion unterhalb der tuberculären Region (Jäger und Wirth 1981) (n = 8)	Kopffragment-Verschraubung (Jäger und Wirth 1981) (n = 7)	Schulterprothese bei Trauma, Arthrose, Kopfnekrose (Burri, Rüter und Spier 1977) (n = 55)	R d R (1 1 (ı
Seitwärtsheben (Schultergürtel fixiert)	< 10 Grad	60 Grad	45 Grad	
Seitwärtsheben (Schultergürtel nicht fixiert)	60 Grad	90 Grad	70 Grad	3
Vorwärtsheben	70 Grad	90 Grad	70 Grad	2
Rückwärtsheben	25 Grad	20 Grad	Keine Angabe	3
Außenrotation	0 Grad	0 Grad	28 Grad	
Innenrotation	20 Grad	27 Grad	43 Grad	3

handlungsverfahren handelt. Für die Schulterprothesen wurde die von Burri, Rüter und Spier [2] publizierte Sammelstudie über 55 Patienten gewählt, die bei frischen Frakturen oder posttraumatischen Zuständen eine isoelastische Schulterprothese erhielten. Der mittlere Bewegungsumfang bei diesem allerdings zahlenmäßig sehr repräsentativen Patientengut war gering größer als bei der von uns nachuntersuchten Gruppe mit Resektion der Kalotte und weitgehender Belassung der tuberculären Region.

Auffallend gut sind die von Jäger und Wirth [5] veröffentlichten funktionellen Spätergebnisse. Nach einfacher Resektion des proximalen Humerus mit Abrundung des Schaftendes war die durchschnittliche Beweglichkeit bei 8 nachuntersuchten Fällen deutlich größer als die von uns in einer vergleichbaren Gruppe bestimmte. So betrug die Seitwärtshebung mit nicht fixiertem Schultergrütel z.B. 60 Grad und lag damit um nur 10 Grad niedriger als bei den mit einer Prothese oder durch ausschließliche Resektion der Kalotte versorgten Patienten. Noch erstaunlicher ist die von Jäger und Wirth nach Refixation von Kopfkalotte und Rotatorenmanschette angegebene Funktion mit einer durchschnittlichen aktiven Seitwärtshebung von 60 Grad bzw. 90 Grad, die trotz einer in allen Fällen aufgetretenen partiellen oder totalen Nekrose des verschraubten Kopffragmentes mit entsprechender Auslockerung der Schrauben zustandekam. Betrachtet man aber die von den Patienten selbst gemachte Beurteilung des Spätergebnisses, so fällt auf, daß die „Einfach-Resezierten" sowohl in dem Patientengut von Jäger und Wirth als auch in unserem alle mit dem Ergebnis zufrieden waren, wohingegen 4 der 7 Patienten mit Refixation von Kalotte und Rotatorenmanschette über Schmerzen klagten und eine nur bedingte Zufriedenheit äußerten.

Diskussion

Bemerkenswert erscheint uns die Tatsache, daß alle 6 von uns nachuntersuchten Patienten mit Oberarmkopfresektion mit dem Ergebnis zufrieden waren, keine wesentlichen Schmerzen angaben und sich bei der Durchführung alltäglicher Verrichtungen nur gering eingeschränkt fühlten. Auch die klinische Prüfung der Gelenkstabilität auf axiale Druck- und Zugbelastung ergab ein relativ gutes Resultat.

Dennoch können in funktioneller Hinsicht die Ergebnisse nach ausgedehnter einfacher Resektion des proximalen Humerusendes nicht befriedigen. Durch die Mitentfernung der tuberculären Region haben die Muskeln ihren Ansatz verloren. Auch bei gut erhaltener übriger Muskulatur ist die aktive Beweglichkeit in der Nearthrose nur minimal. Es fehlt die knöcherne Gelenkführung. So kommt es beim Aspannen der Muskulatur zunächst zur Verkürzung des Oberarmes mit Höhertreten des proximalen Humerusendes bis an das Akromion. Hierdurch wird der Hebelarm der auf das Schultergelenk einwirkenden Muskeln, die mit einem verhältnismäßig kurzen Kraftarm arbeiten, in ungünstiger Weise verändert, so daß die Muskeln nach Anschlag des Humerusschaftes am Akromion ihre Funktion nicht mehr voll erfüllen können.

Um ein besseres funktionelles Spätergebnis zu erhalten, muß bei operativ nicht rekonstruierbaren Humeruskopfluxationstrümmerfrakturen unser Ziel darin bestehen, einmal den Ansatz der sog. Rotatorenmanschette, d.h. die tuberculäre Region, weitgehend zu erhalten, zweitens die ursprüngliche Länge des Knochens so gut wie möglich wiederherzustellen. Beides kann durch die Belassung und Fixierung der Tubercula an den Schaft allerdings

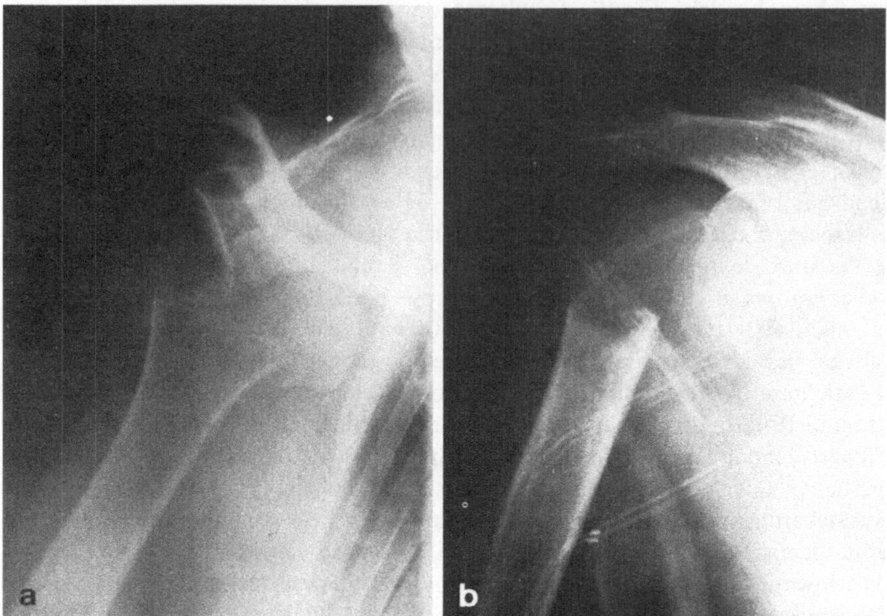

Abb. 3. a Vordere 3-Fragment-Luxationsfraktur des rechten Schultergelenks bei einer 77-jährigen Patientin. **b** Resektion von Kopfkalotte und tuberculärer Region nach frustranem operativem Rekonstruktionsversuch

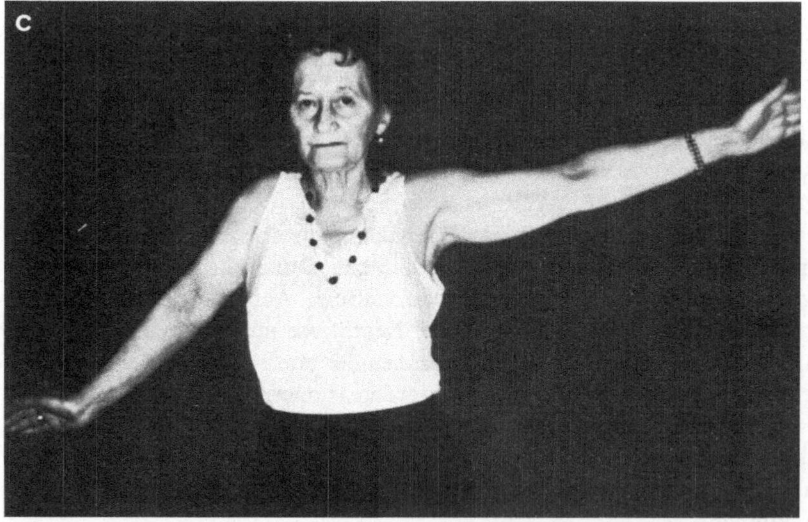

Abb. 3. c Klinische und röntgenologische Kontrolle nach 4 Jahren: Aktive Seitwärtshebung rechts mit nicht fixiertem Schultergürtel um nur 45 Grad

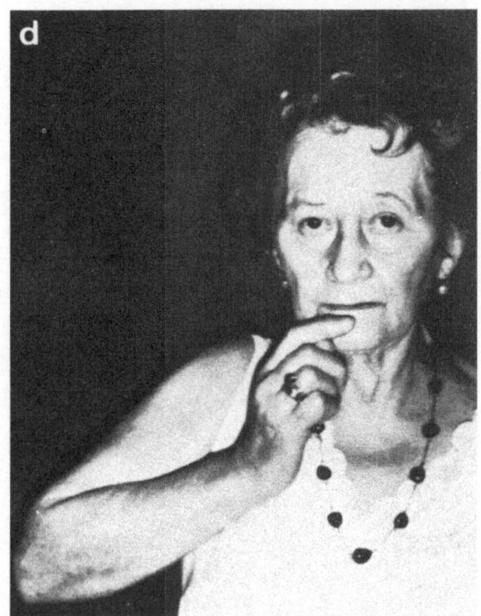

Abb. 3. d. Nackengriff aktiv nicht möglich

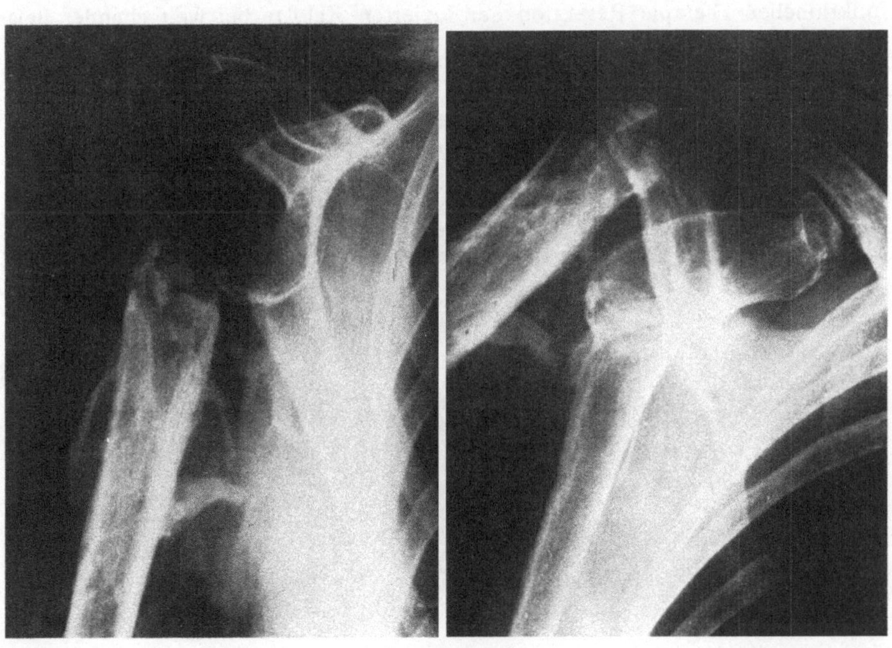

e,f

Abb. 3. e a.p.-Aufnahme des rechten Schultergelenks bei herunterhängendem, gestrecktem Arm. **f** a.p.-Aufnahme des rechten Schultergelenks bei maximal aktiv, seitwärts mit
nicht fixiertem Schultergürtel angehobenem, gestrecktem Arm. Das proximale Humerusende ist höhergetreten und stützt sich am Akromion ab. Abnahme des Humeroscapularwinkels um 5 Grad

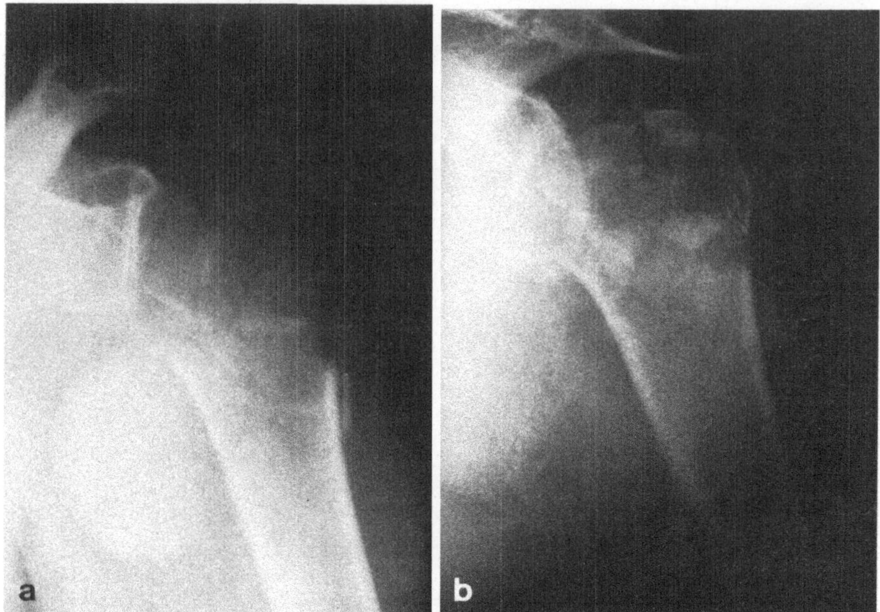

Abb. 4. a Vordere 4-Fragment-Luxationsfraktur des linken Schultergelenks bei einer 75-jährigen Patientin. **b** Wegen Ausbildung einer neurologischen Symptomatik unter frühfunktioneller Therapie Resektion der luxierten Kalotte bei weitgehender Belassung der tuberculären Region

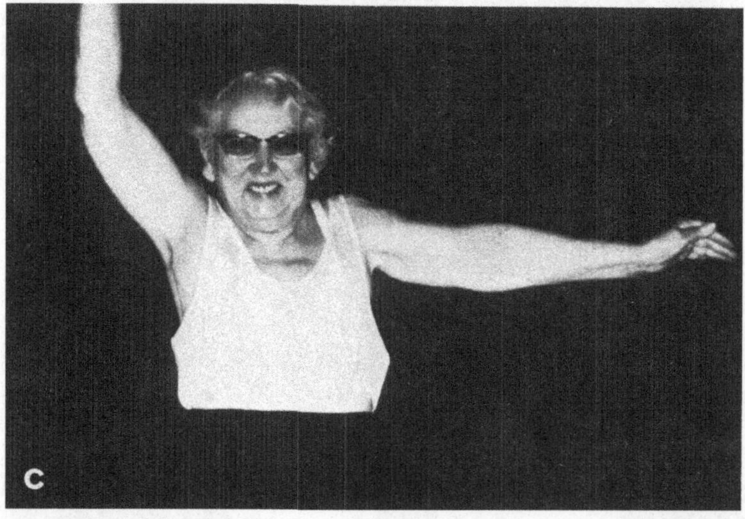

Abb. 4. c Klinische und röntgenologische Kontrolle nach 6 1/2 Jahren: Aktive Seitwärtshebung links mit nicht fixiertem Schultergürtel um 85 Grad.

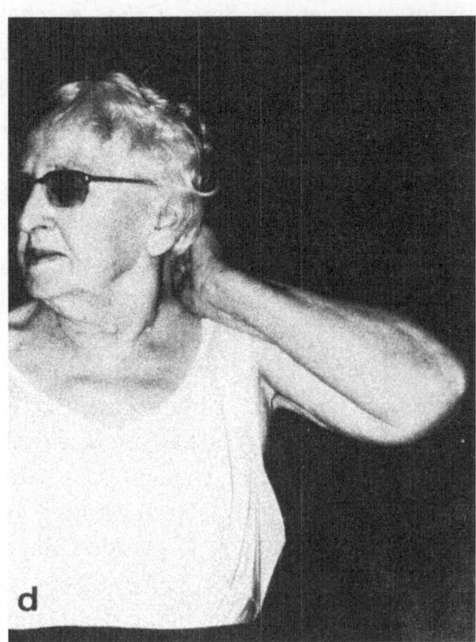

Abb. 4. d Nackengriff aktiv möglich

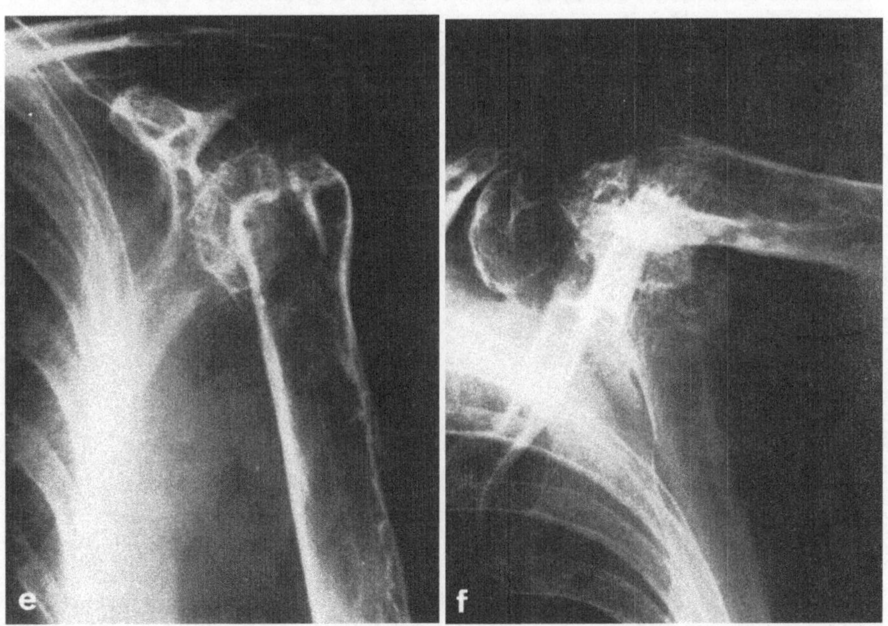

Abb. 4. e a.p.-Aufnahme des linken Schultergelenks bei herunterhängendem, gestrecktem Arm. f a.p.-Aufnahme des linken Schultergelenks bei maximal aktiv, seitwärts mit nicht fixiertem Schultergürtel angehobenem, gestrecktem Arm. Anschlag des proximalen Humerusendes am Akromion. Die Verkürzung des Oberarms ist im Vergleich zu der in Abb. 3f deutlich geringer. Der Humeroscapularwinkel hat um 28 Grad zugenommen

nur bis zu einem gewissen Grade geschehen. Wie die Nachuntersuchungen zeigen, war das funktionelle Ergebnis bei diesen Patienten deutlich besser (Abb. 3 und 4).

Das Wiederaufsetzen der völlig isolierten Kopfkalotte als praktisch freies Transplantat bei der 4-Fragment-Luxationsfraktur halten wir für wenig sinnvoll, da es immer zur partiellen oder totalen Nekrose kommt [5, 16].

Anders dürfte das Schicksal der Kopfkalotte bei der 3-Fragment-Luxationsfraktur sein, bei der entweder das Tuberculum minus bei Luxation der Kalotte nach vorn oder Anteile des Tuberculum maius bei Luxation nach hinten mit der Kalotte in Verbindung bleiben. Hier wäre eine Restdurchblutung der Kalotte über die an den Tubercula ansetzenden Mm. subscapularis bzw. supraspinatus und Gelenkkapselanteile nicht ausgeschlossen, so daß in diesen Fällen bei jüngeren Patienten u.E. die Rekonstruktion des Oberarmkopfes gerechtfertigt ist. Diese Überlegungen zeigen, wie wertvoll die von Neer [12, 13] angegebene Klassifikation, in der diese verschiedenen Luxationsfrakturen im einzelnen berücksichtigt sind, für Prognose und Therapie sein kann.

Eine weitere Resultatverbesserung bei den problematischen Luxationsfrakturen wäre mit dem von Neer [11, 13] vorgeschlagenen Verfahren möglich, mit dem wir selber keine Erfahrungen haben. Wie in Abb. 5 dargestellt, wird hierbei die Oberarmkopfkalotte durch eine Vitallium-Prothese mit einem langen, dünnen Schaft ersetzt. Die beiden Tubercula werden mit den anliegenden Sehnenansätzen durch Drahtnähte an den oberen Prothesenschaft und damit auch am Humerusschaftende fixiert. Diese Methode würde also die Forderung nach Erhaltung der Muskelansätze und Wiederherstellung der ursprünglichen Knochenlänge und Gelenkabstützung erfüllen.

Für diese speziellen Fälle erscheint uns die heute gebräuchlichste Prothese, die sog. isoelastische Kunststoffprothese, weniger geeignet, da hier wegen des großen Kopfanteiles und des sehr dicken Schaftes die Befestigung der Tubercula in anatomiegerechter Lage schlechter möglich sein dürfte.

Bei all diesen Operationsverfahren und den sich daraus ergebenden Diskussionen muß berücksichtigt werden, daß v. Langenbeck [7] ohne Verwendung einer Prothese mit all

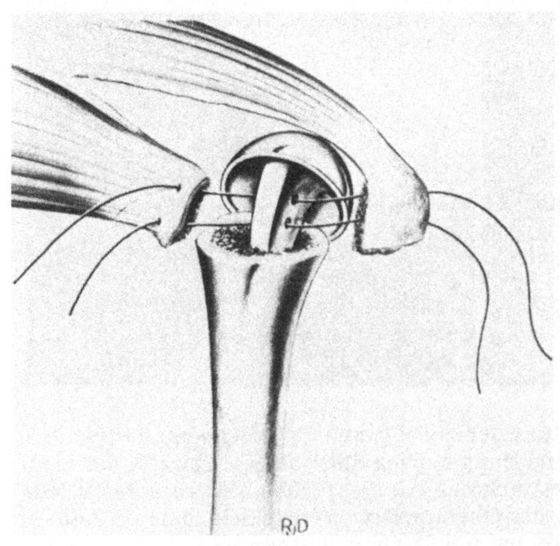

Abb. 5. Versorgung einer 4-Fragment-Luxationsfraktur des Schultergelenks durch prothetischen Ersatz der Kalotte mit Erhaltung der Tubercula nach Neer [12]. Aus: Rockwood CA Jr, Green DP (1975) Fractures, Vol. I. Lippincott, Philadelphia Toronto

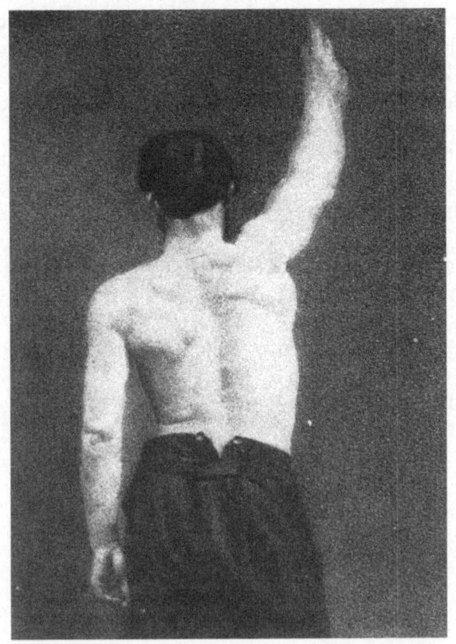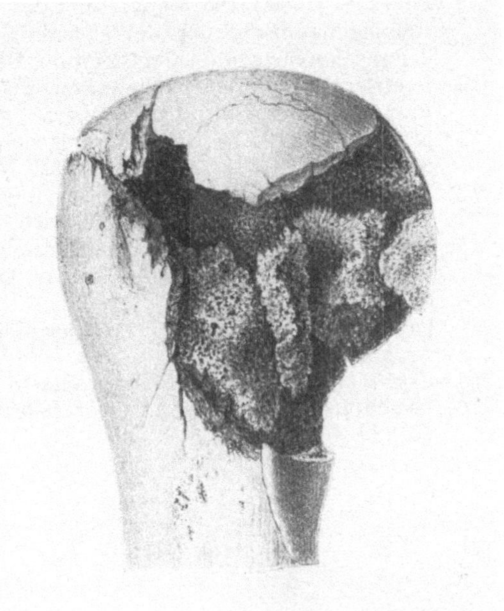

Abb. 6. Funktionsbild nach subperiostaler Resektion des rechten Oberarmkopfes. Die Operation wurde 1866 von v. Langenbeck 26 Tage nach einer Schußverletzung durchgeführt. Der in aktiver vertikaler Erhebung photographierte Arm ist durch die unvermeidlichen Schwankungen undeutlich geworden. Rechts das resezierte proximale Humerusende. Aus: Langenbeck B (1874) Archiv für klinische Chirurgie, Bd. 16. Hirschwald, Berlin

ihrer Problematik mit seiner subtilen, ausgefeilten Operationstechnik schon vor über 100 Jahren vorzügliche funktionelle Ergebnisse erzielt hat (Abb. 6), an denen sich heutige Verfahren einschließlich der Endoprothetik messen lassen müssen.

Literatur

1. Bardenheuer B (1958) Zit. nach Loeffler F
2. Burri C, Rüter A, Spier W (1977) Isoelastische Prothesen des Schultergelenkes. 3. Ergebnisse. In: Burri C, Rüter A: Prothesen und Alternativen am Arm. I. Schultergelenk. Huber, Bern Stuttgart Wien
3. Esmarch F (1877) Zur Resektion des Schultergelenkes. Arch Klin Chir 21:831
4. Jäger M, Wirth CJ (1977) Resektions- bzw. Resektions-Interpositions-Plastik des Schultergelenkes als Alternative zur Alloarthroplastik und Arthrodese. In: Burri C, Rüter A: Prothesen und Alternativen am Arm. I. Schultergelenk. Huber, Bern Stuttgart Wien
5. Jäger M, Wirth CJ (1981) Luxationstrümmerfrakturen des Humeruskopfes − Resektion oder Refixation der Kopffragmente? Unfallheilkunde 84:26
6. Jones L (1933) Reconstructive operation for non-reducible fractures of the head of the humerus. Ann Surg 97:217
7. Kocher T (1888) Mitteilungen aus der chirurgischen Klinik in Bern. Arch Klin Chir 37:777
8. Langenbeck v B (1874) Über die Endresultate der Gelenkresektionen im Kriege. Arch Klin Chir 16:340

9. Lexer E (1916) Die Verwertung der freien Fettgewebsverpflanzung zur Wiederherstellung und Erhaltung der Gelenkbeweglichkeit samt einem Beitrag zur Operation der angeborenen Hüftgelenkluxation. Dtsch Z Chir 135:389

10. Loeffler F (1958) Die Operationen am Schultergelenk und am Oberarm. In: Bier-Braum-Kümmel, Chirurgische Operationslehre, 7. Aufl., Bd VI. Barth, Leipzig

11. Neer CS II (1955) Articular replacement for the humeral head. J Bone Joint Surg 37-A:215

12. Neer CS II (1970) Displaced proximal humeral fractures. Part I. Classification and evaluation. J Bone Joint Surg 52-A:1077

13. Neer CS II (1975) Fractures and dislocations of the shoulder . Part I: Fractures about the shoulder. In: Rockwood CA Jr, Green DP: Fractures, Vol. I. Lippincott, Philadelphia Toronto

14. Payr E (1915) Weitere Erfahrungen über die Mobilisierung ankylosierter Gelenke. Arch Klin Chir 106:235

15. Payr E (1920) Zehn Jahre Arthroplastik. Zbl Chir 47:313

16. Poigenfürst J (1977) Der Oberarmbruch im Collum anatomicum. Unfallheilkunde 80:537

Schulterprothesen in der Traumatologie

A. Rüter und C. Burri

Einleitung

Faßt man die Ergebnisse nach proximalen Oberarmfrakturen anhand einiger repräsentativer Arbeiten der neueren Literatur zusammen, so finden sich gute Resultate in 50–70% (Tabelle 1).

Hierbei gelten – mit kleinen Variationen – als Grenzwerte für „gut" eine Elevation nach vorn und zur Seite von mindestens 90° sowie Beschwerdefreiheit bis auf Extrembelastungen und Wetterwechsel.

Konzentriert man bei diesen Zahlen das Interesse nicht auf die Erfolge, sondern auf die Mißerfolge, bleibt festzustellen, daß bei dem Gesamtkomplex der Frakturen des proximalen Oberarmes offensichtlich ein Drittel der Fälle letztlich die für „gut" zu fordernden Kriterien nicht erreicht.

Engt man diese Frage auf die eigentlichen Problemfrakturen an dieser Lokalisation, nämlich die Mehrfragmentluxationsbrüche ein, so scheint keine der kopferhaltenden Behandlungsmethoden bei mehr als einem Drittel der Patienten eine gute Gebrauchsfähigkeit des Schultergelenkes zu garantieren (Tabelle 2). Dies bedeutet, daß zwei Drittel dieser Verletzungen mit nicht gutem Ergebnis ausheilen.

Tabelle 1. Gute Ergebnisse nach Oberarmkopffrakturen

Autor	N	N	%
Müller [12]	61	31	50%
Bombart [2]	45	31	70%
Meeder [11]	27	18	66%
Geneste [8]	10	7	70%

Tabelle 2. Gute Ergebnisse nach Luxations-Stück-Frakturen

Autor	N	N	%
Poigenfürst [16]	13	2	15%
Bombart [2]	8	3	37%
Wondrak [21]	6	2	33%
Meeder [11]	7	0	0%

Diese zumindest als unbefriedigend zu bezeichnende Situation hat zwei wesentliche Ursachen. Dies ist einerseits die begleitende Verletzung des diffizilen Weichteilmantels der Schulter, hierbei speziell der Rotatorenmanschette, und andererseits das Problem der posttraumatischen ischämischen Kopfnekrose.

Diese allgemein bekannten Schwierigkeiten lassen daher nach alternativen Behandlungsmöglichkeiten suchen. Ein Belassen der Verletzungssituation mit Aufnahme frühfunktioneller Nachbehandlung wird für alte Patienten häufig empfohlen. Immer wieder erwähnt ist auch die Behandlung durch einfache Entfernung der luxierten Kopffragmente. Die Ergebnisse nach diesem Eingriff sind jedoch dadurch erheblich belastet, daß die Alternative, zumindest sehr häufig, zwischen schmerzhafter Restbeweglichkeit oder fibröser Einsteifung liegt. Bessere Ergebnisse zeigen die Resektions-Interpositionsplastiken, diese Techniken sind in der vorangehenden Arbeit von Weigand dargelegt.

Die Schulterarthrodese erlaubt — bei richtiger Einstellung des Humerus gegenüber der Scapula — erstaunliche und sehr nützliche Bewegungen des Armes gegenüber dem Rumpf. Ihr funktioneller Nachteil liegt nicht zuletzt darin, daß keine Rotationen möglich sind. Generell kommt dieses Vorgehen bei frischen Verletzungen mit über die eigentliche Kalotte hinausgehenden Bruchzonen nicht in Betracht.

Es bleibt bei diesen Problemverletzungen also durchaus ein Feld für den alloplastischen Gelenkersatz.

Prothesenmodelle

Die Behauptung, daß die Erfolge der Prothetik des Hüftgelenkes auch den Schulterersatz vorangetrieben hätten, stimmt zwar für die Entwicklung, jedoch nicht für den Beginn. Soweit bekannt, wurde die erste Schulterprothese 1891 von Péan [15] in Paris eingesetzt (Abb. 1 und 2). Es handelt sich hierbei um eine mit Drähten und Schrauben verankerte Hartgummikugel, mit der Péan die Schulter nach einer tuberculösen Gelenkzerstörung ersetzte. Die Prothese mußte nach 2 Jahren wegen anhaltender Fistelung entfernt werden. Da sie von einem Zahntechniker angefertigt worden war, findet sie sich heute in einem zahnärztlichen Museum in Amerika.

Die eigentliche Protheseära für die Schulter begann Ende der Fünfzigerjahre mit einem Plexiglasmodell von Richard und Judet [19] und der Vitalliumprothese von Neer [13].

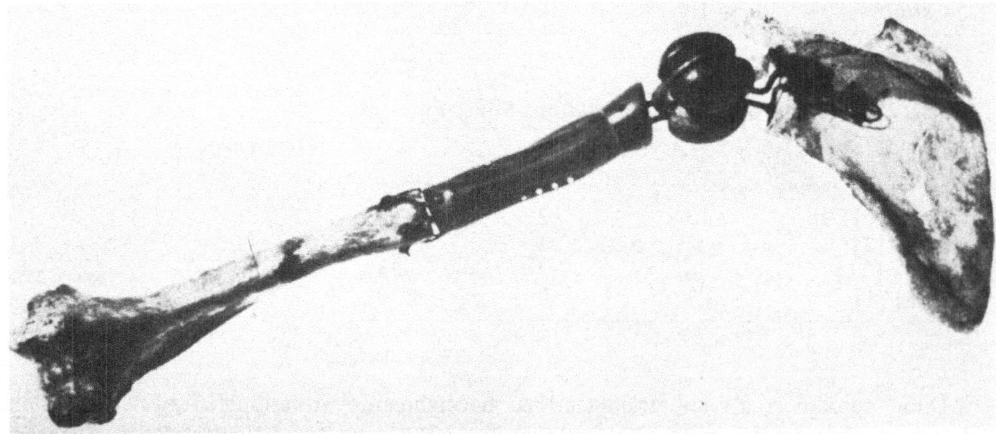

Abb. 1. Die von Péan 1891 eingesetzte Schulterprothese. Der Gelenkteil besteht aus einer Hartgummikugel, die mit Drähten an Humerus und Scapula fixiert wurde

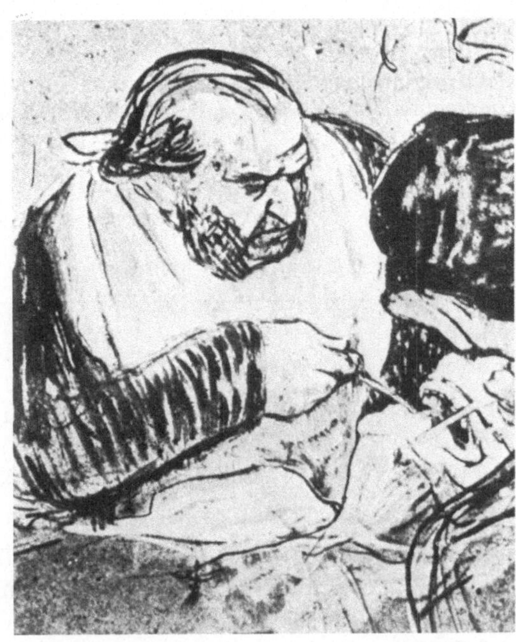

Abb. 2. Skizzierung dieser Operation durch
Toulouse Lautrec

Die heute zahlreich auf dem Markt befindlichen Modelle lassen sich in 4 bzw. 5 Gruppen
zusammenfassen.

— Nicht zusammenhängende Prothesen mit inkongruenter Gelenkfläche durch alleinigen
  Kopfersatz (Tabelle 3).
— Nicht zusammenhängende Prothesen, bei denen Kopf und Schulterpfanne ersetzt wer-
  den, die Implantate jedoch nicht dieselben Radien haben und daher als inkongruent zu
  bezeichnen sind (Tabelle 4).
— Nicht zusammenhängende Prothesen mit kongruentem Pfannen- und Kopfersatz (Ta-
  belle 5).
— Zusammenhängende Prothesen (Tabelle 6).

Aus der Überlegung, daß in einer Luxationssituation bei diesen zusammenhängenden
Modellen der Gelenkersatz aus der Glenoidverankerung gerissen werden könnte, sind ein
Teil dieser Prothesen so konstruiert, daß bei hoher Krafteinwirkung im Endanschlag die
Prothese in sich doch noch luxieren kann. Um einen möglichst großen Bewegungsaus-

Tabelle 3. Prothesen-Modelle

Nicht zusammenhängend
Inkongruente Kontaktflächen
nur Kopfersatz
(Non-constrained)

Richard-Judet
Neer I
Isoelastische

Tabelle 4. Prothesen-Modelle

Nicht zusammenhängend
Inkongruente Kontaktflächen
Kopf- und Pfannenersatz
(Non-constrained)

Neer II
Stellbrink

Tabelle 5. Prothesen-Modelle
Nicht zusammenhängend Kongruente Kontaktflächen (Semi-constrained)
St. Georg Stanmore Fenlin Caffinière Isoelastische

Tabelle 6. Prothesen-Modelle	
Zusammenhängend Kongruente Kontaktflächen (Full-constrained)	
Zippel	Starr
Reeves	Ucla
Kölbel	Post
Bickel	Buechel

Tabelle 7. Prothesen-Modelle
Kongruente Kontaktflächen Kopf-Pfannen-Umkehr
Wheble Cofield Siegel Beddow Kessel Kölbel

schlag zu erzielen, wurden die Halsdurchmesser zunächst relativ schwach gewählt. So nahm zum Beispiel Zippel [22] 4,5 mm, Post [17] 5,5 mm. Beide beobachteten mehrere Prothesenbrüche am Kopf-Halsübergang und verstärkten daraufhin diese Modelle auf 5,5 bzw. 8 mm.

— Prothesen mit umgekehrter Kopf-Halslage (Tabelle 7). Aus Gründen des Platzangebotes, vor allem aber der Möglichkeit, den Drehpunkt etwas nach caudal zu verlagern und so das gefürchtete Blockieren des Tuberculum maius unter dem Acromion zu vermeiden, kehrten zuerst Reeves und Jobbins [18] die Anatomie um und verankerten den Prothesenkopf am Glenoid, die Pfanne am Humerus. Nach diesem Prinzip sind heute u.a. die in Tabelle 7 zusammengefaßten Prothesen konstruiert.

Wie bekannt, ist eine der wesentlichen Aufgaben der Rotatorenmanschette die Fixierung des Drehpunktes bei den ersten Graden der Elevation. Ist die Manschette defekt, drängt der Humeruskopf unter dem Zug des Deltoideus bei dieser Initialbewegung nach oben. Dies führt zu einer Subluxation in den nicht kongruenten Prothesen. Durch zusammenhängende Prothesen mit fixiertem Drehpunkt hofften ein Teil der Autoren, dieses Problem zu umgehen. Als andere Gegenmaßnahme wird z.B. in der St. Georgs-Prothese versucht, diese Subluxation durch eine Überhöhung des cranialen Pfannenanteils abzufangen.

Auch bei den voll kongruenten und zusammenhängenden Prothesen ist dieses Problem jedoch nicht beseitigt, sondern nur verlagert. Der Kopf drängt hier gegen die oberen Anteile der Kunstpfanne und induziert direkt oder über den fixierten Drehpunkt eine Kippung. So beobachteten u.a. Cofield [5], Amstutz [1], Brumfield [3] und Neer [14] Aufhellungen und Saumbildungen um die caudalen Pfannenanteile in einem hohen Prozentsatz. Interessanterweise gingen diese Aufhellungen jedoch auch bei jahrelanger Beobachtung nur in Ausnahmefällen schließlich mit einer klinisch faßbaren Prothesenlockerung einher.

Aufgrund der Probleme des Pfannenersatzes schreibt Engelbrecht [7] in einem Erfahrungsbericht über die Anwendung von Schultergelenksprothesen 1980: „Wegen des Risikos einer Lockerung der glenoidalen Komponente haben wir zunehmend wieder den alleinigen Ersatz des Oberarmkopfes durchgeführt, wenn keine Destruktion der Gelenkpfanne vorlag. Nur bei erheblicher Zerstörung der Pfanne verwenden wir noch einen Oberflächenersatz."

Dies entspricht auch den Indikationen zum Glenoidersatz bei der sogenannten Isoelastischen Prothese [4].

Ergebnisse

Welche Beweglichkeiten können nun mit Schulterprothesen real erwartet werden? Die Angaben der Literatur beziehen sich zum Teil auf ein inhomogenes Krankengut, vorwiegend Rheumatiker mit schlechter Muskulatur. Auch bei den posttraumatischen Arthrosen finden sich jedoch häufig Inaktivitätsatrophien. Diese beiden Patientengruppen erscheinen somit in etwa vergleichbar und die beschriebenen Ergebnisse gesamthaft repräsentativ.

Als Durchschnittswerte aller in der eingesehenen Literatur veröffentlichten Mobilitätsangaben findet sich hierbei eine vordere Elevation von 75 bis knapp über 100°. Die seitliche

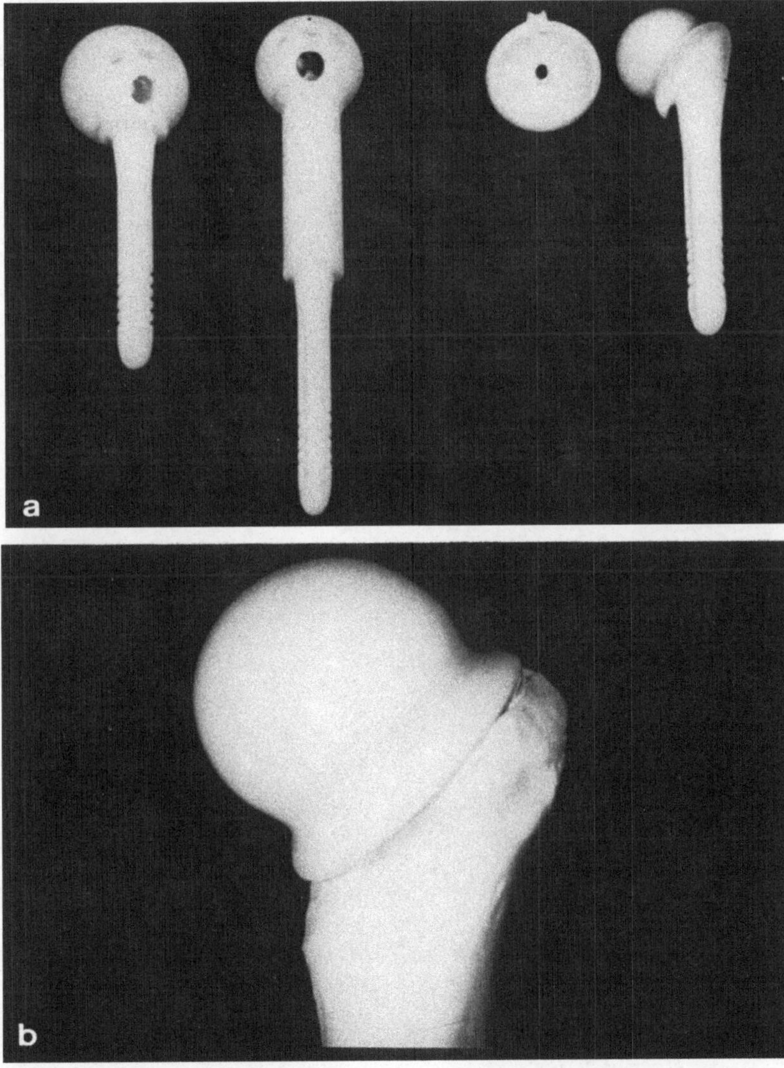

Abb. 3. a Isoelastische Prothesen. Von links nach rechts: Kopfprothese — Kopf-Schaftprothese — Pfanne — Kalottenprothese. **b** Kalottenprothese am Modell implantiert

Tabelle 8. Beweglichkeit bei Schulterprothesen

Autor	Typ	N	Flex.	Abd.	Rot.
Coughlin	Ucla	16	93°	104°	112°
Lettin	Stanmore	50	75°	70°	105°
Brumfield	Neer II	21	106°	69°	45°
Tanner	Neer II	49		102°	
Burri	Isoel.	60	74°	75°	75°

Elevation erreicht etwa dieselben Werte, die Angaben für die Gesamtrotation schwanken stärker, zwischen 45 und 115° (Tabelle 8).

Unsere eigenen Erfahrungen beziehen sich auf die sogenannte Isoelastische Prothese, die von der Fa. Robert Mathys in Betlach hergestellt wird. Dieses Modell wird in verschiedenen Grundformen geliefert, wobei in der Behandlung frischer Verletzungen an sich nur der sogenannte Kalottenersatz in Frage kommt (Abb. 3).

Die Prothesen werden in unterschiedlichen Kopfgrößen und Stieldicken angeboten, die beliebig kombiniert werden können. Die benötigte Größe läßt sich präoperativ auf dem

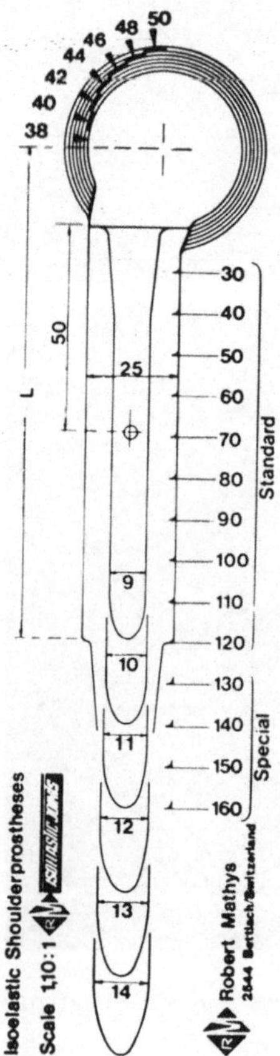

Abb. 4. Schablone zur präoperativen Bestimmung der benötigten Prothesengrößen

Röntgenbild der gesunden Seite mit Hilfe der in Abb. 4 gezeigten Schablone bestimmen. Man benötigt nur wenig Zusatzinstrumente: Einen Markraumbohrer, um die Markhöhle zu eröffnen, eine Stufenfräse für die exakte Paßform an proximalen Schaft und ein Kleinfragmentinstrumentarium zur Sicherung des Stiels durch eine quer eingebrachte Kleinfragment-Corticalisschraube.

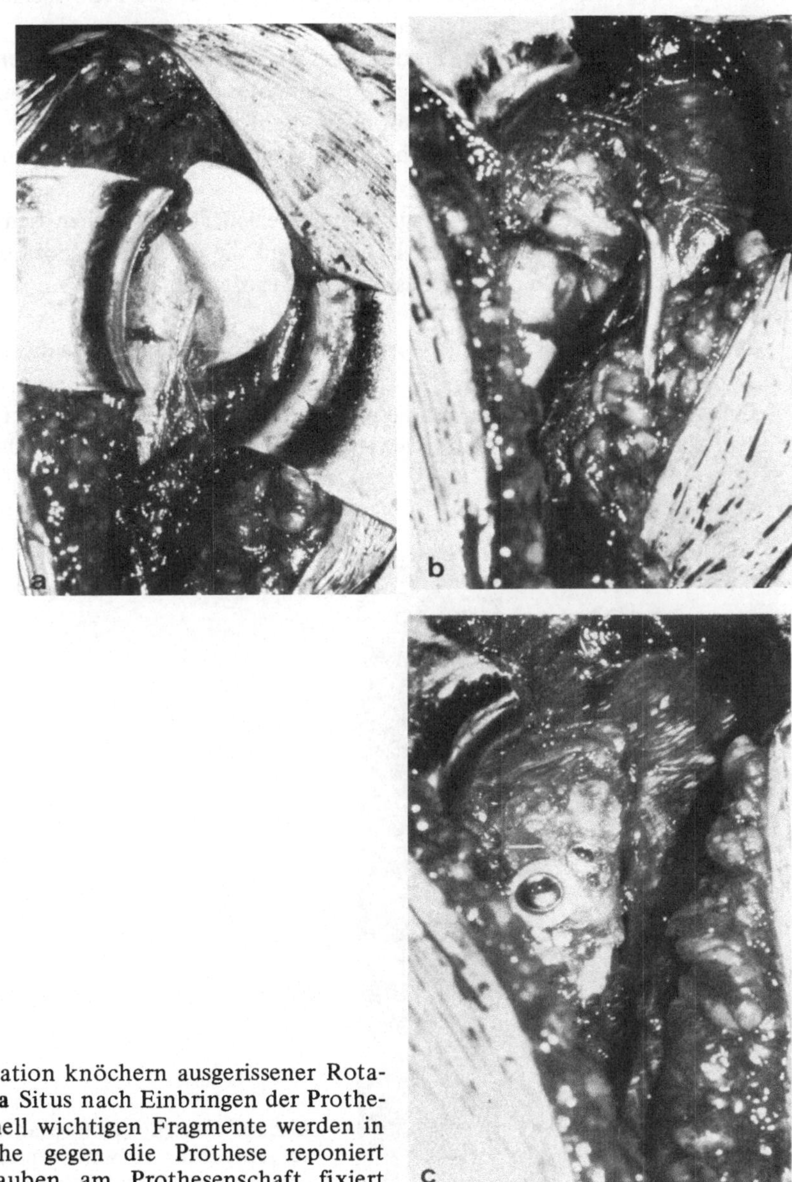

Abb. 5 a-c. Refixation knöchern ausgerissener Rotatorenmanschette. **a** Situs nach Einbringen der Prothese. **b** Die funktionell wichtigen Fragmente werden in anatomischer Höhe gegen die Prothese reponiert **c** und mit Schrauben am Prothesenschaft fixiert

Operationstechnik

Wie zur Osteosynthese des proximalen Oberarms erfolgt der Zugang im Sulcus deltoideo-pectoralis. Je nach angetroffener Situation muß die Entscheidung Osteosynthese oder Prothese intraoperative nochmals kritisch überprüft werden. Der Zugang erlaubt beide Maßnahmen.

Beim Entschluß zur Prothese werden die Kopffragmente — aber nur diese — entfernt und danach der Schaft mit den Handbohrern oder dem Marknagelinstrumentarium soweit aufgebohrt, bis eine runde Markhöhle resultiert.

Danach wird mit dem konischen Fräser der Raum für den Prothesenhals geschaffen und dann die Kalottenprothese eingesetzt.

Die „Isoelastische Prothese" besitzt gegenüber allen anderen Modellen den für uns ausschlaggebenden Vorteil, daß knöcherne Fragmente, die wesentliche Muskel- oder Sehnenansätze tragen, — und das betrifft vor allem das Tuberculum maius und minus mit der Rotatorenmanschette — an anatomische Stelle gebracht und hier direkt auf die Prothese geschraubt werden können (Abb. 5).

Verbleiben zwischen diesen Fragmenten, speziell aber zwischen den Fragmenten und dem intakten Schaft irgendwelche Defekte, sind diese mit Spongiosa aufzufüllen. Dieses Material läßt sich in aller Regel ausreichend aus den entfernten Kopffragmenten gewinnen (Abb. 6).

Abbildung 7 gibt die prä- und postoperativen Röntgenbilder des intraoperativ gezeigten Falles wieder.

Ein weiterer Vorteil dieser Prothese ist, daß sie zementfrei verankert werden kann. Der Einbau solcher Prothesenschäfte wurde ja experimentell bereits vor Jahren nachgewiesen.

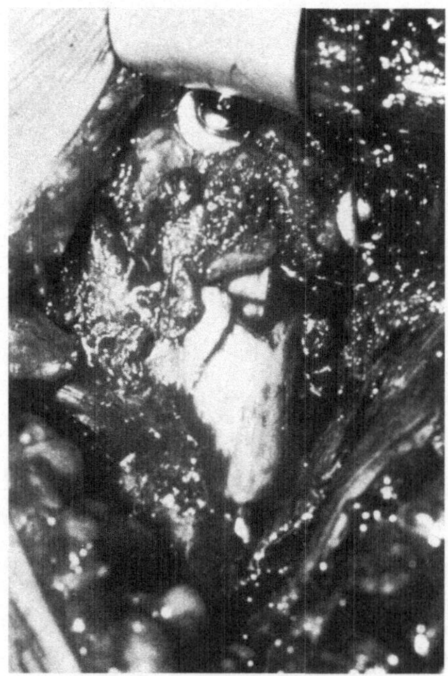

Abb. 6. Spongiosatransplantate zwischen den aufgebrachten Fragmenten einerseits und dem Humerusschaft andererseits

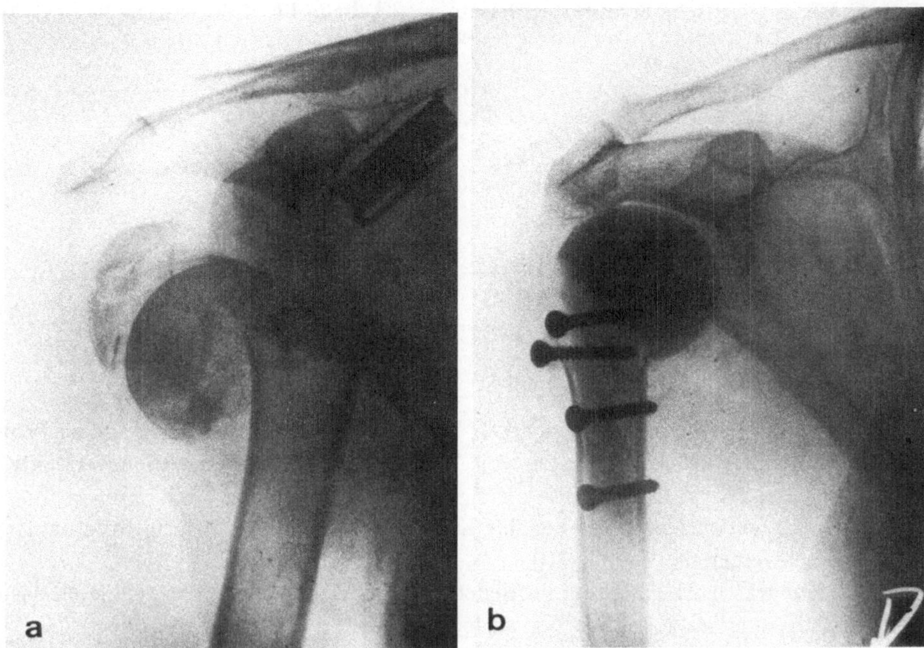

Abb. 7 a, b. Röntgenbilder des intraoperativ gezeigten Falles. **a** Unfallbild. **b** Kontrolle nach Einbringen der Prothese und Aufschrauben funktionell wichtiger Fragmente

Tabelle 9. Isoelastische Schulterprothesen bei Trauma
(n = 30) Patientengut

Kriterium		
Alter	Ø	63,2
	Min./Max.	35/83
Geschlecht	männl./weibl.	11/19
Seite	rechts	21
	links	9

Wir selbst konnten diese Befunde an einem Obduktionspräparat nach Tumorprothese wegen Malignommetastase bestätigen. In die Vertiefungen des Prothesenschaftes wächst neugebildeter Knochen vor. Hierbei dienen die Längsrillen der Rotationssicherung, die Querrinnen verhindern eine axiale Verschiebung.

In einer Sammelstudie wurden die Ergebnisse und Komplikationen bei isoelastischen Schulterprothesen bei der Versorgung von Frischverletzten und posttraumatischen Zuständen zusammengestellt. Hierbei sind die Verläufe bei 30 Fällen von primärem Ersatz erfaßt.

Das Durchschnittsalter dieser Patienten lag bei 63,2 Jahren. Es überwog das weibliche Geschlecht mit 19:11, die rechte Seite mit 21:9 (Tabelle 9).

Im postoperativen Verlauf mußte bei diesem Krankengut als Komplikation ein Infekt in Kauf genommen werden. Weitere Störungen traten im Beobachtungszeitraum nicht auf.

Tabelle 10. Isoelastische Schulterprothesen bei Trauma (n = 30)
Beschwerden

Ausmaß	
Keine	8
Leichte	16
Mäßige	5
Starke	1
Insgesamt	30

Tabelle 11. Isoelastische Schulterprothesen bei Trauma (n = 30)
Subjektives Ergebnis

Ergebnis	
Sehr gut	7
Gut	14
Mäßig	8
Schlecht	1
Insgesamt	30

Die postoperativ erreichte Beweglichkeit lag in den oben für diese und andere Prothesenmodelle bereits skizzierten Grenzen von 74° vorderer bzw. 75° seitlicher Elevation und 32° Innen- bzw. 43° Außenrotation.

24 der 30 Verletzten gaben bei der Kontrolle keine oder nur gelgentlich auftretende leichte Beschwerden an (Tabelle 10).

Insgesamt waren 21 Patienten zufrieden oder sehr zufrieden, 8 bezeichneten das Ergebnis als mäßig, einer als ausgesprochen schlecht (Tabelle 11).

Diskussion

Luxations-Mehrfragmentfrakturen des Oberarmkopfes führen bei konservativer oder operativer Behandlung in zwei Drittel der Fälle zu einem Ergebnis, das als „nicht gut" bezeichnet werden muß. Eine der alternativen Behandlungsmöglichkeiten ist der prothetische Kopfersatz. Vergleicht man kritisch die Ergebnisse nach Schulterprothesen in der Traumatologie mit den Angaben nach Resektion und Resektions-Interpositionsplastiken von Jäger [9], so finden sich bei den reinen Resektionen bezüglich des Armvorhebens keine Unterschiede von funktioneller Bedeutung. Dagegen war in dieser Gruppe ein Armseitwärtsheben überhaupt nicht möglich. Nach Interposition eines refixierten Kopffragmentes war ein Seitwärtsheben bis 60° möglich. Bezüglich der Rotation ist die Prothese beiden Verfahren deutlich überlegen.

Während in der Gruppe der schlecht beweglichen reinen Resektionen alle Patienten schmerzfrei waren, klagten 4 der 7 mit Verschraubung des größten Kopffragmentes über Schmerzen im betroffenen Schultergelenk, die den Grad der Wetterfühligkeit überstiegen. Dagegen hatten 80% der mit Prothese Versorgten keine oder nur gelegentliche und leichte Beschwerden.

Wie die wiedergegebenen Zahlen belegen, lassen sich mit der Prothese beide Vorteile — Beweglichkeit und Beschwerdefreiheit — miteinander verbinden. Die zementfrei zu verankernde Prothese kann somit als einfachste und erfolgsicherste Resektions-Interpositionsplastik bezeichnet werden.

Diese Definition charakterisiert zugleich ihren Stellenwert bei der Behandlung frischer Frakturen des Humeruskopfes.

Literatur

1. Amstutz HC (1981) Ucla anatomic total shoulder arthroplasty. Clin Orthop 155:7
2. Bombart M, Moulin A, Danan JP, Alperovitch R (1978) Traitement par embrochage à foyer fermé des fractures de l'extrémité supérieure de l'humérus. Revue de Chir Orthop 64:221
3. Brumfield RH, Schilz J, Boyd WF (1981) Total shoulder replacement arthroplasty. Orthop Transact 5:398
4. Burri C, Rüter A (1980) Isoelastische Prothesen an der Schulter. Orthopädie 9:169
5. Cofield RH (1977) Total shoulder arthroplasty. The current state of the Workshop on Internal Joint Replacement. N.W. Univ. Rehab. Engineering Programme, Chicago, p 33
6. Coughlin MJ, Morris JM, West WF (1979) The semi-constrained total shoulder joint in theumatoid arthritis. B.O.A. Autumn Meet, Sheffield
7. Engelbrecht E, Siegel A, Röttger J, Heinert K (1980) Erfahrungen mit der Anwendung von Schultergelenksendoprothesen. Chirurg 51:794
8. Geneste R, Durandeau JM, Gauzère Roy J (1980) Traitement des luxations-fractures de l'épaule sans ouverture du foyer de fracture. Revue de Chir Orthop 66:383
9. Jäger M, Wirth CJ (1981) Luxationstrümmerfrakturen des Humeruskopfes — Resektion oder Refixation der Kopffragmente. Unfallheilkunde 84:26
10. Lettin A (1981) Shoulder Replacement in Rheumatoid Arthritis. Reconstr Surg Traumat 18:55
11. Meeder RJ, Weise K, Wentzensen A (1980) Technik und Ergebnisse einer operativen Therapie der Humeruskopfluxationsfraktur des Erwachsenen. Akt Traumatol 10:201
12. Müller HA, Walde H-J (1980) Möglichkeiten der operativen Behandlung proximaler Humerusfrakturen und ihre Ergebnisse. Chir Praxis 27:257
13. Neer CS II (1955) Articular Replacement of the Humeral Head. J Bone Joint Surg 37-A:215
14. Neer CS II (1981) Seven year experience in total shoulder replacement. Orthop Transact 5:398
15. Péan JE (1894) Zitiert nach Kessel L (1979) J Roy Soc Medicine 72:748
16. Poigenfürst J (1977) Der Oberarmbruch im Collum anatomicum. Unfallheilkunde 80:537
17. Post M, Haskel SS, Jablon M (1980) Total Shoulder Replacement with a Constrained Prosthesis. J Bone Joint Surg 62-A:327
18. Reeves B, Jobbins B, Dowson D, Wright W (1971) The development of a total shoulder joint endoprosthesis. Conference on humanlocomotor Engineering Sept, 108
19. Richard A, Judet R, Rene L (1952) Acrylic prosthetic construction of the upper end of the humerus for fracture-luxations. J de Chir 68:537
20. Tanner MW ( ) Prosthetic replacement for fractures and fracturedislocations of the proximal humerus. Orthop Transact 5:398
21. Wondràk E (1979) Zur Therapie der Luxationsfrakturen des Humeruskopfes. Zbl Chirurgie 104:327
22. Zippel J (1977) Luxationssichere Schulterendoprothese Modell BME. In: Burri C, Rüter A (Hrsg). Prothesen und Alternativen am Arm. Huber, Bern Stuttgart Wien, S 43

Diskussionsbemerkungen und Empfehlungen aller Teilnehmer
Leitung: C. Burri

Zusammengefaßt und redigiert von A. Rüter und C. Burri

Einteilung

Das Einteilungsschema von Neer (s. Beitrag Wörsdörfer) erscheint zunächst kompliziert. Es berücksichtigt jedoch Zahl und Lage der Fragmente, die Frage der Einstauchung und den Grad der Dislokation. Damit erlaubt es eine sinnvolle Zuordnung aller tatsächlich beobachteten Bruchformen. Es sollte daher nach Ansicht der Diskussionsrunde unverändert übernommen und angewandt werden.

Therapie

Im Hinblick auf therapeutische Überlegungen empfiehlt sich eine Gorb-Unterteilung in:

Subkapitale Frakturen,
Brüche mit Einbeziehung des Kopfes und damit der Gelenkfläche,
Abrisse des Tuberculum majus.

Die subkapitalen Frakturen sind häufig eingestaucht. In der überwiegenden Zahl der Fälle ist es richtig, diese Einstauchung zu belassen. Nur bei Achsenknickungen über 25–30° kann eine kurzfristige vorsichtige und dosierte Extensionsbehandlung notwendig sein. Diese wird beim ambulanten Patienten mit einem leichten Hängegips erreicht. Beim bettlägerigen Verletzten läßt sich dieser Effekt durch einen Trikot-Zug bewirken.

Sind ausgedehnte manuelle Repositionen notwendig, muß bei weiter konservativer Behandlung anschließend für 4–6 Wochen im Thoraxabduktionsgips ruhiggestellt werden. Diese umfänglichen Gipsverbände verursachen letztlich weniger Beschwerden als die fast nie optimal sitzenden Schienen. Jede Ruhigstellung von mehreren Wochen geht jedoch mit der Gefahr einer Einsteifung des Schultergelenkes einher. Insgesamt bleibt daher bei dieser kleinen Gruppe der weit verschobenen jedoch operationstechnisch relativ einfachen subkapitalen Frakturen die Frage, ob nicht – zumindest für den Geübten – die Osteosynthese die Therapie der Wahl darstellt.

Bei den Abrissen des Tuberculum majus ist – bei Fehlen von Gegenindikationen – eine Verschraubung an anatomischer Stelle zu fordern. Verbleibende Dislokationen nach cranial führen häufig zu einer Blockierung der Schulterelevation durch „Festlaufen" des verschobenen Tuberculums unter dem Acromion.

Für die Frakturen des Oberarmkopfes selbst wird von allen Diskussionsteilnehmern daraufhingewiesen, daß die theoretisch immer wieder in den Vordergrund gestellte konservative Behandlung auch tatsächlich das Mittel der Wahl ist. Alle Versuche einer ausgedehnteren rekonstruktiven Therapie führen sehr häufig zu unerwarteten großen technischen Schwierigkeiten und hinterlassen eine Situation, die schlechter ist als nach jeden konservativen Maßnahmen.

Die Behandlungsmaßnahmen müssen nach folgendem Stufenplan verlaufen:
— Konservative Reposition, falls überhaupt erforderlich.
— Läßt sich die Verletzung reponieren aber nicht retinieren: geschlossene Spickdrahtosteosynthese.
— Führt diese nicht zu einem zumindest ausreichenden Resultat: offene Reposition, wenn irgendmöglich ohne weitere Eröffnung der Kapsel, anschließend wiederum Spickdrahtostheosynthese oder Plattenostheosynthese.

Knöcherne Ausrisse der Rotatorenmanschette können hierbei durch Zuggurtungsdrähte gefaßt werden.

Nicht selten ist eine Spongiosatransplantation erforderlich. Bei großen Fragmenten und guter Spongiosa erscheint eine stabile Fixation mittels Plattenosteosynthese gerechtfertigt. Als Implantat für die Kopffrakturen hat sich die Kleeblattplatte bewährt, deren zungenförmiger cranialer Ausläufer mit einem großen Seitenschneider abgesetzt werden kann.

Nachbehandlung

An jedem Fall darf die Schulter nur für wenige Tage, maximal 2 Wochen ruhiggestellt werden. Auch die offene oder geschlossene Spickdrahtosteosynthese gibt zusammen mit der kräftigen Muskulatur genügend Stabilität, um nach diesem Zeitraum eine geführte Übungsbehandlung aufnehmen zu können. Hierbei ist speziell bei den Pendelübungen nach Pöhlchen darauf zu achten, daß das Prinzip der Selbstinnervation, d.h., aktiver Bewegungen auch verwirklicht wird und sich diese Behandlung nicht auf ein passives Schwingenlassen beschränkt.

Die Indikation zur primären Oberarmkopfprothese muß auf die Fälle beschränkt bleiben, in denen weder konservative noch operative kopferhaltende Maßnahmen ein zumindest befriedigendes Ergebnis erwarten lassen. Die Indikationsstellung deckt sich somit mit derjenigen zur reinen Kopfresektion bzw. Resektions-Interpositionsplastiken.

Im Vergleich dieser drei Maßnahmen schneidet im Bewertungsschema: Beschwerden und Beweglichkeit: die Prothese am günstigsten ab. Zusätzlich kann davon ausgegangen werden, daß bei subtiler Operationstechnik in erfahrenen Zentren die Ergebnisse einer ersten Sammelstatistik mehrerer Kliniken mit jeweils erst kurzfristiger Erfahrung noch verbessert werden können.

III. Verletzungen im Kindesalter

Schulterverletzungen beim Kind

K. Parsch und F. zu Eulenberg

Unter den schultergelenksnahen Verletzungen im Kindesalter spielen die Claviculafrakturen zahlenmäßig eine besondere Rolle. Bei 4 402 Frakturen im Kindesalter war 326 ×
die Clavicula betroffen, das entspricht 7,4% (Abb. 1).

An zweiter Stelle sind die subkapitalen Humerusfrakturen anzutreffen. Frakturen der
Scapula sind dagegen Raritäten. Selten sind die Luxationen am Schultergelenk, da bei
adäquatem Trauma eher eine subkapitale Oberarmfraktur hervorgerufen wird. Am ehesten
sieht man die Schultergelenksluxation im Zusammenhang mit einer geburtstraumatischen
Plexuslähmung oder kombiniert mit einer Luxationsfraktur des proximalen Humerus. Die
reine traumatische Schultergelenksluxation ist eine Verletzung des Übergangsalters.

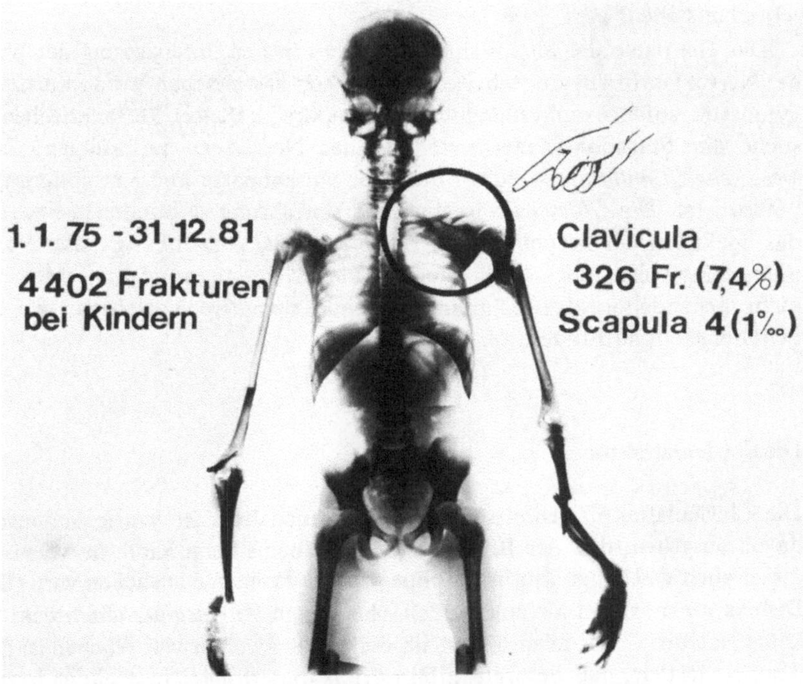

Abb. 1. Statistik der von 1975–1981 behandelten Frakturen beim Kind am Olgahospital
Stuttgart. Die Clavicula ist bei 7.4% aller Frakturen betroffen

Das Geburtstrauma

Das Geburtstrauma spielt eine große Rolle bei der Verursachung von Claviculafrakturen. 90% der geburtstraumatischen Frakturen betreffen die Clavicula (Ebel [1]). Wir sehen pro Jahr 4-6 geburtstraumatische Claviculafrakturen, gelegentlich kombiniert mit einer subkapitalen Oberarmfraktur. Die schmerzbedingte Schonung führt zur sog. Pseudolähmung des Armes. Eine solche kombinierte Verletzung läßt sich von einer echten Plexuslähmung dadurch unterscheiden, daß bei letzterer die passive Beweglichkeit schmerzlos möglich ist. Die Therapie der geburtstraumatischen Clavicula- oder Oberarmfraktur ohne Nervenbeteiligung besteht in der Ruhigstellung in einem Tubigripverband für 7−10 Tage.

Differentialdiagnostisch muß an eine *congenitale Claviculapseudoarthrose* gedacht werden, bei der die spontane Heilung nicht eintritt. Unterschiede zeigen sich in der Symptomatik. Bei der Inspektion gleichen sich die angeborenene Claviculapseudoarthrose und die Fraktur. Während sich jedoch erstere schmerzlos palpieren läßt, treten bei den Frakturen Schmerzen bis hin zur Pseudolähmung auf.

Die Plexuslähmung

Die echte, geburtstraumatische Plexuslähmung kann mit einer Clavicula- oder auch einer Oberarmfraktur kombiniert sein und wird durch eine Traumatisierung der Plexusnerven verursacht. Pathophysiologisch wird die obere (Erbsche) und untere (Klumpkesche) Lähmung so erklärt, daß die Nervenfasern überdehnt oder abgerissen sind, das Nervenhüllgewebe aber stehenbleibt.

Die Therpapie der Plexuslähmung besteht in der Untersützung der Wiederaussprossung der Nervenfasern aus der erhalten gebliebenen motorischen Vorderhornzelle. Die Krankengymnastik auf neurophysiologischer Grundlage, z.B. das Reflexkriechen nach Vojta versucht die Funktionswiederherstellung der Nerven zu untersützen. Zusätzlich werden *faradische Stimulationen* zum Erhalt der Muskelmasse und Verhinderung einer Artrophie befürwortet. *Die Gipsschale* in einer mit Vorführung verbundenen Fechterstellung rundet das Spektrum der kombinierten Therapie ab. Bei Anwendung dieser Verfahren kann fast immer eine vollständige Ausheilung der Plexuslähmung erreicht werden. Für Spätzustände nicht behandelter Plexuslähmungen stehen operative Verfahren, wie zum Beispiel die Schultergelenksarthrodese zur Verfügung.

Die Claviculafraktur

Die Claviculafraktur jenseits des Neugeborenenalters ist *häufig* und *harmlos.* Man kann davon ausgehen, daß der Bruch des Schlüsselbeins beim Kind, in welch besonderer Form dieser auch geschehen sein mag, ohne größere Probleme ausheilen wird (Groher [2]). Auch Dislokationen von 1−2 cm werden über einen *Kugelcallus* überbrückt und hinterlassen keine Nachteile. Vor allem innerhalb der ersten zwei bis vier Wochen ist der Kugelcallus so deutlich tastbar, daß besorgte Eltern öfters die erfolgreiche Heilung bezweifeln. Die Versorgung mit einem *Rucksackverband* wird standardmäßig durchgeführt. Je nach Alter des Kindes bleibt er 14 Tage bis 3 Wochen belassen. Eine Röntgenkontrolle zum Abschluß der

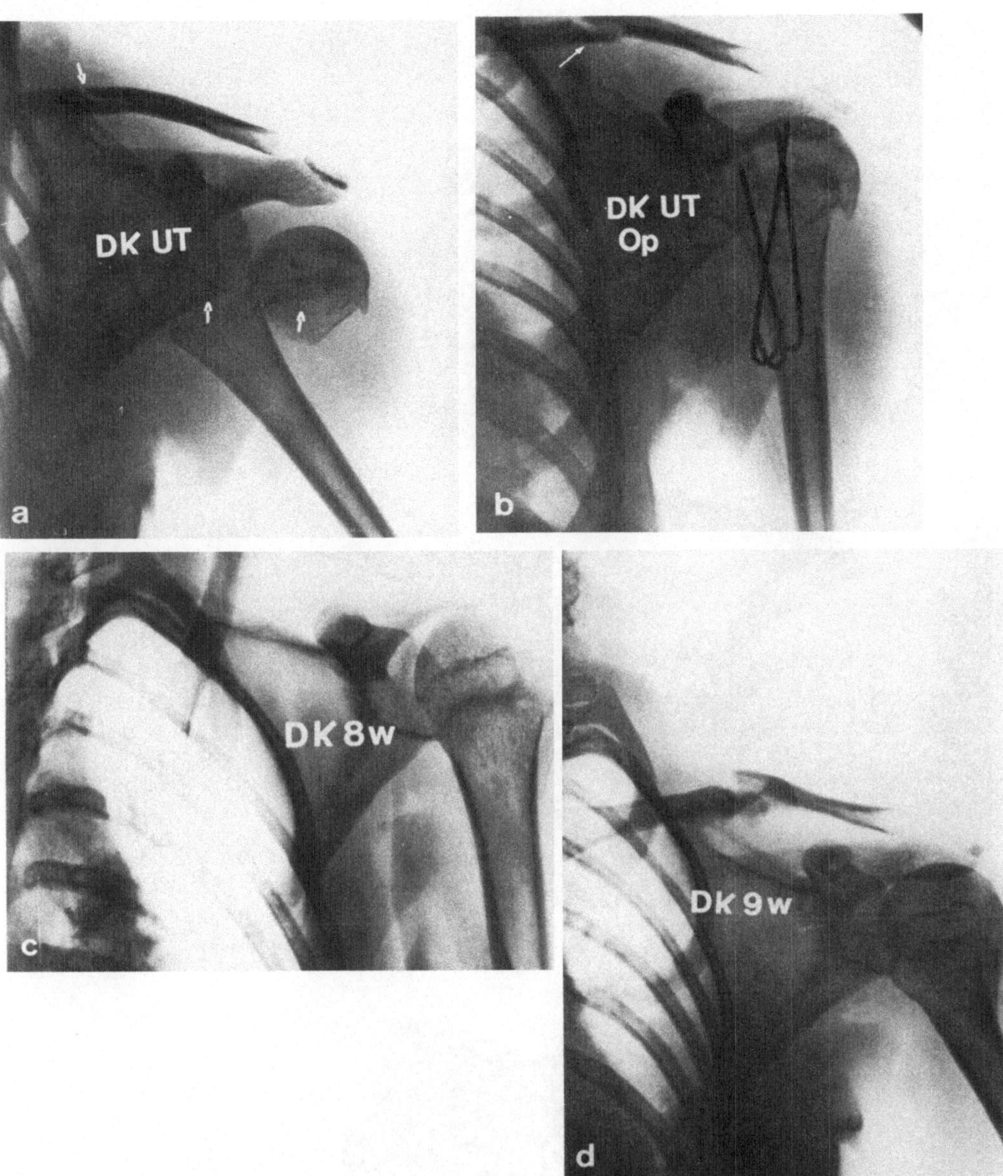

Abb. 2a–g. Daniela K., 13 J. **a–d. a** Luxationsfraktur des proximalen Humerus. „Harmlose" Clavicularfraktur links. **b** Zustand nach offener Reposition und Kirschner-Drahtspickung der proximalen Humerusfraktur. Die Clavicula beginnt sich aufstellen. **c** Die Kirschner-Drähte nach Osteosynthese des proximalen Humerus sind entfernt, die Fraktur ist konsolidiert. Die Claviculafraktur hat sich aufgestellt. Die Schulter ist verkürzt. **d** 9 Wochen nach dem Unfall wird die aufspießende Claviculafraktur in Narkose reponiert, die verkürzte Schulter ausgeglichen, ein straffer Rucksackverband wird angelegt

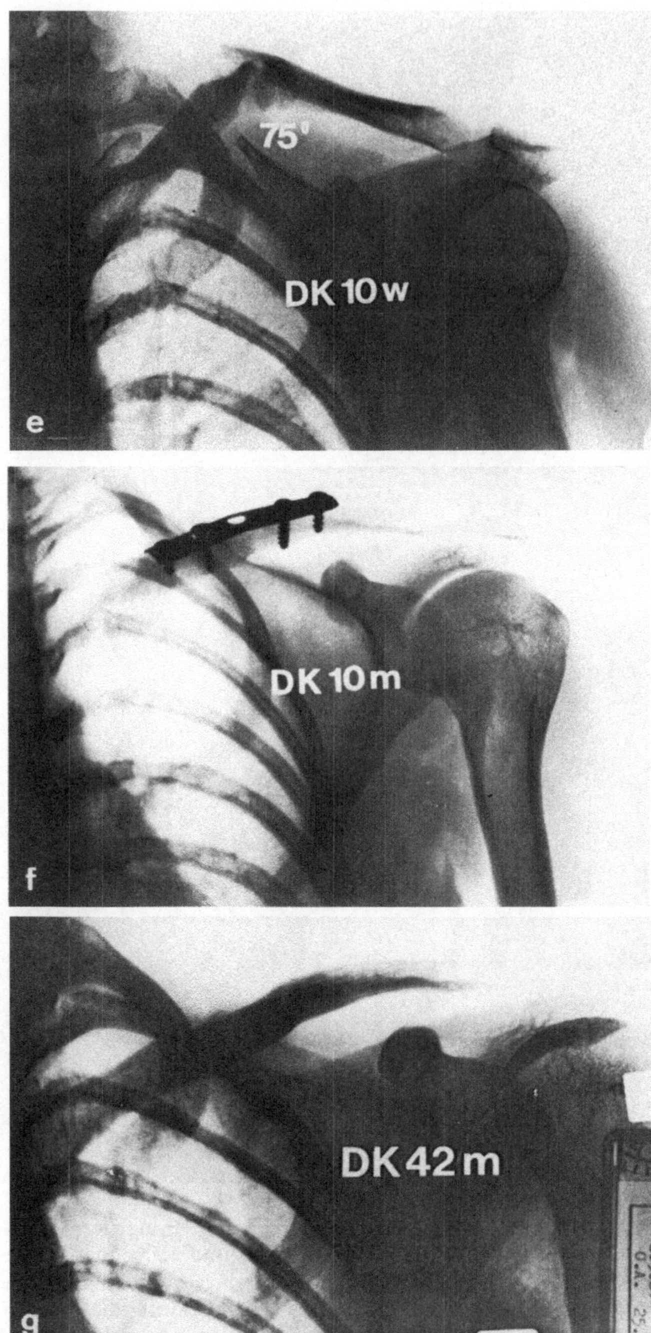

Abb. 2 e–g. e 1 Woche nach der Nachreposition (Abb. 2 d) erneutes Aufspießen der Frakturenden und Anbahnung einer Pseudoarthrose, kosmetisch ungünstige, verkürzte Schulter. **f** 10 Monate nach Osteosynthese der Clavicula stabiler Durchbau. **g** Röntgenologisches Ausheilungsergebnis der beiden Verletzungen an Clavicula und proximalem Humerus

Behandlung kann beim Kind unterbleiben, da sie vor allem die Kugelcallusbildung demonstriert, die komplette knöcherne Heilung wäre erst einige Monate später zu zeigen.

Das Gesagte erhellt, daß eine Operationsindikation bei Kindern mit Claviculafrakturen praktisch nie zu stellen ist. Als Ausnahme dieser Regel ist zu nennen: Die gleichzeitige Gefäßverletzung oder die primäre Hautdurchspießung. Wir konnten bei über 300 Claviculafrakturen bei Kindern keinen einzigen derartigen Fall antreffen. Als Besonderheit haben wir bei einem Mädchen eine sekundäre Aufspießung der Claviculafraktur mit kosmetisch außerordentlich ungünstiger Schulterpartieverkürzung erlebt. Dieser Fall ist in Abb. 2 wiedergegeben:

Bei einem PKW-Unfall erlitt die 13jährige Schülerin eine Salter II Epiphysenverletzung mit Luxation des Oberarmkopfes und eine harmlos erscheinende Claviculafraktur (Abb. 2a). Nach offener Reposition und Kirschner-Drahtspickung der Humerusfraktur kam es zur progredienten Schulterverkürzung und Aufspießung der Claviculafragmente, (Abb. 2b u. c). Die Narkosereposition und erneute Rucksackverbandversorgung konnte nur eine kurzfristige Besserung bringen, (Abb. 2d) die schon eine Woche später wieder verloren war, (Abb. 2e). Erst die offene Reposition und Osteosynthese, (Abb. 2f) brachte die Stabilisierung und schließlich Ausheilung der Claviculafraktur. Das Endresultat ist, abgesehen von der Narbenbildung im Dekolléebereich, gut (Abb. 2g).

Die Pseudoacromioclaviculargelenksprengung

Als seltene Besonderheit ist die laterale Claviculafraktur des Kindes zu nennen, bei der es infolge einer größeren Gewalteinwirkung zu einer lateralen Epiphyseolyse mit Austreten des Knochens aus dem kräftigen Periostschlauch kommt (Liechti [3]). Bei dieser *„Pseudoluxation"* schält sich die laterale Clavicula wie eine Banane aus dem Periostschlauch. Die acromio- und coraco-claviculären Bandverbindungen bleiben intakt. Als Therapie haben wir uns, wie bei der gängigen Claviculafraktur, auf die Versorgung mit einem straff gezügelten Rucksackverband beschränkt (Abb. 3). Eine operative Indikation, wie sie Sharrard [5] und Liechti [3] gesehen haben, mußten wir bisher nicht stellen.

Scapulafrakturen

Eine echte Rarität stellen Frakturen einer Scapula beim Kind dar. Wir sahen bei über 4 000 kindlichen Frakturen nur 4 × eine Fraktur der Scapula. Während Renne und Weller [4] unter 1% Häufigkeit angeben, fand Liechti [3] einen einzigen Fall im St. Gallener Krankengut. Am ehesten sollen Scapulafrakturen als Begleitverletzung bei schweren Schultertraumatisierungen auftreten. Unsere 4 Scapulafrakturen waren jeweils isoliert und betrafen 2 × die Spina scapulae, 1 × den Processus coracoides und 1 × die Spitze des Scapulakörpers.

Die Scapulaspitzenfraktur wurde mit einer Zuggurtungsosteosynthese versorgt und ist problemlos ausgeheilt (Abb. 4).

Die Spina- und Coracoidfrakturen ließen wir gänzlich ohne Behandlung, da eine größere funktionelle Beeinträchtigung, wenn man vom lokalen Druckschmerz absah, nicht bestand. Die nur über Zielaufnahmen erkennbaren Verletzungen heilten mit Zeichen der Callusbildung aus (Abb. 5).

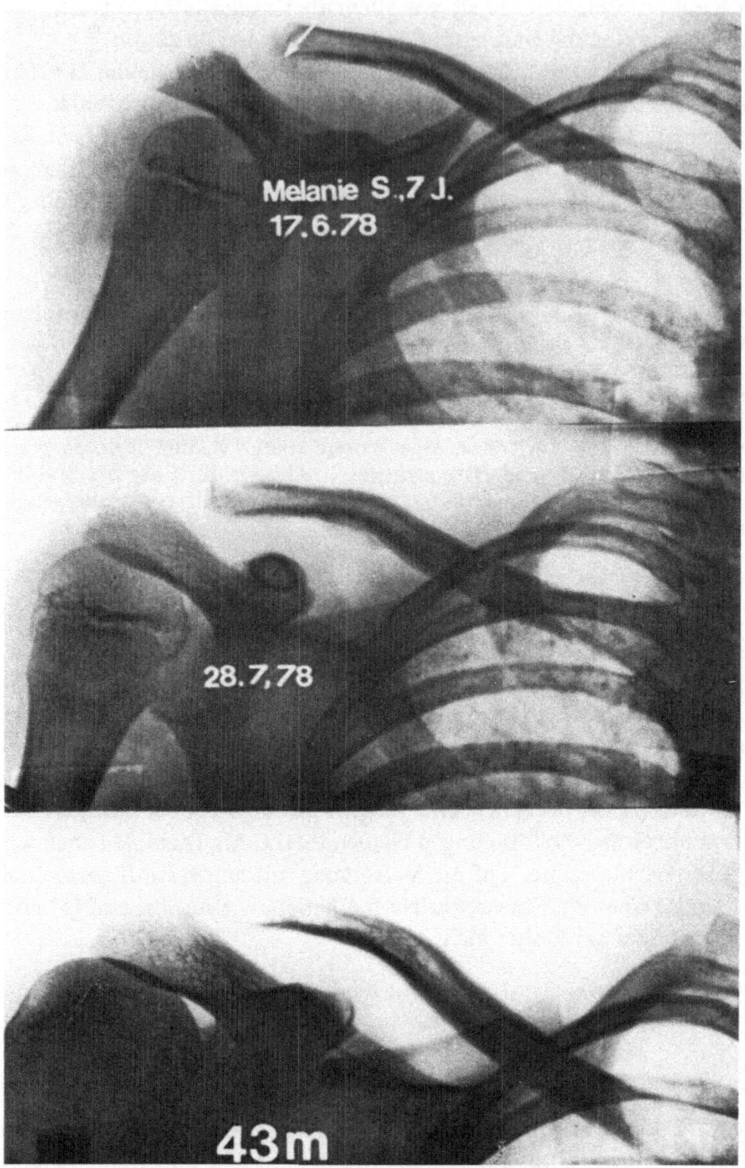

Abb. 3a—c. Melanie S., 7 J. Sturz vom Fahrrad auf ausgestreckten Arm führt zur Pseudo-acromio-claviculagelenkssprengung. 6 Wochen später ist die Ausheilung im Rucksackverband abgeschlossen. Nach 43 Monaten sind keine Spuren der ehemaligen Verletzung mehr zu erkennen.

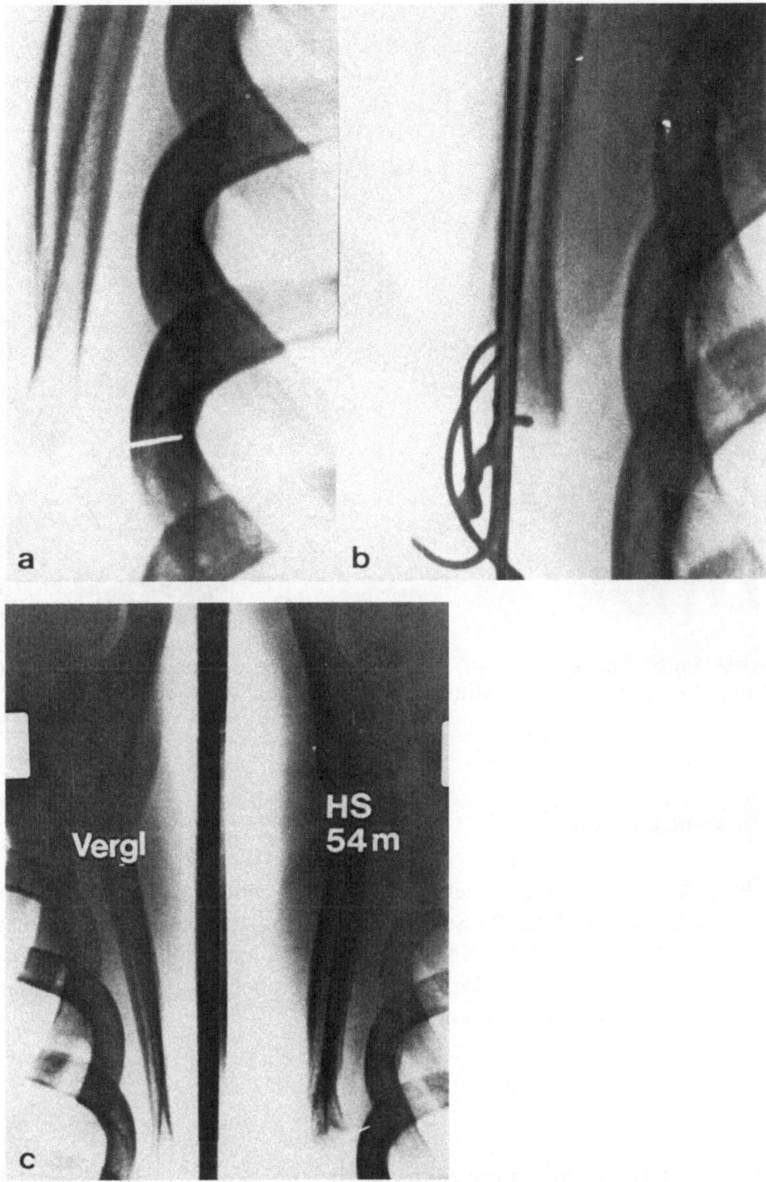

Abb. 4 a—c. Heiko S., 13 J. **a,b** Scapulaspitzenfraktur und Zuggurtungsosteosynthese.
c 4 Jahre nach Osteosynthese der Scapulaspitzenfraktur geringe Verdickung der Scapulaspitze im Vergleich zur gesunden Gegenseite. Keine Funktionsminderung

194

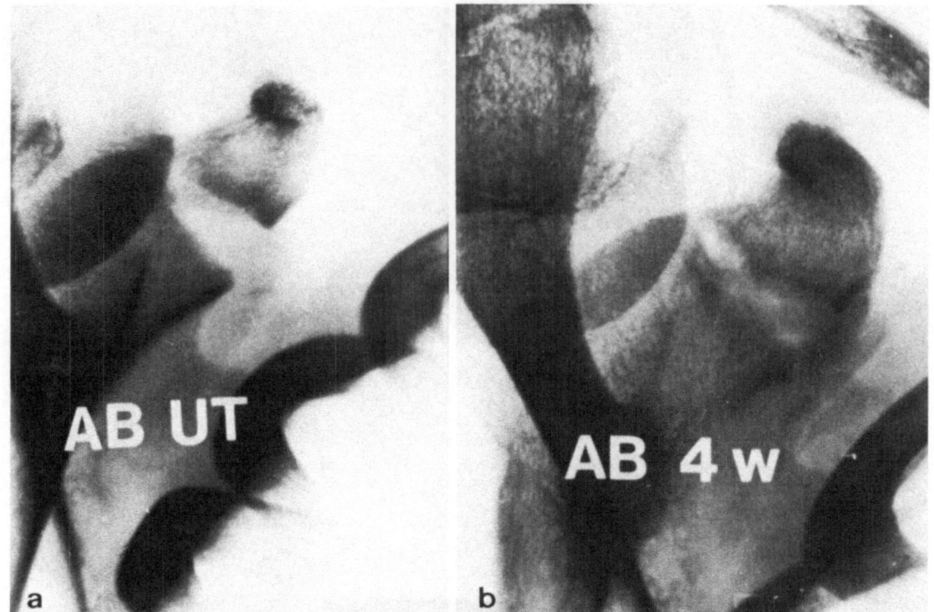

Abb. 5 a,b. Andreas B., 14 J. Processus coracoides Fraktur nach direktem Aufprall. Ausheilung ohne Therapie mit Callusüberbrückung nach 4 Wochen

Zusammenfassung

Die Schulterverletzungen beim Kind spielen zahlenmäßig eine große Rolle, 7,6% der Kinderfrakturen betreffen das Schlüsselbein. Die harmlosen Frakturen heilen im Rucksackverband schnell und problemlos aus. Die Pseudoacromioclaviculargelenksluxation und die Scapulafrakturen stellen Raritäten dar, die auch in großen kindertraumatologischen Zentren selten zur Behandlung kommen.

Literatur

1. Ebel KD (1974) Röntgendiagnostik. In: Rehn J, Unfallverletzungen bei Kindern. Springer, Berlin Heidelberg New York, p 353
2. Groher W, Dreyer J (1971) Krankenbestand und Spätergebnisse konservativ behandelter Claviculafrakturen bei Kindern und Jugendlichen. Monatschr Unfallheilkd 71
3. Liechti R (1978) Frakturen der Clavicual in der Scapula. In: Weber BG, Brunner, Freuler F (1978) Die Frakturenbehandlung bei Kindern und Jugendlichen. Springer, Berlin Heidelberg New York, p 87
4. Renne J, Weller S (1974) Verrenkungen und Frakturen der oberen Gliedmaßen. In: Rehn J, Unfallverletzungen bei Kindern. Springer, Berlin Heidelberg New York, p 275
5. Sharrard WJW (1971) Paediatric Orthopaedis and Fractures. Blackwell, Oxford and Edinburgh, p 934

Proximale Humerusverletzungen im Kindes- und Jugendalter

H. Arzinger-Jonasch

Verletzungen des proximalen Humerus im Wachstumsalter sind nicht häufig.

So fanden Jonasch und Bertel [9] unter 62 348 kindlichen Frakturen und Epiphysenverletzungen aus den Unfallkrankenhäusern der AUVA Österreichs im Zeitraum von 1966 bis 1976 nur in 1,9% den proxmalen Oberarm betroffen. Eine Relation der knöchernen Verletzungen verschiedener Humerusabschnitte vermittelt eine Abbildung aus der gleichen Statistik (Abb. 1).

Eine weitere Aussage dieser umfangreichen Arbeit ist von Interesse. Während im gesamten Zeitraum die Zahl der behandelten Unfälle um rund 98% zunahm, blieb die der proximalen Humerusverletzungen annähernd konstant.

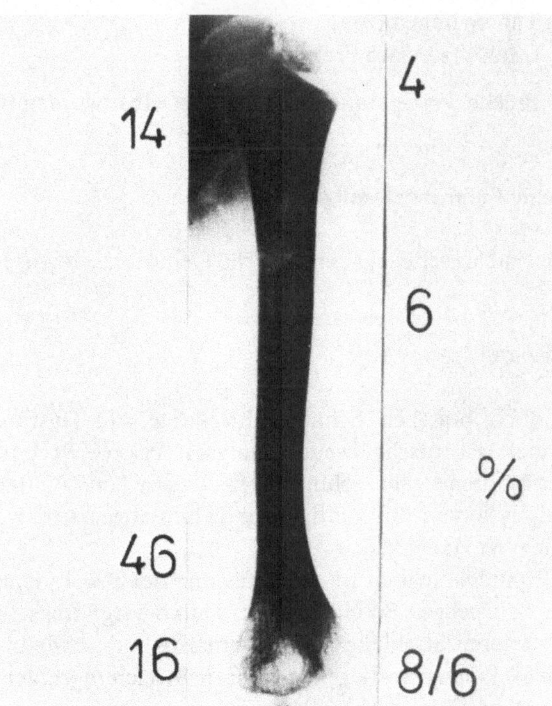

Abb. 1. Häufigkeit der Knochenverletzung im Bereich des Oberarmes in % (Aus Jonasch [10]): Lysefrakturen 4%, infratuberculäre Brüche 14%, Brüche des Schaftes 8%, supracondyläre Brüche 46%, Condylenbrüche 16%, Epicondylenbrüche 6%, distale Epiphysenlösungen 8%

Frakturentstehung

Der Frakturmechanismus besteht in einer Einwirkung indirekter Gewalt durch Sturz auf den abduzierten, gestreckten Arm bzw. Ellenbogen oder durch plötzlichen Zug am Arm, wie er sich bei Kindesentwicklung unter der Geburt ereignen kann.

Es kommen vorwiegend Stauchungs- und Biegungskräfte, aber auch Scher- und Torsionsmomente zur Wirkung, abhängig von der Funktionsstellung des Armes im Schultergelenk, der aktuellen Muskelaktion und dem Lebensalter des Verletzten.

Eine direkte Gewalteinwirkung auf die Schulter ist selten. Der Kapselbandapparat des Schultergelenks hält der einwirkenden Gewalt eher Stand als der Humerus, so daß es zu keiner Verrenkung, sondern zu einer der Formen knöcherner Verletzung kommt.

Verletzungsursachen sind in der Regel Spiel- und Sportunfälle. Der Verkehrsunfall spielt ursächlich eine untergeordnete Rolle. Im eigenen Krankengut lag er bei 2%.

Frakturformen

Nach morphologischen Gesichtspunkten sind die Verletzungen des proximalen Humerus auf vier Formen begrenzt:

1. Reine Epiphysenlösungen,
2. Lysefrakturen (Aitken I/Salter II),
3. Tuberculumabrisse,
4. Infratuberculäre Frakturen.

Brüche der Oberarmkopfepiphyse selbst wurden bisher nicht beobachtet.

Reine Epiphysenlösungen

Sie sind als seltene, aber typische Geburtsverletzungen beschrieben.

Diagnose

Klinisch bestehen Schulterschwellung und Dysfunktion oder Funktionsaufhebung des Armes (Parrotsche Pseudoparalyse). Passive Bewegungen im Schultergelenk sind für das Neugeborene sehr schmerzhaft. Gegen eine Verletzung des Plexus brachialis muß die Epiphysiolysis differentialdiagnostisch abgegrenzt werden. An ein kombiniertes Auftreten beider ist zu denken.

Röntgenologisch ist die Erfassung der Epiphysenlsöung oder -luxation schwierig infolge der knorpeligen Beschaffenheit. Durch sorgfältigen Vergleich beider Schultern im anterioposterioren Strahlengang in Normalstellung sowie in Abduktion beider Arme im Schultergelenk können vorliegende Achsenabweichungen den klinischen Verdacht einer Epiphysenlösung bestätigen(Abb. 2).

Bei diagnostischen Schwierigkeiten spricht sich Magerl [13] für eine Arthrografie aus.

Behandlung

Meist führen konservative Maßnahmen zum Erfolg.

In Allgemeinnarkose erfolgt die Einrichtung durch Zug am rechtwinkelig gebeugten Ellenbogen bei Abduktion, Flexion und leichter Außenrotation der Schulter. Die Ruhig-

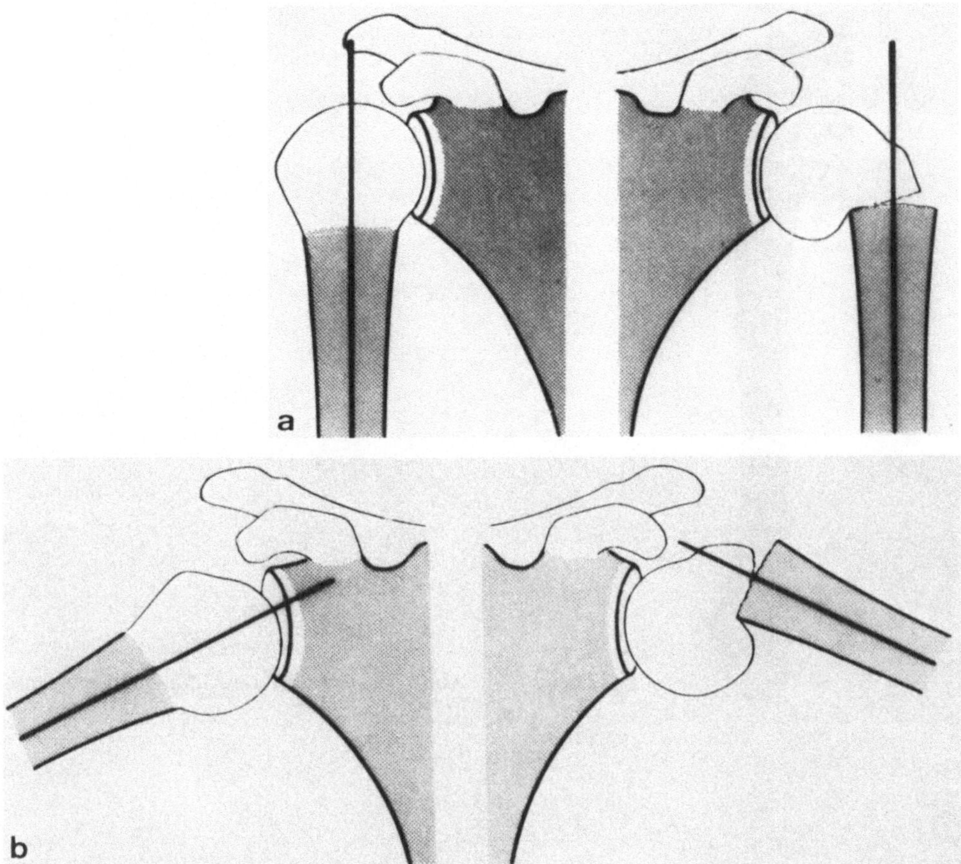

Abb. 2 a, b. Schematisierung der Röntgenbefunde bei Neugeborenen mit Humeruskopf-epiphysenlösung in Normalstellung und bei Abduktion (Aus Magerl [13])

stellung übernimmt ein Velpeau-Verband für die Dauer von 10–12 Tagen. Vergleichende Röntgenaufnahmen dokumentieren den Repositionserfolg. Bei Mißlingen der geschlossenen Reposition sehen Blount [3], Daubenspeck [6] und Magerl [13] Indikation zu offener Reposition und Periostvernähung. Angaben über reine Epiphysenlösungen in späteren Lebensjahren sind spärlich. Wir beobachteten im eigenen Verletztengut keine.

Lysefrakturen

Sie können prinzipiell in jedem Lebensalter mit vorhandenen offenen proximalen Humerus-epiphysenfugen auftreten. Eine Häufung wird zwischen dem 13. und 17. Lebensjahr, dem Zeitraum des stärksten Längenwachstums, beobachtet.

Lockerungen der Wachstumsfuge infolge des vermehrten Umbaues werden als Ursache dafür diskutiert.

Von Bedeutung ist, daß die proximale Humerusepiphyse am Längenwachstum mit 80%, die distale hingegen nur mit 20% beteiligt ist (Abb. 3). Da die Epiphysenfuge leicht nach

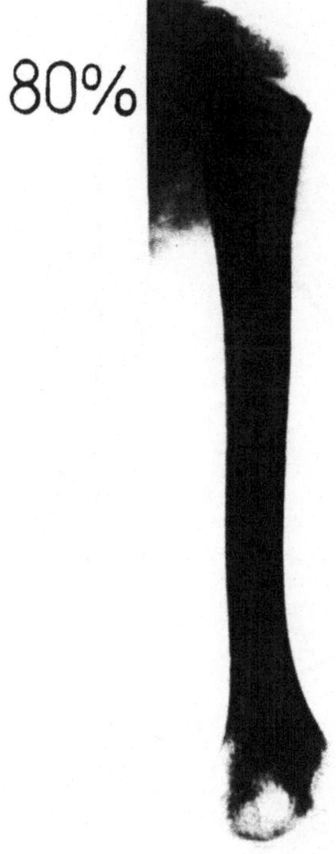

Abb. 3. Relation des Längenwachstums in %

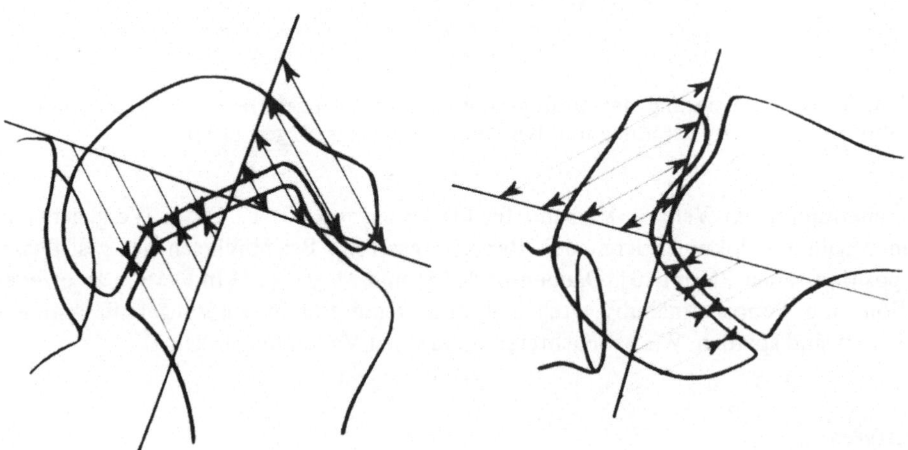

Abb. 4. Zug- und Druckzonen an der Epiphysenfuge nach typischer Gewalteinwirkung (Aus Beck [2])

medial geneigt und nicht senkrecht zur Humeruslängsachse steht, resultiert aus der einwirkenden Gewalt kein Stauchungs-, sondern ein Biegungsbruch. Der Drehpunkt der Biegungsachse liegt dabei in der Epiphysenfuge (Beck [2]) (Abb. 4).

Es kommt zur Epiphysenteillösung und zum Abbruch eines metaphysären Keiles. Bei jüngeren Kindern ist dieser meist klein, bei Jugendlichen in der Regel groß (Aitken [1]) (Abb. 5). Große metaphysäre Keile können infratuberculäre Brüche vortäuschen.

Durch die Form der Epiphysenfuge einerseits, durch die anatomischen Beziehungen der Oberarmhals-Schaftregion andererseits erfolgt eine Verschiebung der Bruchstücke am häufigsten im Sinne eines Varus und einer Antekurvation.

Das Stratum germinativum ist unverletzt. Infolge Durchblutungsveränderungen der epiphysären Gefäße durch das Trauma sind jedoch hemmende oder stimulative Wachstumsstörungen zu beobachten (v. Laer [11]).

Experimentelle Untersuchungen durch Ameron und Reibel [5] weisen medial ein intaktes Periost nach. Lateral kommt es stets zu Einrissen. Eingeschlagene Periostanteile können ein ernsthaftes Repositionshindernis darstellen.

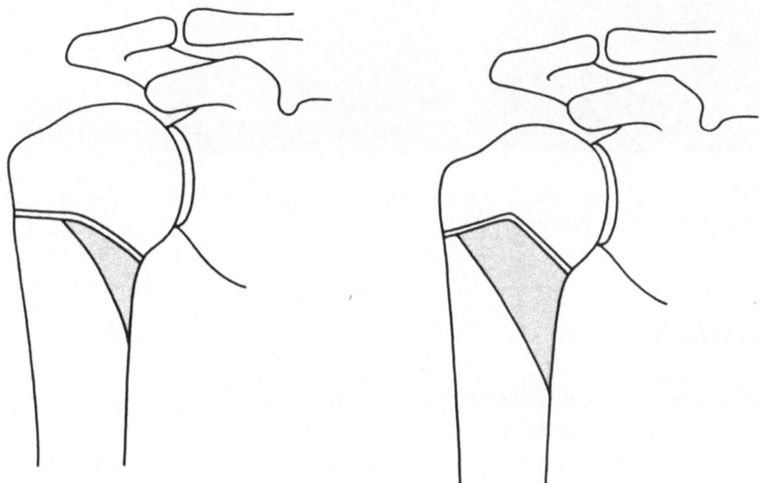

Abb. 5. Lysefraktur mit unterschiedlich großen metaphysären Keil

Diagnose

Es bestehen die klinischen Zeichen eines gelenknahen Bruches. Röntgenaufnahmen in zwei senkrecht zueinander stehenden Ebenen mit Vergleichsaufnahmen der unverletzten Seite sichern die Diagnose. Um das Ausmaß der Fragmentverschiebung in beiden Ebenen erfassen zu können, soll die Röntgenuntersuchung stets bei im Ellbogengelenk gestrecktem, im Schultergelenk um 45–60° abduzierten Arm erfolgen, da nur so tatsächlich der proximale Oberarm in zwei verschiedenen Ebenen dargestellt wird (Abb. 6).

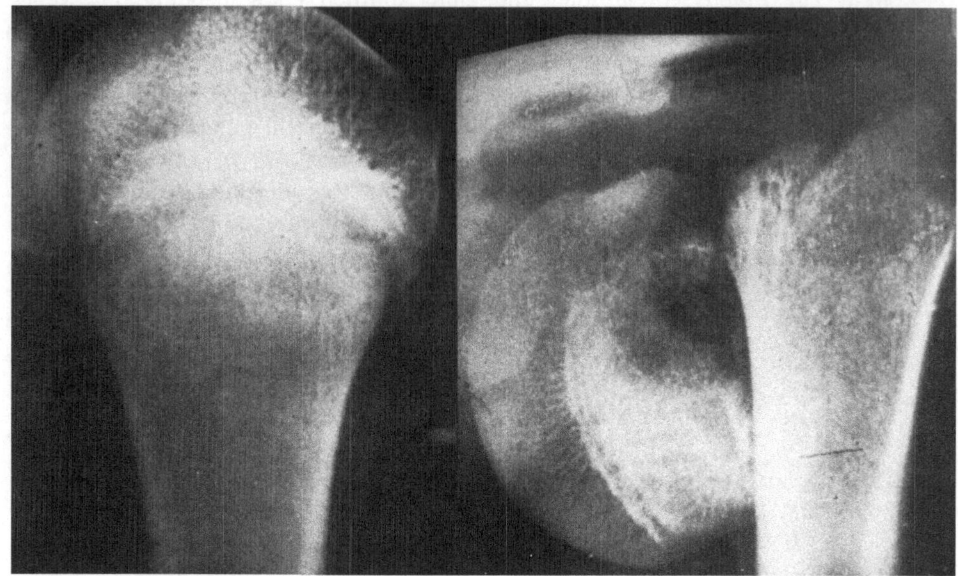

Abb. 6. Erfassung des Dislokationsgrades bei Röntgenaufnahmen in zwei senkrecht zueinander stehenden Ebenen

Behandlung

Nicht oder kaum dislocierte Lysefrakturen werden im Desault- oder Gilchristverband für 3–4 Wochen ruhiggestellt.

Dislocierte Formen müssen in Allgemeinnarkose reponiert werden. Die Einrichtung soll sobald und so gut als möglich durch Längszug am im Ellbogengelenk gebeugten Arm unter starker Abduktion, Beugung und leichter *Außenrotation* erfolgen. Das Repositionsmanöver wird unter Röntgenbildwandlerkontrolle ausgeführt. Gelingt die Reposition auf diese Weise nicht, so kann mit Hilfe eines Flaschenzuges meist ein ideales Ergebnis erreicht werden. Bei Rückenlage des Verletzten wird der gestreckte Arm nach hinten oben gezogen (Abb. 7). Das Problem bei den stärker verschobenen Lysefrakturen ist jedoch meist nicht ihre Einrichtung, sondern das Festhalten des Repositionsergebnisses mit konservativen Mitteln.

Bleibt das Repositionsergebnis nach Adduktion des Armes erhalten, handelt es sich also um eine stabile Fraktur, kann ein Gipsdesaultverband die Ruhigstellung übernehmen; kommt es hingegen zu einer neuerlichen Verschiebung, so gibt es zwei Wege, das Nachrepositionsergebnis zu halten!

a) In sogenannter „Salutierstellung" wird ein Brust-Arm-Gipsverband angelegt. Das Schultergelenk muß dabei in der Frontalebene um 135° abduziert werden. Das Ellbogengelenk steht in 90° Beugung bei Mittelstellung des Unterarmes (Abb. 8).

b) Die gute Fragmentstellung kann mit Bohrdrähten festgehalten werden. Zur Anwendung gelangen zwei 1,6–1,8 mm dicke Kirschnerdrähte, welche percutan von peripher nach proximal unter Sicht des Röntgenbildwandlers eingebracht werden. Es ist darauf zu achten, daß die Bohrdrahtspitzen im Humeruskopf divergieren, da sie bei Konvergenz

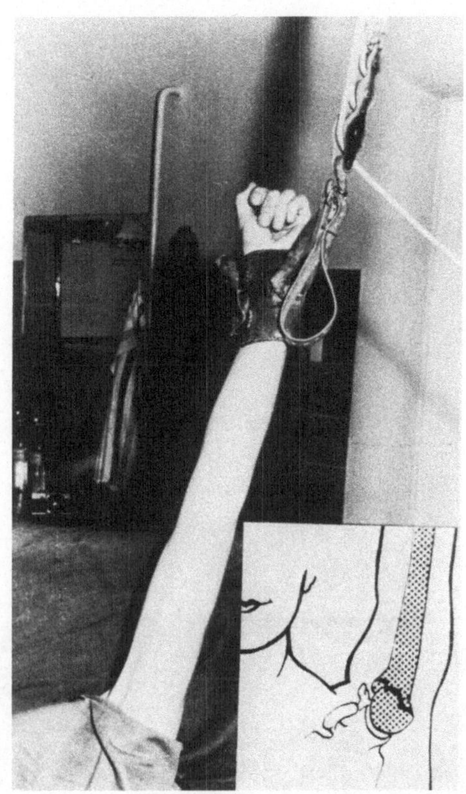

Abb. 7. Repositionsmöglichkeit durch Anwendung eines Flaschenzuges (Erläuterung s. Text)

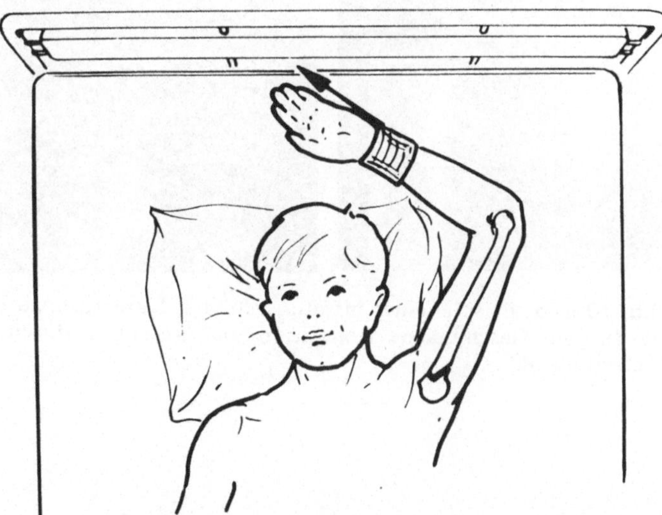

Abb. 8. „Salutierstellung", hier durch Lagerung mit Manschettenfixation des Unterarmes am Bett (Aus Magerl [13])

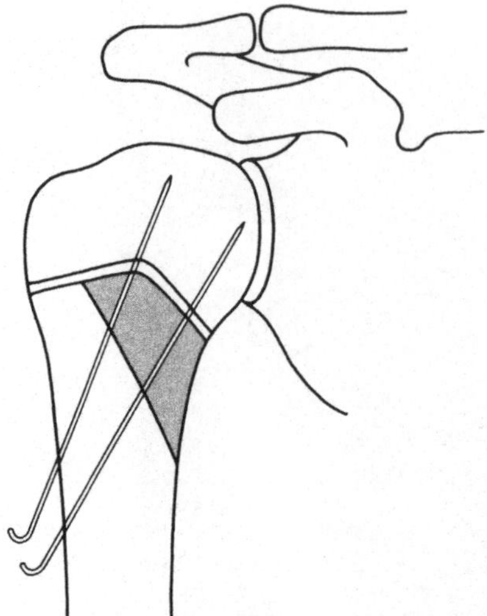

Abb. 9. Schematische Darstellung der Bohr-
drahtspickung

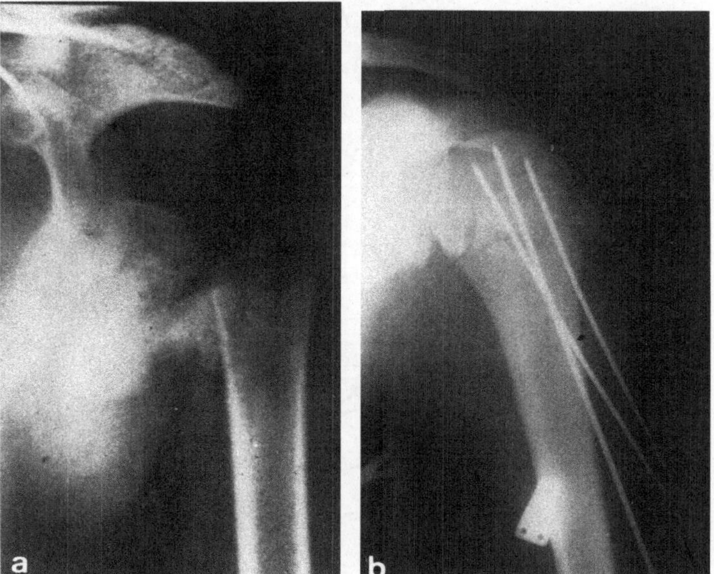

Abb. 10 a–d. Beispiel einer infratuberculären Humerusluxationsfraktur bei einem 15jähri-
gen Jungen. Geschlossene Reposition und Retention durch Bohrdrähte. **a** Unfallbild, **b**
Repositionsbild

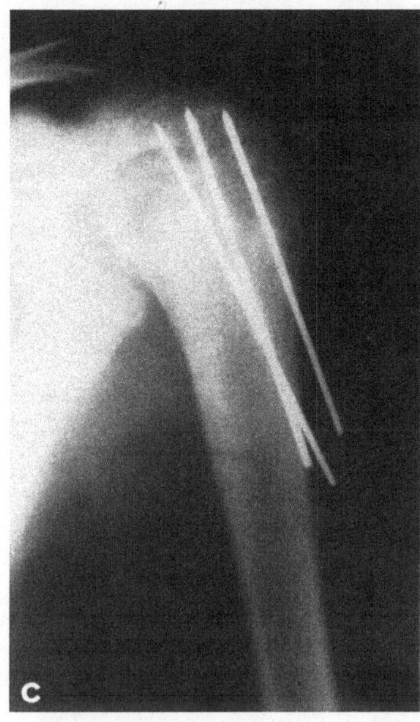
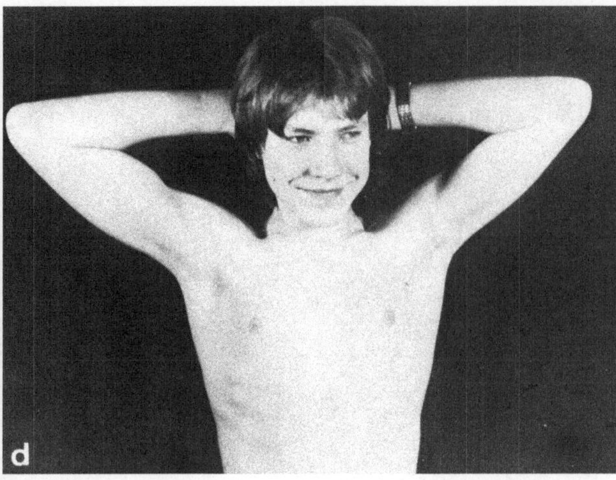

Abb. 10. c nach 10 Wochen vor Spickdrahtentfernung.
d Funktionsbild

trotz fester Spongiosa zu wenig Halt ergeben, und es zu einer Redislokation kommen kann. Bei richtiger Lage werden die Bohrdrähte im Hautniveau abgezwickt, umgebogen und unter die Haut versenkt. Die Ruhigstellung erfolgt für 4 Wochen im Desault- oder Gilchristverband. Nach Verbandabnahme sind die Bohrdrähte durch Stichincision zu entfernen (Abb. 9 und 10).

Eine operative Einrichtung der Oberarmkopfepiphyse sollte möglichst vermieden werden. Blount [3] und Aitken [1] berichten von Versteifungen des Schultergelenkes, Jonasch [10] stellt eine Oberarmkopfnekrose nach offener Reposition vor.

Indikationen zu operativen Vorgehen bestehen bei:
a) offenen Lysefrakturen,
b) Gefäß- und/oder Nervenmitverletzung,
c) Repositionshindernissen (interponierte Bicepssehne, Periostanteile).

Diese Komplikationen sind glücklicherweise selten. Die Freilegung erfolgt in diesen Fällen durch antero-lateralen Zugang im Sulcus deltoideo-pectoralis. Die Reposition muß schonend durchgeführt werden, die Retention übernehmen Bohrdrähte in der beschriebenen Technik.

Tuberculumabrisse

Sie treten im Wachstumsalter sehr selten auf.
Jonasch und Bertel [9] berichten über 10 Fälle mit gutem Behandlungsergebnis nach konservativer Therapie.

Infratuberculäre Humerusfrakturen

Sie sind häufiger als die Lysefrakturen.

Die Frakturlinie verläuft bei diesen Formen distal der Epiphysenfuge (Abb. 11).

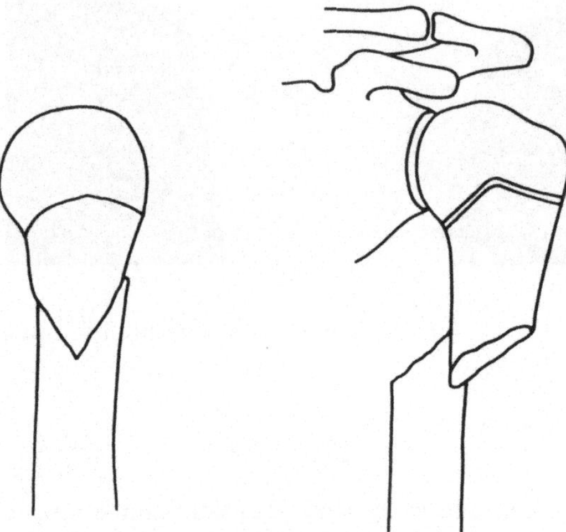

Abb. 11. Infratuberkuläre Fraktur

Diagnose

Es besteht auch hier das klinische Bild eines gelenknahen Bruches. Richtung und Ausmaß der Dislokation hängen ab von der Länge des proximalen Fragmentes und der daran ansetzenden Muskulatur. Röntgenaufnahmen in der beschriebenen Technik im Seitenver-

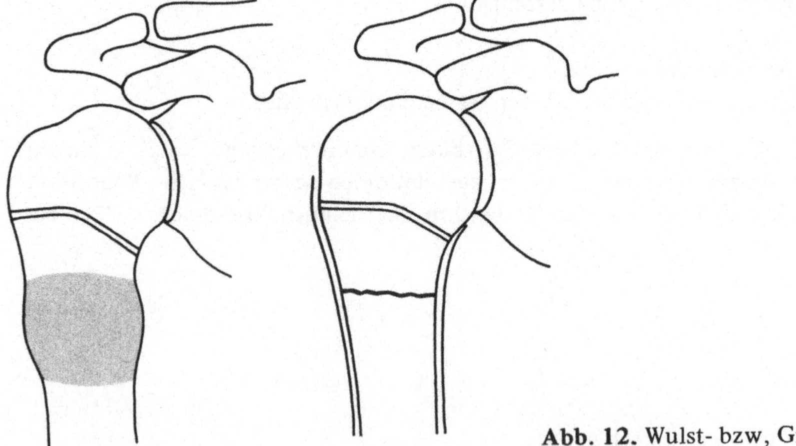

Abb. 12. Wulst- bzw, Grünholzfraktur

gleich mit dem unverletzten Schultergelenk sichern die Diagnose. Bis etwa zum 5. Lebensjahr treten Grünholz- und Wulstbrüche auf. Sie machen rund 10% der infratuberculären Form aus (Abb. 12).

Behandlung

Die Behandlung der Grünholz- und Wulstbrüche ist einfach, da in der Regel keine größeren Achsenknickungen bestehen. Zur Ruhigstellung genügt ein Gilchristverband für 2 Wochen.

Dislocierte infratuberculäre Brüche müssen wir so gut als möglich reponieren. Eine spontane Korrektur im Verlaufe des Wachstums sollte nicht von vornherein in das Behandlungskonzept eingeplant werden. Die Reposition erfolgt in Allgemeinnarkose. Bei kurzem proximalen Fragment entspricht das Vorgehen dem der Lysefraktur. Ein langes proximales Bruchstück erfordert entsprechend der Muskelansätze eine Einrichtung durch Längszug am im Ellenbogen gebeugten Arm bei Flexion und *Innenrotation*. Diese Stellung muß bei der Retention beibehalten werden. Die Ruhigstellung kann durch Vertikalextension (Abb. 13) während 1–3 Wochen, anschließend im Desault- oder Gilchristverband erreicht werden. Bei älteren Kindern empfiehlt es sich, das Repositionsergebnis mit Bohrdrähten in gleicher Weise wie bei der Lysefraktur zu fixieren.

Eine Indikation zu operativer Therapie besteht auch bei den infratuberculären Brüchen selten. Sie entspricht der der Lysefraktur. Nach schonender Einrichtung ist eine Bohrdrahtfixation angezeigt. Bei Jugendlichen können die Wachstumsfuge nicht kreuzende Schrauben oder auch einmal Platten Anwendung finden.

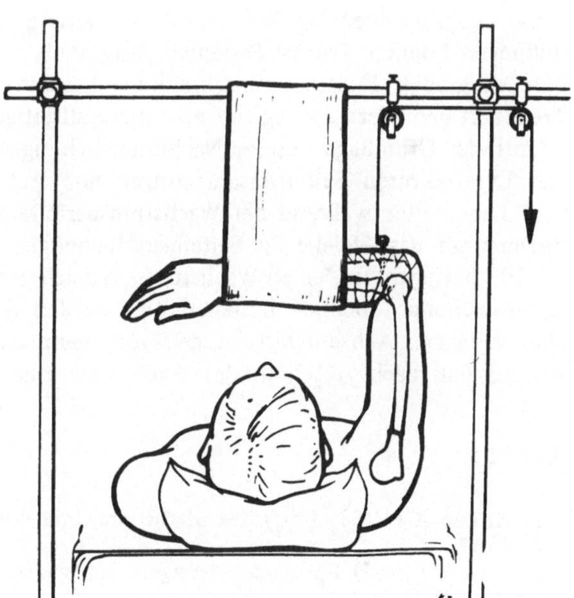

Abb. 13. Schema einer Vertikalextension bei langem proximalen Fragment in Innenrotation des Humerus (Aus Magerl [13])

Prognose proximaler Humerusverletzungen

Die Heilung der knöchernen Verletzung bietet keine Probleme. Pseudarthrosen sind in der Literatur nicht bekannt, Kopfnekrosen Raritäten. Da die Humeruskopfepiphyse selbst unverletzt bleibt, Frakturen vom Typ Aitken II und III nicht vorkommen, sind auch keine progressiven Wachstumsstörungen mit Fehlstellungen zu erwarten. Die konservative Therapie ist die Methode der Wahl. Es besteht die Frage, ob und bis zu welchem Grade in welchem Lebensalter Achsenknickungen und Parallelverschiebungen bei Lysefrakturen und infratuberculären Brüchen toleriert werden können im Hinblick auf die Funktion und unter Berücksichtigung der äußeren Form. Nach Empfehlungen von Blount [3] sollen bei Lysefrakturen ab dem 12. Lebensjahr mindestens 50% Knochenkontakt und weniger als 10° Abwinkelung bestehen. Bei infratuberculären Brüchen können bis zum Alter von 7 Jahren Bajonettstellung mit Verkürzung um 1 cm und Abwinkelung bis 20° belassen werden.

Unter den obengenannten Fragestellungen haben wir unser Verletztengut der 14–18-jährigen mit proximalen Humerusverletzungen nachuntersucht. Die Nachuntersuchungsergebnisse der 3–14jährigen danke ich Univ.-Doz. Dr. sc. med. E. Jonasch.

Die Studie umfaßt insgesamt 108 Patienten. Die Nachuntersuchungszeit beträgt 4–15 Jahre nach dem Unfall. Es handelt sich um 41 Lysefrakturen und um 67 infratuberculäre Brüche. Der Altersgipfel beider Frakturen bei 15 Jahren bestätigt Literaturbekanntes. Eine Geschlechtsdifferenz fanden wir nicht. Zweimal lag eine offene Fraktur vor. In einem Fall bestand eine Interposition der langen Bicepssehne. Bei diesen drei Patienten wurde eine schonende offene Reposition durchgeführt. In allen anderen Fällen konnte die Einrichtung der Fraktur geschlossen erfolgen. Für die Retention waren bei den Lysefrakturen in 12%, bei den infratuberculären Brüchen in 7% Bohrdrähte erforderlich. Im Falle der beiden infratuberculären offenen Brüche wurde einmal eine Schraubenosteosynthese, einmal eine Plattenosteosynthese (Halbrohrplatte) ausgeführt. Die Patienten waren 16 und 17 Jahre alt! Im Ergebnis der Nachuntersuchung bestanden bei 51 Patienten (47,2%) Längendifferenzen. Sie lagen unter 30 mm und wurden in keinem Fall vom Patienten selbst bemerkt. Im Einzelnen lag 38× eine Verlängerung, 13× eine Verkürzung vor. Achsenfehlstellungen konnten bei 19 Patienten festgestellt werden (10 < 10°, 8 < 20°, 2 > 20°). Eine endgradige Funktionseinschränkung bestand in 5 Fällen, 8× waren Nacken- und Kreuzgriff behindert, 2× lag eine erhebliche allseitige Funktionseinschränkung vor.

Auf der Grundlage unserer Nachuntersuchungen können wir feststellen, daß sich bei den Lysefrakturen Seitenverschiebungen und Achsenknickungen unter 20° unabhängig vom Lebensalter während der Wachstumsperiode ausgleichen. Bei den infratuberculären Brüchen gilt das Gleiche für Seitenverschiebungen. Achsenknickungen dürfen jedoch nur bis 10° betragen, um einen Wachstumsausgleich erwarten zu können. Alle stärkeren Achsenabweichungen bleiben bestehen und werden durch das Längenwachstum nach peripher verlagert. Achsenfehlstellungen von mehr als 30° wirken sich funktionell störend aus, so daß nach Abschluß des Wachstums eine Korrekturosteotomie erforderlich ist.

Literatur

1. Aitken A (1963) Fractures of the proximal humeral epiphysis. Surg Clin N Amer 32: 1537
2. Beck E (1965) Epiphysenlösungen am proximalen Oberarmende. Arch Orthop Unfallchir 57:26

3. Blount W (1957) Knochenbrüche bei Kindern. Thieme, Stuttgart
4. Budig H (1958) Endergebnisse bei Epiphysenlösungen und Oberarmbrüchen am proximalen Ende bei Kindern und Jugendlichen. Arch Orthop Unfallchir 49:521
5. Dameron T, Reibel D (1969) Fractures involving the proximal humeral epiphyseal plate. J Bone Joint Surg 51A:289
6. Daubenspeck K (1959) Geburtsverletzungen im Bereich des Schultergelenkes. In: Handbuch der Orthopädie (Hohmann G, Hackenbroch M, Lindemann K (Hrsg)), B III. Thieme, Stuttgart
7. Ehalt W (1961) Verletzungen bei Kindern und Jugendlichen. Enke, Stuttgart
8. Jaschke W, Hopf G, Gerstner CH, Hiemer W Proximale Humerusfraktur mit Dislokation im Kindesalter. Zbl Chirurgie 106:618
9. Jonasch E, Bertel E (1981) Verletzungen bei Kindern bis zum 14. Lebensjahr. Hefte Unfallheilkd 150, Springer, Berlin Heidelberg New York
10. Jonasch E (1982) Knochenbruchbehandlung bei Kindern. de Gruiter, Berlin
11. Laer L von (1981) Klinische Aspekte zur Einteilung kindlicher Frakturen, insbesondere zu den traumatischen Läsionen der Wachstumsfuge. Unfallheilkunde 84:229
12. Lichtenberg R (1957) A study of 2532 fractures in children. Am J Surg 87:330
13. Magerl F (1978) Frakturen am proximalen Humerus. In: Frakturbehandlung bei Kindern und Jugendlichen. (Weber BG, Brunner CH, Freuler F (Hrsg)). Springer, Berlin Heidelberg New York
14. Müller M, Allgöwer M, Willenegger H (1977) Manual der Osteosynthese, 2. Aufl. Springer, Berlin Heidelberg New York
15. Müller K (1974) Traumatische Epiphysenlösung und subkapitale Oberarmbrüche bei Kindern. Chir Praxis 18:715
16. Neer C, Horwitz B (1965) Fractures of the proximal epiphyseal plate. Clin Orthop 41:24
17. Rehn J (1974) Unfallverletzungen bei Kindern. Springer, Berlin Heidelberg New York
18. Reisig J, Vinz H, Grobler B (1980) Differenzierte Behandlung der proximalen Humerusfraktur im Kindesalter. Zbl Chiurgie 105:25
19. Salter R, Harris R (1963) Injuries involving the epiphyseal plate. J Bone Joint Surg 45A:587

**Diskussionsbemerkungen und Empfehlungen aller Teilnehmer
Leitung: C. Burri**

Zusammengefaßt und redigiert von A. Rüter und C. Burri

Claviculafrakturen

Frakturen des Schlüsselbeins machen 7,4% aller Frakturen im Kindesalter aus. Die somit als häufig zu bezeichnende Fraktur wird bis auf wenige Ausnahmen konservativ behandelt und heilt unter einer Ruhigstellung durch Rucksackverband über 2–3 Wochen stabil aus. Zu diesem Zeitpunkt wird die Stabilität über den fast regelmäßig auftretenden Kugelcallus erreicht, ein röntgenologisch nachweisbarer knöcherner Durchbau nimmt etwa nochmal dieselbe Zeitspanne in Anspruch.

Der anfänglich häufig kosmetisch stark störende Kugelcallus bildet sich in den meisten Fällen im Laufe des ersten halben Jahres deutlich oder vollständig zurück.

Die Epiphysiolyse der distalen Clavicula, auch als sogenannte Pseudo-Sprengung des Acromioclaviculargelenkes bezeichnet, weist die Besonderheit auf, daß sich die distale Metaphyse des Schlüsselbeins wie eine Banane aus dem gerissenen Periostschlauch schält. An diesem Periostschlauch stehen noch die coracoacromialen Bandverbindungen. Von einigen Autoren wird diese Verletzung als Indikation zur Operation mit Naht des Periostes eventuell mit Transfixation der Epiphysenfuge angesehen. Es liegen jedoch auch Beobachtungen vor, daß diese Verletzung konservativ durch einen weit lateral angreifenden Rucksackverband problemlos zur Ausheilung gebracht werden kann.

Scapulafrakturen

Diese sind mit einer Häufigkeit von 1‰ als ausgesprochene Rarität des Kindesalters anzusehen. Weit verschobene Fortsatzbrüche stellen eine Indikation zur Operation dar.

Frakturen der Gelenkfläche selbst sind im Teilnehmerkreis in dieser Altersgruppe unbekannt. Somit sind die Brüche des Schulterblattes im Kindesalter bis auf die oben erwähnten Ausnahmen konservativ zu behandeln.

Frakturen des proximalen Oberarmes

Diese finden sich in einer Häufigkeit von knapp 2%, bezogen auf alle Brüche im Kindesalter.

Reine traumatische Schulterluxationen vor dem „Übergangsalter" sind — soweit bekannt — bisher nicht beobachtet worden. Ebenso scheinen in diesen Altersgruppen keine Brüche des Oberarmkopfes selbst, d.h. der proximalen Humerusepiphyse, aufzutreten. Die proximalen Oberarmfrakturen gliedern sich somit in folgende Gruppen:

Lyse- und Lysefrakturen,
Tuberculumausrisse,
infratuberculäre Frakturen.

Besondere diagnostische Probleme bieten die Geburtsverletzungen der Fuge, die bei fehlendem Kopfkern nur durch die danach fehlende Zentrierung des Oberarmschaftes auf das Glenoid röntgenologisch erkannt werden können. In Zweifelsfällen kann eine Arthrographie angezeigt sein.

Klinisch gibt sich diese auch als Pseudoparalyse bezeichnete Verletzung, ebenso wie die geburtstraumatisch entstandenen Claviculafrakturen dadurch zu erkennen, daß Bewegungen des Armes und Palpation des Verletzungsgebietes Schmerzen auslösen, während diese Reaktion bei angeborenen Pseudarthrosen oder echten Paralysen fehlt. Man muß jedoch daran denken, daß Kombinationsverletzungen, d.h. Claviculafrakturen bzw. proximale Oberarmlysen mit gleichzeitigen Plexusschädigungen möglich sind.

Alle drei Bruchformen des kindlichen proximalen Oberarmes werden im Generellen konservativ behandelt. Ausnahmen sind neben offenen Frakturen und begleitenden neurovasculären Schäden Repositionshindernisse, vor allem durch eine eingeschlagene lange Bicepssehne.

In diesen Fällen wird offen reponiert und das Repositionsergebnis durch Kirschner-Drähte fixiert.

Ansonsten werden verschobene Frakturen geschlossen eingerichtet. Wichtig ist zu beachten, daß die Lysefrakturen in leichter Außenrotation des Armes, die infratuberculären Frakturen dagegen in leichter Innenrotation zu reponieren sind.

Das Vorgehen bei den Tuberculumausrissen richtet sich nach dem Grad der Verschiebung. Weite Diastasen, bei deren Belassen später eine funktionell störende Deformierung der Kopfform zu erwarten ist, erfordern auch in diesem Alter eine operative anatomische Refixation.

Je nach Alter des Kindes und noch zu erwartender Wachstumsperiode können Achsenfehler in umschriebenem Ausmaß ausgeglichen werden. Kontrollunteruchungen haben gezeigt, daß solche Korrekturen nach Lysefrakturen stärker erfolgen als nach den infratuberculären Brüchen. Der Korrekturwinkel erreicht bei ersteren durchschnittlich 20°, bei letzteren durchschnittlich 10°.

Verbleibende Fehlstellungen über 25 bis 30° werden nicht ohne Funktionseinbußen toleriert und stellen somit eine Indikation zur Osteotomie dar.

Bei etwa 1/3 der Patienten finden sich später Verlängerungen des betroffenen Armes, gut 10% weisen Verkürzungen auf. Hierbei ist jedoch in Rechnung zu stellen, daß es auch physiologische Armlängenunterschiede gibt, so daß, speziell bei kleineren Differenzen, die Ursache dieser Befunde nicht ganz exakt zugeordnet werden kann.

IV. Luxationen

Luxationen im sternoclavicularen Gelenk

H. Ecke

Einleitung

Luxationen im Sternoclaviculargelenk sind seltene Ereignisse. Das Sternoclaviculargelenk stellt die gelenkige Verbindung zwischen dem Sternum (Incisura sterni) und der Clavicula her, indem nur die unteren hinteren zwei Drittel der medialen Claviculafläche von der Gelenkpfanne umfaßt werden. Ein Discus trennt das Sternum von der Clavicula. Er ist an seiner Hinterseite und an der Clavicula fixiert. Die Gelenkkapsel wird durch ein interclaviculäres Band sowie durch die Lig. Sternoclaviculare anterius und posterius verstärkt. Das Lig. costoclaviculare hält den gesamten medialen Teil der Clavicula in Position.

Nach Pfister und Weller [5] werden die drei Freiheitsgrade der Bewegung des Gelenkes nach vorn und hinten um jeweils 30° durch die Ligg. sternoclaviculare anterius und posterius gebremst. Das Heben um 50° durch das Lig. costoclaviculare und das Senken um 5° durch das Lig. interclaviculare. Die axiale Drehbewegung um 30° aber von allen Ligamenten gemeinsam.

Luxationsarten

Selten kommen angeborene Luxationen des Sternoclaviculargelenks (SC) vor. Die habituelle Luxation läßt sich von der traumatisch hervorgerufenen Form unterscheiden. Sie tritt vor allen Dingen bei jungen Menschen auf und bei sportlich disponierten Menschen sowie bei anatomischen Abweichungen im Gelenk. Die traumatische Verrenkung der medialen Clavicula ist etwa 4 bis 5mal seltener als die Sprengung des Schultergelenkes. Die Hauptursachen, die zu der Verletzung führen, sind indirekte Gewalten, z.B. Sturz auf die entsprechende Schulter, seltener direkte Gewalteinwirkungen. Wir unterscheiden drei Formen, die Verrenkung nach vorn (praesternal), die Verrenkung nach oben (suprasternal) oder die Verrenkung nach hinten (retrosternal). Es lassen sich wie beim Acromeoclaviculargelenk drei Schweregrade unterscheiden.

I.   Die Distorsion ohne Dislokation,
II. die Distorsion mit Subluxation,
III. die komplette Luxation mit Zerreißung der sternoclaviculären und costoclaviculären Bandstrukturen.

Hierbei kann sich der Discus verlagern. Klinisch ist eine deutliche Stufe zu tasten, ein Hämatom zeigt die Verletzungsstelle an, Schulterbewegungen führen zu Schmerzen. Der Nachweis der Luxation erfolgt einmal klinisch, zum anderen aber durch

Schrägaufnahmen, die die Verletzungsstelle aus der Wirbelsäule herausprojizieren. In jüngster Zeit hilft auch das Computertomogramm weiter.

Differentialdiagnostisch müssen arthritische und degenerative Veränderungen ausgeschlossen werden.

Behandlung

Bei den Verletzungsgraden I und II wird konservativ vorgegangen. Die Reposition des Verletzungsgrades III ist leicht herbeizuführen, nicht jedoch die Retention, weswegen die operative Behandlung empfohlen wird. Bei veralteten Verrenkungen wird dann nur operiert, wenn Schmerzen im Verletzungsbereich vorhanden sind.

Operationstechnik

Man muß nicht nur nach den Erfahrungen von Weller und Pfister [5] davon ausgehen, daß jede Schnittführung im Bereich des SC zu einer unschönen Narbe führen kann. Eine Erfahrung, die dazu führen sollte, nur die Luxationen der Gruppe III der operativen Behandlung zuzuführen. Wir verwenden einen leichtgebogenen Schnitt, der in Längsrichtung der medialen Clavicula beginnt und auf das Sternum übergreift. Die entscheidende Erkenntnis an dieser Stelle, wie am Acromioclaviculargelenk, ist die Tatsache, daß nicht nur die Gelenkkapsel rupturiert, sondern daß die zusätzlichen Haltebänder mit einreißen. Operationsverfahren, die lediglich die Repositionstellung erzielen ohne eine Wiederherstellung oder einen Ersatz dieser Bänder müssen also Mißerfolge bringen. Ausgehend von einer Drahtnaht kennen wir als Möglichkeit der Behandlung die U-förmige Fasciennaht, die den Bandersatz mit berücksichtigt von Marxer [4] (Abb. 1) und die als Substrat Fascien- bzw. Kunststoffschlingen verwendet. Weiterhin, wohl mehr für die chronische Subluxation gedacht, die Operationsmethode nach Bankart [1] (Abb. 2) welche nach der Reposition eine Abtragung der vorspringenden Teile der Clavicula und des Sternums in tangentialer Weise vorsieht, danach eine Fascien-U-Naht zwischen dem peripheren Ende der Clavicula und dem Sternum durchführt und den Periostknochenlappen schließlich zurückklappt und semizirkulär fixiert. Nach dem Operationsverfahren von Speed [6] (Abb. 3) wird ein verstärkter Fascienstreifen

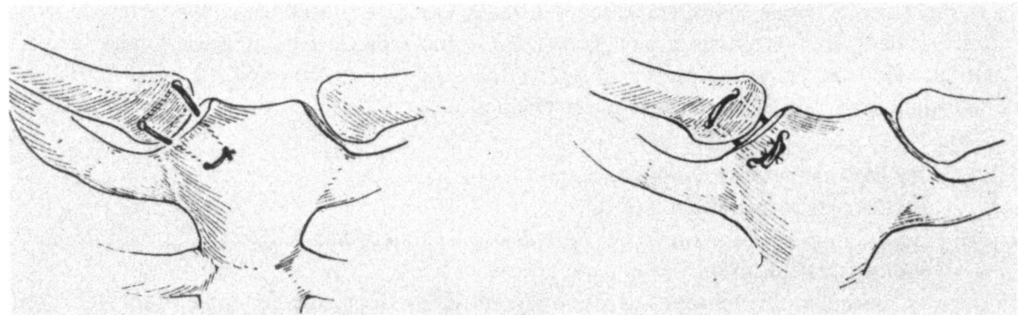

Abb. 1. U-förmige Fasciennaht von Marxer

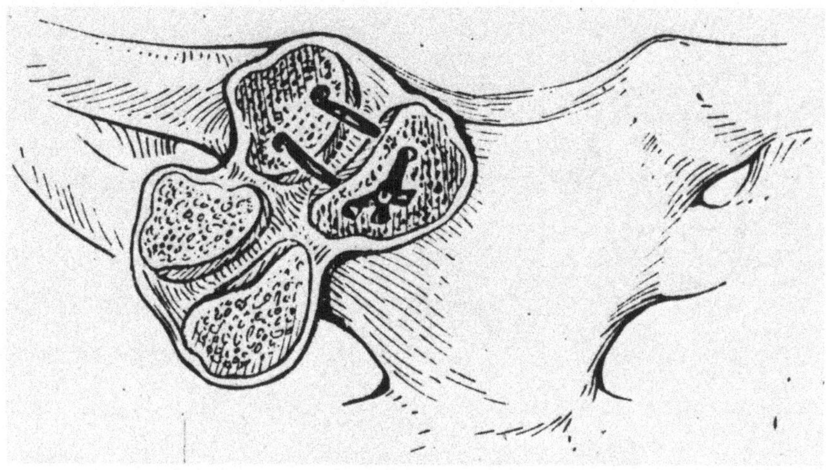

Abb. 2. Operationsmethode nach Bankart

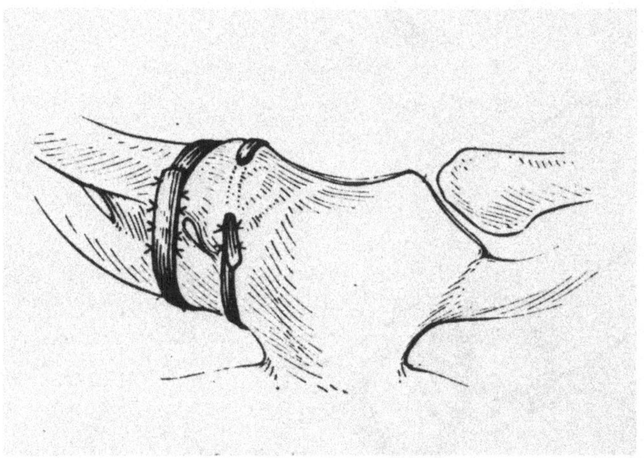

Abb. 3. Operationsverfahren von Speed

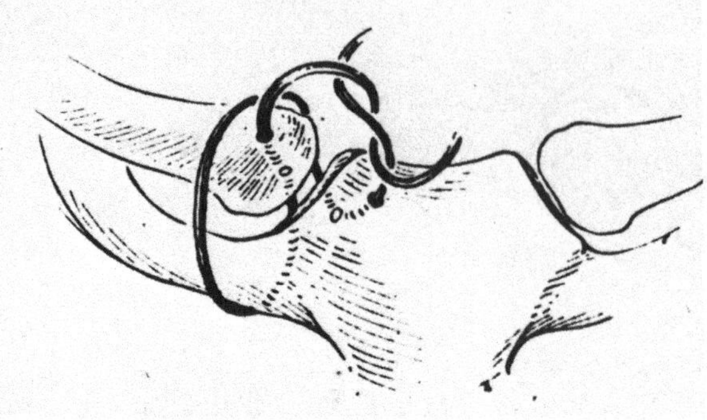

Abb. 4. Fascienplastik nach Bunnell

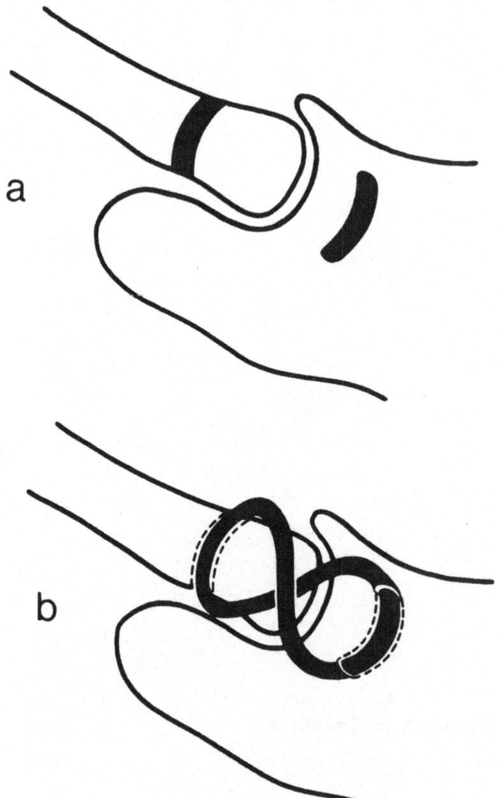

Abb. 5 a, b. Operationsverfahren nach Burri

in Höhe des Lig. costoclaviculare um das Schlüsselbein und die 1. Rippe geschlagen und fest vernäht. Sodann wir ein Loch vertikal durch die Clavicula gebohrt und ein zweiter Fascienstreifen von cranial her durch dieses Loch geführt, um die 1. Rippe herumgeschlagen und mit sich vernäht.

Eine Fascienstreifenplastik macht auch Bunnell [2] (Abb. 4). Er legt sagittale Bohrkanäle von 5 mm Durchmesser, zieht unter Einbegreifen der 1. Rippe einen Fascienstreifen durch das mediale Claviculaende, welchen er durch das Bohrloch am Sternum von hinten her durch das Manubrium hindurchzieht und vorne verknotet. Die Operationsmethode empfiehlt ausdrücklich, daß zur vorübergehenden Fixation durch die Bohrkanäle auch ein Draht gezogen wird.

Ein anderes Vorgehen stammt von Tscherne [7]. Es ist das bisher einzige Operationsverfahren, welches den Discus articularis mit einbezieht und eine Fixation durch eine sagittal stehende Achtertour ermöglicht. Eine frontale Achtertour verwendet Burri [3] (Abb. 5) zum Bandansatz; dabei wird frontal im medialen Anteil der Clavicula etwa 1–1,5 cm neben dem Gelenk ein 4,5 mm Bohrloch angelegt und dasselbe ebenfalls frontal im Manubrium sterni. Die Operationstechnik am Manubrium sterni ist insofern nicht ganz leicht, weil dieses Bohrloch die Hinterseite des Sternums nicht perforieren soll. Nunmehr legt Burri [3] eine in der Frontalebene stehende Achtertour durch beide Knochen, die er mit kohlenstoffaserverstärktem Kunststoff durchführt. Diese in der Frontalebene stehende Achtertour haben ebenfalls Weller und Pfister [5] und wir selbst in einem Fall verwendet. In unserem Fall wurde Fascia lata als Bandersatz genommen und zusätzlich mit einem Kirschner-Draht verstärkt.

Nachbehandlung

Die Nachbehandlung besteht neben der üblichen Drainage und postoperativen Ruhigstellung am besten für wenige Tage im Desault, danach in einer 4 bis 6-wöchigen Ruhigstellung im Brust-Arm-Gipsverband. Hierauf folgen eigentätige krankengymnastisch geleitete Bewegungsübungen unter Ausklammerung von Kraftübungen, um die Gelenkbeweglichkeit zu erhalten und die Entfernung eines etwaigen Osteosynthesematerials. Eine volle Belastungsmöglichkeit tritt erst nach 3 bis 4 Monaten ein.

Es sind also viele unterschiedliche Operationsverfahren zur Behandlung der sternoclaviculären Luxation angegeben worden. Das ist meistens ein Zeichen dafür, daß das Idealverfahren noch nicht gefunden wurde. Trotzdem haben die aus unserer Klinik zusammengestellten Fälle, die auch zum Teil mit Überbrückungsplatten oder mit einer „Schnürsenkel-Osteosynthese" zwischen zwei Spongiosaschrauben in Repositionsstellung gehalten wurden, durchweg alle dann ein gutes Ergebnis gezeigt, wenn der Discus interarticularis erhalten blieb. Ich halte das für einen ganz wesentlichen Punkt der Behandlung, weil sonst die Funktion des SC nur beschränkt wieder eintritt, was sich auf die Mechanik des Schultergürtels naturgemäß auswirken muß. So ist sehr wahrscheinlich auch eine Resektion des Gelenkes, — wir haben keine durchführen müssen — letztlich besser als eine Arthrodese in diesem Bereich.

Ergebnisse

Aus dem Bereich deutscher AO-Kliniken, nämlich vom BG-Unfallkrankenhaus Tübingen und und der Unfallchirurgie Ulm, Frankfurt und Gießen, wurden insgesamt 11 dokumentierte Luxationen des SC zusammengestellt (Tabelle 1, 2, 3). Die Bearbeitung dieser Fälle zeigte aber sehr bald, — und das ist in der Beurteilung ein limitierender Faktor — daß unterschiedliche Verletzungen vorlagen, daß sie z.T. veraltet waren und daß sie mit unterschiedlichen Operationsmethoden durchgeführt worden sind. Eine prospektive Studie im

Tabelle 1. (Unfallkrankenhaus Tübingen)

Patient	Alter	Seite	Verletzung	Op-Behandlung	Unfallhergang
1	17	re	dors., frisch	Reposition und Kapsel-naht	Sturz auf die Schulter
2	33	re	suprastern., frisch	Reposition und doppelte 8er-Cerclage	Sturz auf die Schulter
3	21	re	dors., frisch	2 Kirschner-Drähte und 8er Cerclage	Sturz auf die Schulter
4	46	re	ant., frisch	2 Kirschner-Drähte und 8er Cerclage und Band-plastik	Sturz auf die Schulter
5	21	re	ant., frisch	2 Kirschner-Drähte und 8er-Cerclage und Band-plasitk	PKW-Unfall

Tabelle 2. (Unfallchirurgie Ulm)

Patient	Alter	Seite	Verletzung	Op-Behandlung	Unfallhergang
1	22	re	Suprastern., alt	C-Faserplastik 8er-Cerclage und Transfix. mit Kirschner-Drähten und Cerclagedraht	Unbekannt
(Unfallchirurgie Frankfurt)					
1		re	prästernal	Repostion, Fixation mit Spickdrähten, Bandnaht	Unbekannt

Tabelle 3. (Unfallchirurgie Gießen)

Patient	Alter	Seite	Verletzung	Op-Behandlung	Unfallhergang
1	35	re	ant., alt	Überbrückungsplatte	Sturz auf die Schulter
2	30	li	ant., alt	Überbrückungsplatte	PKW-Unfall
3	60	re	ant. frisch	Schnürsenkelosteosyn-these	Sturz auf die Schulter
4	23	li	dors., alt	8er-Cerclage und 8er-Bandplastik	PKW-Unfall

Kreis der AO würde die Möglichkeit geben, den Behandlungserfolg besser zu dokumentieren.

Gemeinsam hatten diese Verletzungen, daß sie bis auf zwei Verletzte immer rechts gelegen waren, was möglicherweise auf den Unfallmechanismus, nämlich das seitliche Abstützen beim Sturz auf die Schulter, zurückgeführt werden muß. Es kamen insgesamt drei retrosternale Formen vor, die wegen der Alterationsmöglichkeit auf intrathorakale Gefäße nach allgemeiner Ansicht eine absolute Indikation zur Operation darstellen und zwei suprasternale Luxationen, sowie sechs anteriore Luxationen. Alle beschriebenen Fälle waren III. gradig luxiert. Die Behandlung aber was unterschiedlich. So wurden verhältnismäßig häufig – nämlich viermal – je zwei Kirschner-Drähte und eine 8er-Cerclage angelegt. Einmal erfolgte nach der Reposition eine doppelte 8er Cerclage, in einem Fall begnügte man sich mit der Repositon und Kapselnaht neben den üblichen ruhigstellenden Maßnahmen. Einmal wurde eine sogenannte Schnürsenkelosteosynthese durchgeführt, wobei nach der Reposition zwei Spongiosaschrauben ins Sternum auf der einen und in die Rippe auf der anderen Seite eingeschraubt wurden und das ganze mit einem Zuggurtungsdraht gehalten wurde. In einem Fall wurde eine 8er-Cerclage mit einer 8er-Bandplastik nach der Reposition kombiniert und in einem weiteren Falle wurde eine 8er-Cerclage mit einer Transfixation mit Kirschner-Drähten und einer Kohlelstoffbandplastik durchgeführt.

Außerdem kamen zweimal Überbrückungs-Plattenosteosynthesen zur Anwendung.

Es lagen viermal Verletzungen vor, die über 6 Wochen alt waren, einmal konnte zu dem Alter der Veränderung keine Angabe gemacht werden und sechsmal handelte es sich um frische Traumen.

Von allen mit unterschiedlichen Methoden wiederhergestellten SC sind günstige Ergebnisse berichtet worden. Es sollte in diesem Zusammenhang Nachdruck auf die Feststellung gelegt werden, da dies eigentlich in erster Linie nur nach vollständiger Wiederherstellung des Gelenkes geschehen kann, u.a. eben auch neben dem Bandapparat nach vollständiger Wiederherstellung des Discus articularis. Nur durch ihn gelingt es, das Gelenk kongruent und seiner eigentlichen Funktion, nämlich der Führung des Schultergürtels, wieder dienstbar zu machen.

Über die Nachbehandlung ist im einzelnen in dieser Fallsammlung nichts näheres bekannt geworden. Für unsere eigenen Verletzten soll gesagt sein, daß sie postoperativ im Desault-Verband für 3 bis 4 Tage und anschließend im Brust-Arm-Gipsverband für 4 bis 5 Wochen ruhigestellt wurden.

Diskussion

Der springende Punkt in der Wiederherstellung drittgradig rupturierter SC ist in der Wiederherstellung des Discus articularis, den man nicht ohne Not entfernen sollte, zu suchen, ebenso wie in der Wiederherstellung der Bandfunktion. Früher schon hat Tscherne [7] auf ein Operationsverfahren aufmerksam gemacht, welches der Erhaltung des Discus diente. Auch teilrupturierte Discen sollten in diesem Zusammenhang wieder hergestellt werden. Die postoperative Ruhigstellung dient wie stets bei Bandnähten oder bei Bandplastiken der Bandheilung und ist aus diesem Grunde schon unumgänglich. Das Osteosynthesematerial sollte so angelegt werden, daß es leicht entfernt werden kann.

In diesem Zusammenhang ist noch auf einen Punkt aufmerksam zu machen, der von Pfister und Weller [5] bereits angesprochen worden ist, nämlich auf die zumeist entstehenden, sehr verbreiterten und unschönen Narben über diesem Gelenk. Wir haben sie in unserem eigenen Material nach unterschiedlicher Schnittführung, allerdings in unterschiedlicher Ausprägung, beobachten können. Ein Umstand, der dazu führen sollte, wirklich nur drittgradige Verletzungen dieser Art zu operieren. Auch das Aufklärungsgespräch präoperativ sollte in diesem Sinne mit geführt werden. Zum Abschluß sei noch gesagt, daß die Einführung der Ganzkörper-Computer-Tomographie besonders bei den retrosternalen Luxationen ganz wesentlich zur Erleichterung der Diagnose beigetragen hat.

218

Dokumentation von 3 eigenen Fällen

33 Jahre alter Mann, veraltete sternoclaviculäre Luxation links nach einem PKW-Unfall (Abb. 6). Die Abb. 6a zeigt die Schrägaufnahme in einem dorso-anterioren Strahlengang und die Luxation des sternalen Claviculaendes. Die Aufnahme 6b zeigt den Zustand 6 Monate nach der Operation. Wir sehen eine Überbrückungsplatte, die reizlos im Gewebe liegt. Abbildung 6c läßt den endgültigen Zustand erkennen, die Luxation ist beseitigt.

35jähriger Mann, Sturz auf die Schulter, veraltete Sternoclavicularluxation (Abb. 7). Die Abb. 7a zeigt die Ruptur des rechten Sternoclaviculargelenkes. Die Abb. 7b zeigt die Fixation mit einer Überbrückungsplatte und die Abb. 7c den Zustand nach Entfernung der Platte.

Wir erkennen die Unebenheiten des medialen Gelenkteiles der Clavicula und den dort vorhandenen Knochenumbau. Es kam klinisch trotzdem nicht zur Nekrose und auch die Beweglichkeit im Schultergürtel wurde nicht eingeengt.

23 Jahre alter Mann, Pkw-Unfall (Abb. 8). Auf der Abb. 8a ist die Ruptur des linken Sternoclaviculargelenkes zu erkennen. Der Spalt ist nicht sehr weit. Klinisch war eine Anschwellung über diesem Bereich, wie bei den anderen Fällen nachzuweisen. Erst das Com-

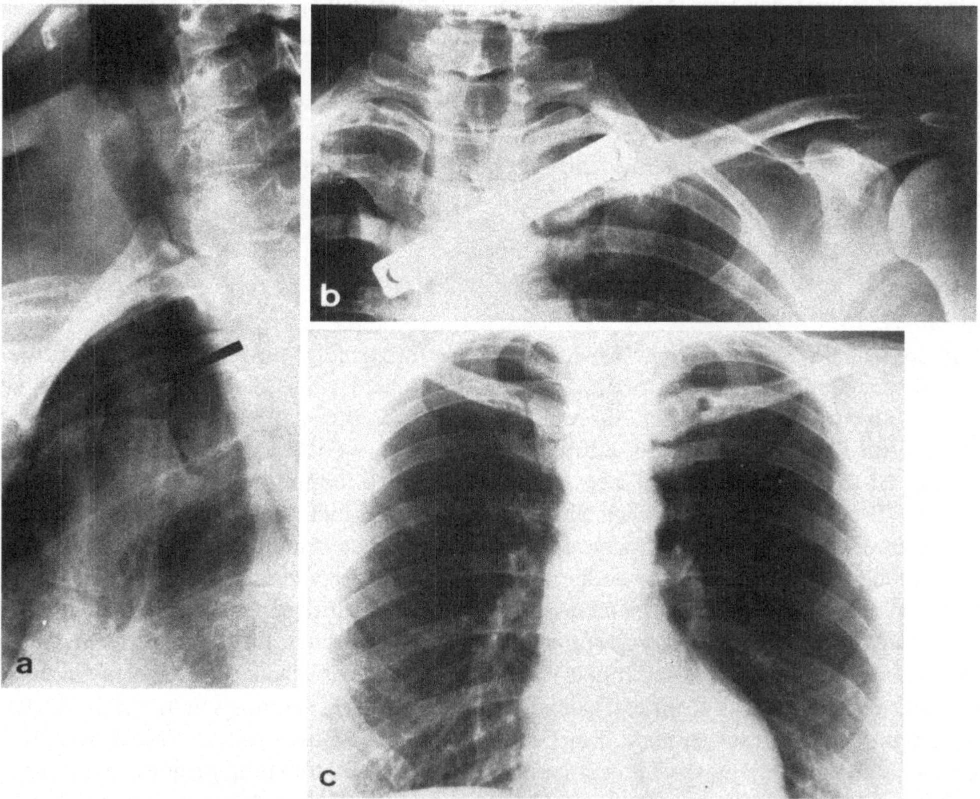

Abb. 6 a–c. Veraltete sternoclaviculäre Luxation bei einem 33jährigen Patienten. **a** Bild bei Übernahme der Behandlung. **b** Zustand 6 Monate nach Operation. **c** Endgültiges Ergebnis

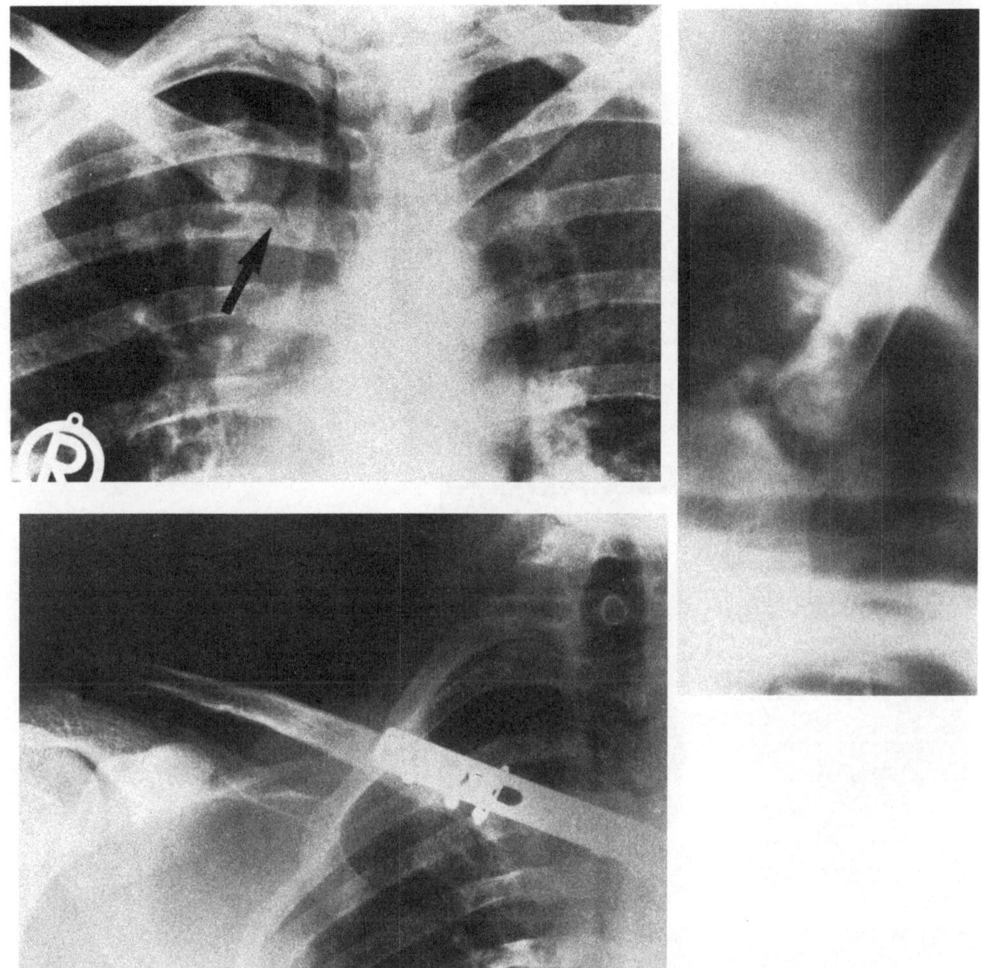

Abb. 7 a–c. Veraltete sternoclaviculare Luxation bei einem 35jährigen Patienten. a Röntgenbild bei Übernahme der Behandlung. b Kontrolle nach Fixation mit Überbrückungsplatte. c Zustand nach Entfernung der Platte

puter-Tomogramm (Abb. 8b) zeigt die retrosternale Luxation der linken Clavicula. Die Operation wurde mit einer doppelten 8er-Tour zwischen dem medialen Claviculaende und dem Sternum, bestehend aus einem Cerclagedraht und einer Fascienplastik in 8er Form durchgeführt (Abb. 8c).

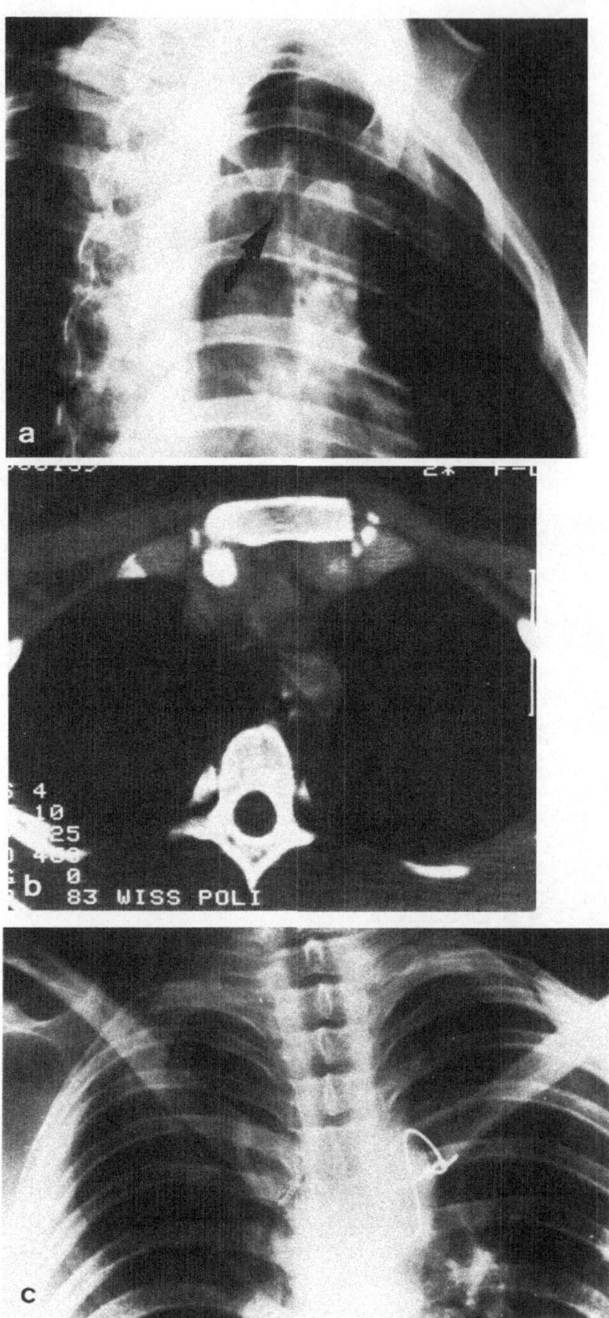

Abb. 8 a—c. Frische Ruptur des Sternoclaviculargelenkes bei einem 23jährigen Patienten. **a** Unfallbild. **b** Computertomogramm der frischen Verletzung. **c** Kontrolle nach Drahtcerclage und Fascienplastik

Zusammenfassung

Nach kurzen Vorbemerkungen zur Anatomie und Funktion des SC wird auf die drei Luxationsarten in diesem Bereich hingewiesen. Für eine operative Behandlung kommen nur III. gradige Veränderungen in Frage. Gewöhnlich läßt sich sehr leicht eine Reposition der Gelenkteile vornehmen aber ohne zusätzliche Maßnahme keine Retention erhalten. Die Operationstechniken der Vergangenheit und die jetzt gebräuchlichen Methoden kommen zur Darstellung einschließlich dreier voll dokumentierter Behandlungsfälle. Aus den deutschen AO -Kliniken waren hierfür 11 sternoclaviculäre Luxationen zusammengetragen worden, wovon nur die eigenen Behandlungsfälle voll in die Beurteilung eingingen. Eine prospektive Studie wäre zu der interessanten Frage über die Notwendigkeit des Discus articularis und seine Wiederherstellung, wie auch zur Art des Operationsverfahrens notwendig. Die Nachbehandlung zieht sich, wie bei jeder Bandverletzung, in einer Ruhigstellung über 4 bis 6 Wochen mit anschließenden Übungen bis zur Bewegungsfreiheit hin.

Literatur

1. Bankart ASB (1938) An Operation for recurrent Dislocation (subluxation) of the sternoclavicular-joint. Brit J Surg 26:320
2. Bunnell St (1928) Fascial Graft for Dislocation of Acromio-Clavicular-Joint. Surg Gynec Obstet 46:563
3. Burri C, Neugebauer R (1981) Technik des alloplastischen Bandersatzes mit Kohlefasern. Unfallchirurgie 7:289
4. Marxer H (1925) Zur operativen Behandlung der Luxatio sternoclavicularis. Zbl Chir 52:2055
5. Pfister U, Weller S (im Druck) Die Luxation im Sterno-Clavicular-Gelenk. Unfallchirurgie 1982
6. Speed-Smith (1949) In: Cambell's operative orthopedics. C.V. Mosby Company, St. Louis
7. Tscherne H, Magerl F (1966) Beitrag zur retrosternalen Schlüsselbeinverrenkung. Monatschr Unfallheilkd 69:112

Luxationen im acromioclavicularen Gelenk

U. Holz und S. Weller

Das Acromioclaviculargelenk (AC-Gelenk) ist wie das Sternoclaviculargelenk an der Bewegung des Schultergürtels in einem beträchtlichen Umfang beteiligt (v. Lanz [14], Decoulx et al. [7]. Zerrungen und Teilrupturen der ligamentären Verbindungen dieser Gelenke verursachen bis zu ihrer Ausheilung eine schmerzhafte Funktionseinschränkung der Schulter. Vollständige Luxationen des acromioclaviculären Gelenkes können anhaltende Beschwerden und eine Minderung der Kraftentfaltung des Armes bewirken. Darüberhinaus hinterläßt die unbehandelte AC-Gelenk-Sprengung eine sicht- und tastbare Stufenbildung an der Schulterhöhe. Aus diesem Grund ist nach Verletzungen des Schultereckgelenkes eine sorgfältige Diagnostik erforderlich, um den Schweregrad der Läsion genau zu bestimmen, denn die Wiederherstellung nach vollständigen Luxationen des AC-Gelenkes gelingt nur operativ und für die Distorsionen dieses Gelenkes sind konservative Behandlungsmaßnahmen ausreichend. Die Stabilität des AC-Gelenkes wird durch zwei Bandkomplexe garantiert:

1. Das craniale und caudale Ligamentum acromioclaviculare.

2. Das Ligamentum coracoclaviculare mit seiner Pars trapezoidea und Pars conoidea.

Als weitere Bandverbindungen an der Schulterhöhe ist das Ligamentum coracoacromiale zu erwähnen, das aber für die Stabilität des AC-Gelenkes kaum Bedeutung hat. Dies gilt auch für eine beschriebene Bandstruktur zwischen dem Processus coracoideus und dem medialen Claviculaanteil (Decoulx et al [7]).

Die acromioclaviculären Bänder werden für die Zentrierung des AC-Gelenkes verantwortlich gemacht und werden vor allem auch durch den Zug des hängenden Armes und bei Bewegung auf Scherung beansprucht. Die coracoclaviculären Bänder garantieren die Grobeinstellung des AC-Gelenkes und werden bei Bewegungen des Schultergürtels auf Zug beansprucht (Fick [8]).

Klassifikation der AC-Gelenk-Verletzung

Die Verletzungen des Acromioclaviculargelenkes werden in drei Schweregrade eingeteilt (Tossy [20]).

Grad I: Dehnung und Teilruptur des AC-Gelenkes — also der acromioclaviculairen Bänder — mit schmerzhafter Schwellung der Schulterhöhe. Keine grobe Verformung. Im Röntgenbild zeigt sich auch bei der Aufnahme unter Belastung des Armes allenfalls eine minimale Verschiebung der Clavicula.

Grad II (Abb. 1): Zerreißung der acromioclaviculairen Bänder und Dehnung der coracoclaviculairen Bänder. Das laterale Ende der Clavicula ist prominent und federnd fixiert. Im Röntgenbild ist das AC-Gelenk etwa um die Hälfte des Durchmessers der Clavicula disloziert.

Grad III (Abb. 2): Vollständige Zerreißung des acromioclaviculairen und coracoclaviculairen Bänder mit gut sichtbarer Stufenbildung an der Schulterhöhe. Klaviertastenphänomen. Im

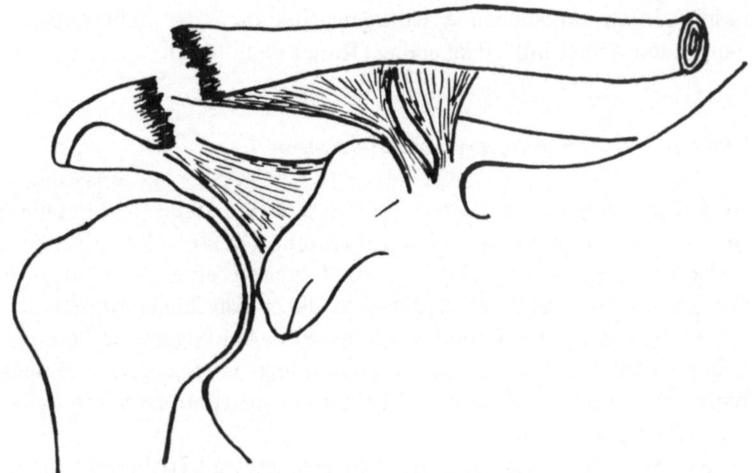

Abb. 1. Ac-Gelenk-Sprengung vom Typ Tossy II

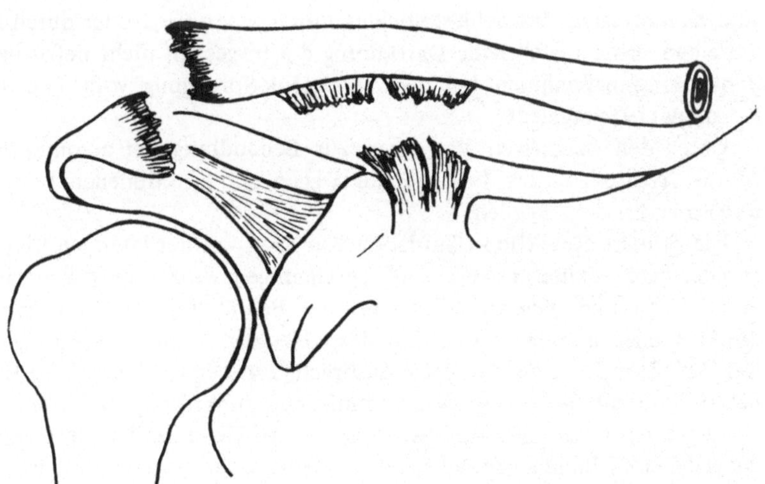

Abb. 2. AC-Gelenk-Sprengung vom Typ Tossy III

Röntgenbild beträgt die Verschiebung der Clavicula im AC-Gelenk mehr als eine halbe Schaftbreite und der Abstand zwischen Processus coracoideus und Clavicula ist deutlich vergrößert.

Neben den Bandverletzungen dieser drei Schweregrade werden gelegentlich zusätzliche Frakturen an der distalen Clavicula oder am Processus coracoideus beobachtet. Je nach begleitender ligamentärer Läsion können diese Verletzungen ebenfalls nach dem Vorschlag von (Tossy [20]) klassifiziert werden.

Wegen der unterschiedlichen therapeutischen Konsequenzen der einzelnen Schweregrade der acromioclavicularen Verletzung ist eine genaue Differenzierung erforderlich, die am besten durch vergleichende Röntgenaufnahmen des Schultergürtels unter Belastung des hängenden Armes mit 10 kg geling (Kuner et al. [13]).

Therapie der Acromioclavicularverletzungen

AC-Gelenk-Verletzungen vom Typ Tossy I sind stabil. Ruhigstellende Verbände erübrigen sich und es genügt eine rein symptomatische Therapie der auftretenden Beschwerden.

Verletzungen vom Schweregrad II weisen eine Zerreißung der acromioclavicularen Bänder auf und die Beschwerden sind daher von längerer Dauer als diejenigen vom Schweregrad I. Aus diesem Grund wird bis zum Abklingen des beteiligten Hämatoms und der begleitenden Schwellung eine Ruhigstellung der Schulter, beispielsweise im Desault-Verband, bevorzugt. Nach dem Abklingen der posttraumatischen Schwellung ist eine funktionelle Therapie angezeigt.

Bei AC-Gelenk-Verletzungen vom Schweregrad III besteht heute weitgehende Übereinstimmung darin, daß konservative Maßnahmen keine ausreichende Retention der dislocierten Gelenkkomponenten garantieren. Dies gilt auch für Abduktionsverbände, die 4–6 Wochen belassen werden und für Verbände, die neben der Abduktion des Armes auch eine Kompression des Schlüsselbeines durch einen Gurt oder durch Pflasterverbände vorschreiben. Eine ausführliche Darstellung der insgesamt nicht befriedigenden konservativen Behandlungsmaßnahmen bei der AC-Gelenk-Sprengung vom Typ Tossy III wurde von Petrokov [19] vorgelegt.

Unter den operativen Verfahren zur Behandlung der acromioclavicularen Sprengung ist die Arthrodese des AC-Gelenkes wegen der funktionellen Einschränkung des Schultergürtels verlassen worden.

Die primäre Resektion (Gurd [9]) von ca. 2 cm der lateralen Clavicula zur Behandlung frischer und veralteter AC-Gelenk-Sprengungen wird zum Teil noch empfohlen (Weaver et al. [23]) und dies vor allem mit der Begründung, daß die Operationsverfahren mit direkter oder indirekter Fixation des Gelenkes durch Drähte oder Schrauben nicht selten zum Zurückwandern und zu Ausbrüchen dieser Implantate, zu Knochenusuren, zu erneuter Dislokation des Gelenkes und mitunter zu Arthralgien führen.

Zur dauerhaften Wiederherstellung des AC-Gelenkes ist die Rekonstruktion der coracoclaviculären Bänder, entweder durch Naht, oder — wenn dies nicht möglich sein sollte — durch eine Bandplastik wichtig. Zur Sicherung dieser rekonstruierten Bandverbindung ist eine temporäre Fixation des AC-Gelenkes notwendig, die entweder direkt oder indirekt geschieht. Vorläufer der direkten Fixation des AC-Gelenkes waren Seiden- oder Drahtnähte (Bürkle de la Camp [5]), Watkins [22] und die Verschraubung (Lob et al. [15]). Auch die hakenförmige Rekonstruktionsplatte nach Balser ermöglicht offenbar eine zuverlässige direkte Fixation des AC-Gelenkes (Helwing et al. [10]). Am weitesten verbreitet erscheint die direkte Stabilisierung des AC-Gelenkes mit Hilfe von Kirschner-Drähten und Zuggurtungverfahren (Abb. 3).

Zum anderen kann das AC-Gelenk indirekt stabilisiert werden durch Fixation der Clacivula am Processus coracoideus. Diese extraarticuläre Fixierung wurde mit einem Seidenfaden, Draht, Fascie (Bunnell [6]), ortsständigen Sehnenstreifen aus dem Musculus coracobrachialis oder Musculus biceps (Vargas [21]), Cutis (Marschner [16]) vorgenommen, Vielfach wurde die Clavicula durch eine Schraube (Bosworth [3]) am Processus coracoideus verankert. Über günstige Ergebnisse wurde auch nach der Fesselung der Clavicula am

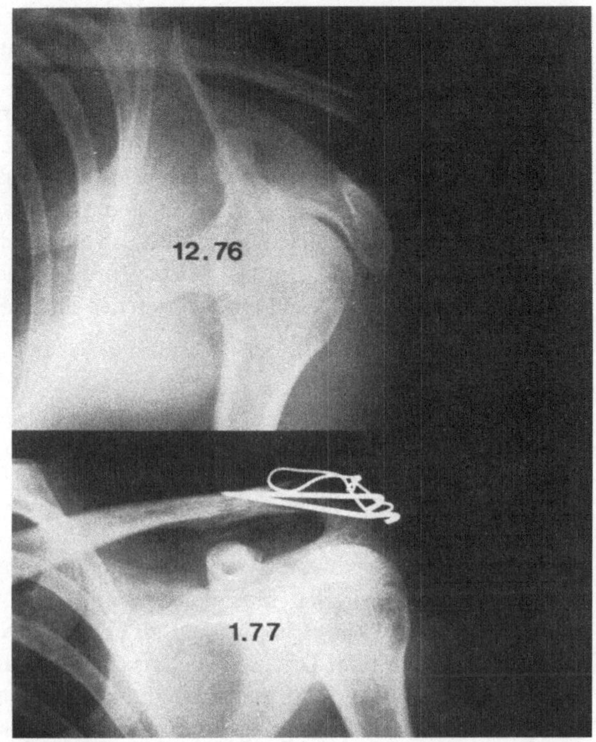

Abb. 3. Zuggurtungsosteosynthese nach AC-Gelenk-Sprengung von Typ Tossy III

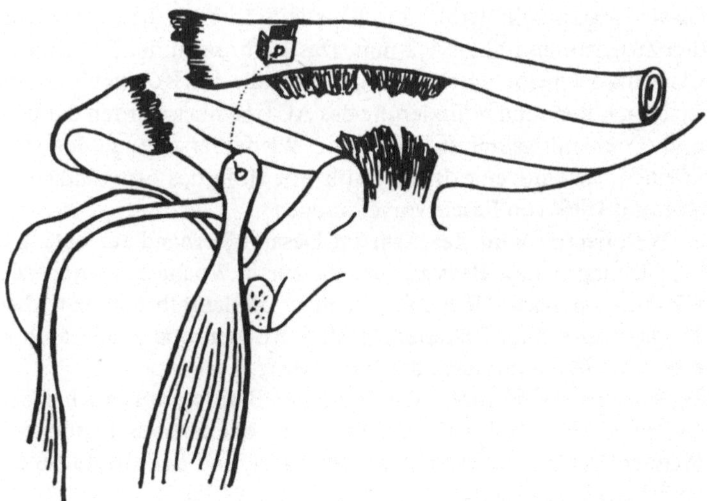

Abb. 4. Dynamische Zügelung der Clavicula durch Transfer des Musculus biceps und Musculus coraco-brachialis zur Clavicula

Processus coraroideus mit Hilfe eines Dacron-Faserstreifens berichtet (Kappakas et al. [11]), Bargren et al. [1]. Direkte und indirekte Stabilisierungsverfahren am AC-Gelenk wurden gelegentlich kombiniert (Müller Färber et al. [18]).

Wegen bekannt gewordener Komplikationen und erneuter Dislokation nach direkter und indirekter Fixierung des AC-Gelenkes, wurde in letzter Zeit zur Sicherung der Naht des Ligamentum acromioclaviculare ein Transfer des Ansatzes vom Musculus biceps und Muslus coraco-brachialis zur Clavicula als sogenannte dynamische Zügelung empfohlen (Abb. 4) (Katznelson et al. [12], Berson et al. [2]). Im Prinzip hat dieses Verfahren des Muskeltransfers zur Clavicula bereits Brunelli [4] angewandt. Nach solcher dynamischen Zügelung ist ist ein Schulter-Arm-Verband für 3—4 Wochen erforderlich.

Eigene Erfahrungen

Seit 1970 versorgen wir die frische Acromioclavicularsprengung vom Typ Tossy III durch eine temporäre Zuggurtung zwischen Acromion und Clavicula und Naht der acromioclavicularen und coracoclavicularen Bänder (Meeder et al. [17]). Bis 1975 geschah die Freilegung des AC-Gelenkes durch einen S-förmigen Schnitt, etwa parallel zur Clavicula. Seit 1975 bevorzugen wir den säbelhiebartigen Schnitt über der Schulterhöhe. Von dieser Schnittführung sind günstigere Narben zu erwarten. Nach der Darstellung der Bandstümpfe am AC-Gelenk wird der Discus articularis inspiziert und nur dann entfernt, wenn er in sich gerissen ist. Danach erfolgt die Darstellung der coracoclavicularen Bänder. An den Bandstümpfen werden Nähte angelegt, aber noch nicht geknüpft. Danach erfolgt die Reposition des AC-Gelenkes und die Fixierung mit 2 Kirschner-Drähten, die vom Acromion in die Clavicula eingebohrt werden. Diese Drähte müssen am acromialen Ende gut umgebogen und versenkt werden. Darüber wird eine Drahtschlinge in einer Achtertour gelegt, deren Verankerung an den umgebogenen Enden der Kirschner-Drähte und in einem Bohrloch der Clavicula geschieht (Abb. 5 a, b). Die Stärke der Kirschner-Drähte beträgt 2 mm und die des Zuggurtungsdrahtes 1,2 mm. Das Einbringen der Kirschner-Drähte vom Acromion zur Clavicula ist nicht einfach. Eine Kontrolle im Röntgenbildverstärker ist empfehlenswert. Erst nach der soliden Fixierung des AC-Gelenkes werden die Bandnähte zwischen Clavicula und Coracoid geknüpft. Ist keine Wiederherstellung der Bandverbindung durch Naht möglich, so wird eine Bandplastik mit Hilfe des ortsständigen Musculus coraco-brachialis oder mit Hilfe von Fascie vorgenommen.

Postoperativ wird der Arm im Desault-Verband für eine Woche ruhiggestellt. Danach sind Übungen und Bewegungen bis zur 8. Woche nur unterhalb der Schulterhorizontalen erlaubt, um nach Möglichkeit einem Implantatbruch vorzubeugen. Die Entfernung der Zuggurtung erfolgt frühestens nach 8 Wochen und in der Mehrzahl der Fälle innerhalb des ersten halben Jahres nach der Versorgung.

Nach dieser Methode wurde in der Berufsgenossenschaftlichen Unfallklinik Tübingen zwischen 1970 und 1981 82 Patienten operiert. Es handelte sich um 8 Frauen und 74 Männer. Der jüngste Patient war 15 Jahre und der älteste 66 Jahre alt. Das Durchschnittsalter betrug 32,6 Jahre.

Nachuntersucht wurden 56 Patienten (Tabelle 1) durchschnittlich 31 Monate nach der Operation (Minimum 3 Monate, Maximum 62 Monate). Der auffälligste Befund bei den Röntgenkontrollen waren Verkalkungen im Ligamentum acromioclaviculare in 50% der Fälle und Verkalkungen im Ligamentum coracoclaviculare in 80% der Fälle. Arthrotische

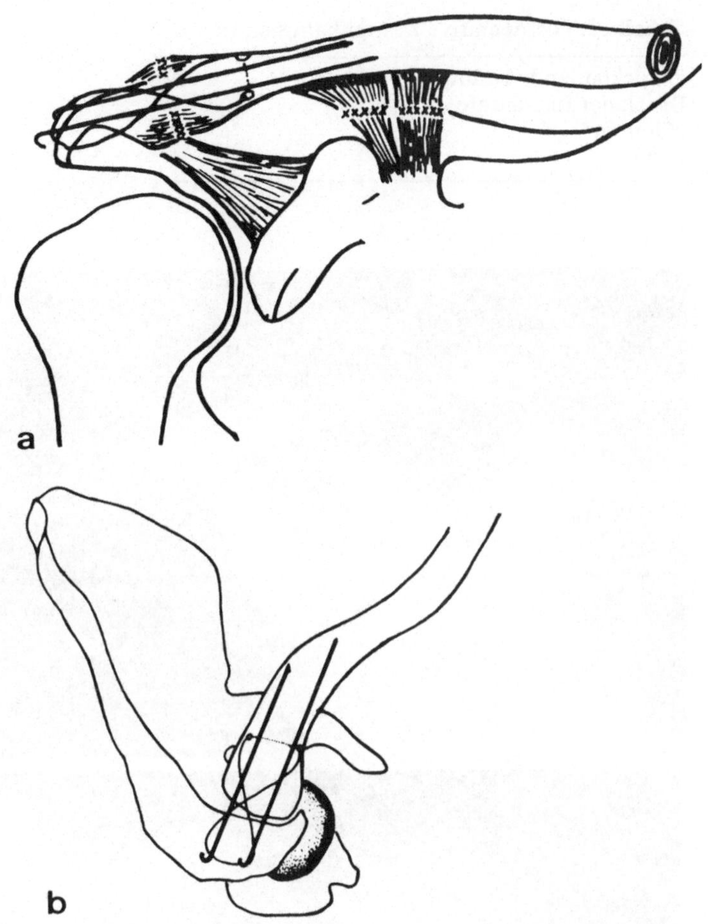

Abb. 5 a,b. Lage der Kirschner-Drähte und des Zuggurtungsdrahtes nach der Versorgung einer AC-Gelenk-Sprengung vom Typ Tossy III. **a** Ansicht von vorn; **b** Ansicht von oben. Wichtig ist die Verankerung der Spitzen der Kirschner-Drähte in der Corticalis der Clavicula und die Verankerung der umgebogenen Drahtenden im Acromion

Tabelle 1. Ergebnisse (n = 56)

Nachuntersuchungen 3–62 Monate später ($\emptyset$ 31 Monate)	
Bewegungseinschränkung der Schulter 10–20°	6
Subluxation der Clavicula	2
Synostose des AC-Gelenkes	2
Arthrose des AC-Gelenkes	8
Verkalkungen im Lig. acromio-claviculare	50%
Verkalkungen im Lig. coraco-claviculare	80%

Veränderungen unterschiedlichen Ausmaßes im AC-Gelenk ließen sich achtmal und eine Synostose des AC-Gelenkes zweimal beobachten. Bis auf sechs Patienten mit Bewegungseinschränkungen der Schulter waren die funktionellen Resultate gut.

Tabelle 2. Postoperative Komplikationen (n = 82)

Zurücklaufende Drähte	9
Bruch der Implantate	4
Hämatom	2
Fistel	4

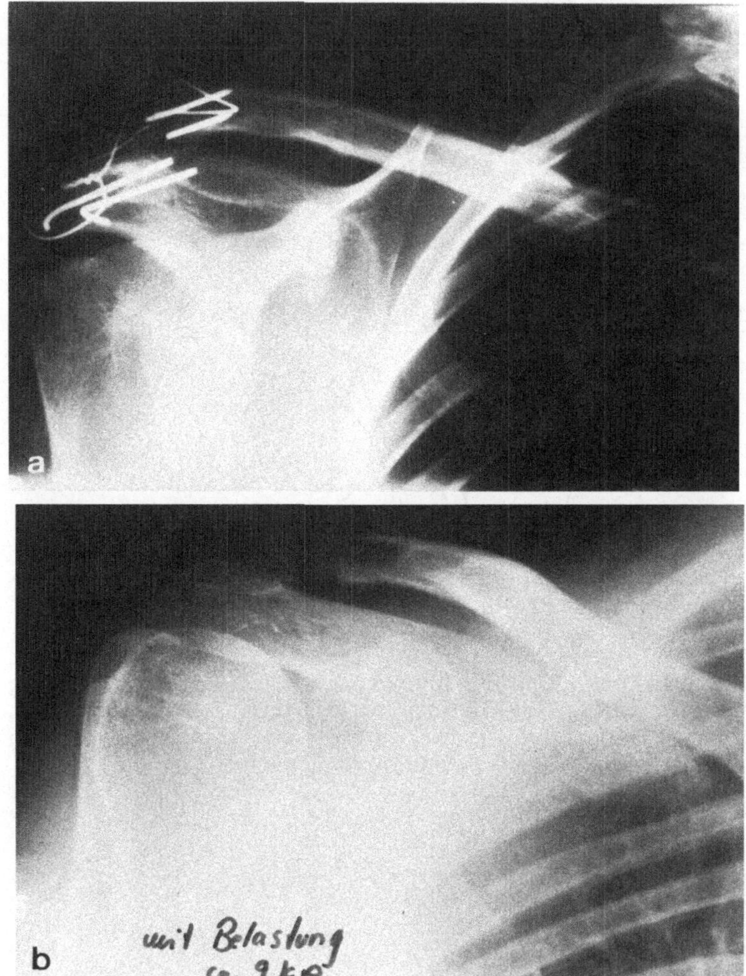

Abb. 6 a,b. Ermüdungsbruch der Zuggurtungsoseteosynthese am AC-Gelenk nach der 6. Woche post operationem. Die Belastungsaufnahme zeigt nach der Entfernung der Fragmente eine ausreichende Stabilität des Gelenkes

Die beobachteten Komplikationen (Tabelle 2) geben Anlaß, bei dieser Methode neben der Verwendung der adäquaten Materialstärke mit besonderer Sorgfalt auch auf die Verankerung der Spitzen der Kirschner-Drähte in der Corticalis der Clavicula und der umgebogenen Enden im Acromion zu achten. Kommt es zum Ermüdungsbruch der Kirschner-Drähte nach der sechsten Woche, so bleibt das AC-Gelenk in der Regel stabil (Abb. 6 a, b), jedoch ist die notwendige Entfernung der evtl. wandernden Implantate erschwert.

Literatur

1. Bargen J H, Erlanger S, Dick H M (1978) Biomechanics and Comparison of Two Operative Methods of Treatment of Complete Acromioclavicular Separation. Clin Orthop 130: 267
2. Berson B L, Gilbert M S, Green S (1978) Acromioclavicular Dislocations: Treatment by Transfer of the Conjoined Tendon and Distal End of the Coracoid Process to the Clavicle. Clin Orthop 135: 157
3. Bosworth B M (1941) Acromioclavicular Separation. Surg Gynecol Obstet 73: 866
4. Brunelli G (1959) La correzione della lussazione acromioclavicolare col transplanto del capo breve del bicitite. Arch die Orthop 72:848
5. Bürkle de la Camp H (1932) Die operative Behandlung der Luxatio acromioclavicularis. Zbl Chir 59: 2796
6. Bunnell S (1928) Fascial Graft for Dislocation of Acromioclavicular Joint. Surg Gynecol Obstet 46: 563
7. Decoulx P, Bonte G, Ducloux M (1972) Les disjonctions acromio-claviculares. Etude anatomo-physiologique et thérapeutique
8. Fick R (1911) Handbuch der Anatomie und Mechanik der Gelenke. Fischer, Jena
9. Gurd F B (1941) The Treatment of Complete Dislocation of the Outer End of the Clavicle. Ann Surg 113: 1049
10. Helwing E, Otten G (1978) Behandlung der akromioklavikularen Luxation. Chir Praxis 24: 275
11. Kappakas G S, McMaster J H (1978) Repair of Acromioclavicular Separation Using a Dacron Prothesis Graft. Clin Orthop 131: 247
12. Katznelson A, Nerubay J, Friedlander S O.&C. (1975) Dynamic Repair of Acromio-Clavicular Dislocation. Acta Orthop Scand 46: 199
13. Kuner E H (1978) Die acromio-claviculare Luxation. Akt Traumatol 8: 205
14. v. Lanz T, Wachsmuth W (1959) Praktische Anatomie I/3. Springer, Berlin Göttingen Heidelberg
15. Lob A, Probst J (1966) Chirurgie des Schultergürtels. Klin Chir Praxis. Thieme, Stuttgart
16. Marschner G (1958) Die operative Behandlung der Luxatio acromioclavicularis. Zbl Chir 83: 517
17. Meeder P J, Wentzensen A, Weise K (1980) Die operative Behandlung der frischen acromio-claviculären Luxation (Tossy III) durch Naht der Ligamente und Kirschner-Drahtzuggurtung. Langenbecks Arch Chir 349: 590
18. Müller-Färber J, Katthagen B D Die Luxation des Acromio- und des Sternoclaviculargelenkes Unfallheilkunde 82: 397
19. Petrokov V (1959) Die acromio-claviculare Luxation Bruns' Beiträge Klin Chir 199: H. 2
20. Tossy J D, Mead N C, Sigmond H M (1963) Acromioclavicular Separations: Useful and Practical Classification for Treatment. Clin Orthop 28: 111
21. Vargas L (1942) Repair of Complete Acromioclavicular Dislocation Utilizing the Short Head of the Biceps. J Bone Joint. Surg 24 A: 772
22. Warkins J T (1925) An Operation for the Relief of Acromioclavicular Luxations. J Bone Joint. Surg 7: 790
23. Weaver J K, Dunn H K (1972) Treatment of Acromioclavicular Injuries, Especially Complete Acromioclavicular Separation

Ergebnisse der operativen Behandlung von Schultereckgelenksprengungen

R. Plaue, C. Mennicken und L. Kempf

Aufgabe unseres ergänzenden Referats ist es, das Bild der Behandlungsergebnisse abzurunden. Allgemeine Vorbemerkungen, etwa zur Verletzungsmechanik, zur Pathomorphologie oder zur Vielzahl alternativer Behandlungsmöglichkeiten erübrigen sich. Es soll gleich auf die Ergebnisse der Mannheimer Klinik eingegangen werden.

In den Jahren 1975–1981 wurden 88 Schultereckgelenksprengungen operiert. Bei gleichbleibender Diagnostik und Indikationsstellung war auch die Häufigkeit des Eingriffs während der Berichtsjahre relativ konstant.

Diagnostik

Nach Erhebung der Anamnese und des klinischen Befundes werden zum Frakturausschluß Röntgenaufnahmen des Schultergelenks in den beiden üblichen Hauptebenen angefertigt. Es folgen Belastungsaufnahmen beider Schultereckgelenke, wobei der Untersuchte steht und in beiden Händen ein Gewicht von 10 kg trägt. Beide Schultern werden im a.p.-Strahlengang gleichzeitig auf einer quergelegten Oberschenkelkassette zur Darstellung gebracht. Anhand der Belastungsaufnahmen erfolgt dann die Klassifizierung der Verletzungen nach den bekannten von Tossy [9] angegebenen Kriterien.

Operationsindikation

Wie die meisten Autoren sehen wir eine grundsätzliche Operationsindikation im Verletzungstyp Tossy III. Natürlich ist eine obere Altersgrenze zu beachten. Der älteste von uns operierte Patient war 59 Jahre alt (Abb. 1). Bei jüngeren Verletzten, vor allem solchen mit körperlichem Beruf oder sportlichen Ambitionen haben wir die Indikation eher großzügig gestellt. Muskulöse Patienten haben wir bei entsprechender Klinik auch dann operiert, wenn das Schlüsselbein auf der Belastungsaufnahme nicht um volle Schaftbreite verschoben war. Bei zwei Sportlern, einem Eishockeyspieler und einem Ringer, wurden wir in unserer Auffassung insofern bestätigt, als die Narkoseuntersuchung dann doch eine stärkere Dislocierbarkeit ergab und sich intraoperativ eine Verletzung des Typs Tossy III herausstelltte. Hingegen erwies sich die coraco-claviculäre Bandverbindung bei 13 anderen jungen Patienten als intakt. Es lag eine Verletzung des Typs Tossy II vor, bei der sich die Versorgung allein auf das AC-Gelenk beschränken konnte.

Ein Einschränkung erfährt die Operationsindikation bei veralteten Verletzungen, weil der erforderliche Bandersatz aufwendiger, im Ergebnis aber unsicherer ist. Bis zu 2 Wochen nach dem Unfall haben wir alle Schultereckgelenksprengungen wie frische Verletzungen, d.h. durch Bandnähte und Zuggurtung versorgt. In 5 Fällen lag die Verletzung länger zurück. Hier kam neben der Zuggurtung ein plastischer Bandersatz mit Fascia lata zur Anwendung.

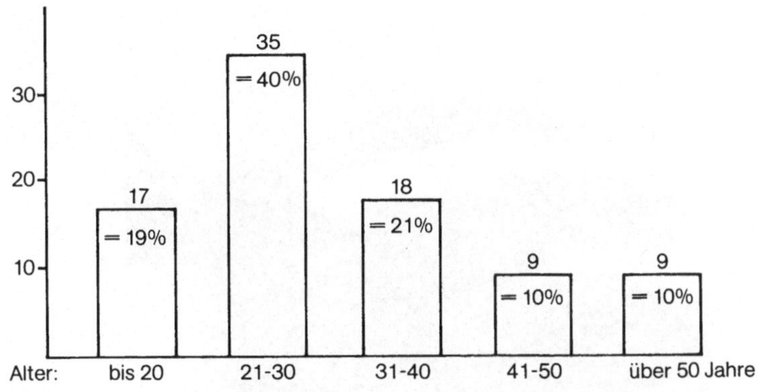

Abb. 1. Altersverteilung (n = 88)

Ein umfassenderes Bild unserer Indikationsstellung würde sich natürlich durch Einbeziehung der konservativen Behandlungsfälle ergeben. Leider sind die Verletzungen des Typs Tossy II und III, die wir konservativ behandelt haben, nicht mehr zu ermitteln, da uns nur die operativen Fälle über die Operationsstatistik zugänglich sind.

Operationstechnik

Wir legen das Schultereckgelenk durch einen Hautschnitt frei, der zunächst sagittal über dem Acromion verläuft und dann in Richtung auf das Coracoid umbiegt. Zuerst wird das AC-Gelenk dargestellt, ein verletzter Discus wird reseziert. Durch Anheben der Clavicula wird dann der Weg zur coraco-claviculären Bandverbindung freigemacht. Die Enden der Pars conoides und der Pars trapezoides werden durch Einzelnähte gefaßt, die zunächst noch nicht geknüpft werden.

Anschließend wird das AC-Gelenk durch Herunterdrücken des Schlüsselbeins reponiert und durch zwei vom Acromion her eingebrachte Kirschner-Drähte transarticulär fixiert. Um einer späteren Lockerung vorzubeugen, ist darauf zu achten, daß die Drähte vorgebohrt werden, bis sie in der Gegencorticalis der Clavicula festen Halt gefunden haben. Die Schlüssigkeit des Schultereckgelenks muß überprüft werden, denn gelegentlich kommt es beim Vorbohren der Drähte zu einer Lateralisation des Acromions mit entsprechender Dehiscenz des Gelenkspalts. Wir haben es uns zur Regel gemacht, die Position der Kirschner-Drähte jetzt intraoperativ mit dem Röntgenbildverstärker zu kontrollieren, da wir in dieser Hinsicht doch schon die eine oder andere Überraschung erlebt haben (Abb. 2).

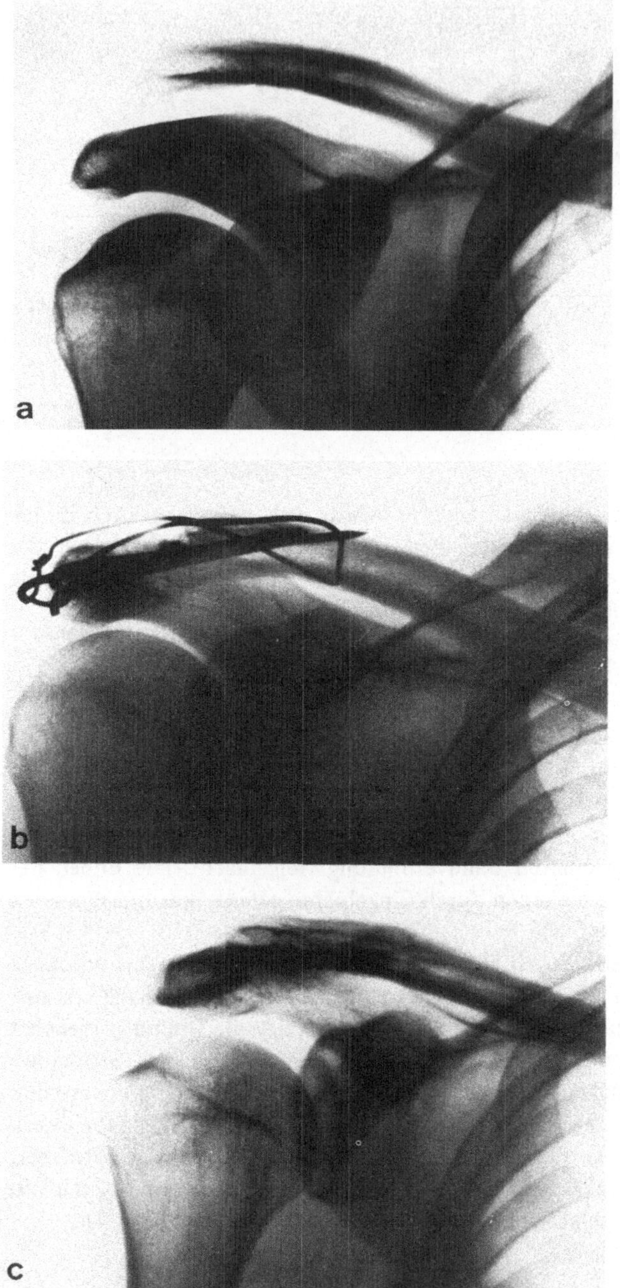

Abb. 2 a–c. Zuggurtung des AC-Gelenkes nebst prä- und postoperativen Belastungsaufnahmen (10 kg). **a** Unfallbild; **b** postoperative Kontrolle; **c** Belastungsaufnahme nach Ausheilung

Bei korrekter Stellung des AC-Gelenks werden die zuvor im Bereich des Ligamentum coraco-claviculare gelegten Nähte geknüpft. Der ruputierte Bandapparat des AC-Gelenks wird ebenfalls durch Nähte versorgt. Abschließend wird die Fixation des Schultereckgelenks durch Anbringen einer achterförmigen Drahtcerclage zur Zuggurtung komplettiert. Redondrainage und Wundverschluß beenden den Eingriff.

Nachbehandlung

Postoperativ wird die Schulter für 4–6 Tage im Desault-Verband ruhiggestellt. Bei der anschließenden Krankengymnastik wird der Oberarm nicht über die Horizontale gehoben. In dieser ersten Etappe der Nachbehandlung sollen die Operierten lernen, den Arm selbsttätig bis zum rechten Winkel zu heben. Sobald dies Ziel erreicht ist, sind die Verletzten für aufsichtsführende Tätigkeit wieder einsatzfähig. Körperliche Arbeit ist aber unter allen Umständen zu vermeiden, solange des Zuggurtungsmaterial einliegt.

Die Metallentfernung führen wir planmäßig 12 Wochen nach dem Ersteingriff durch. Freilich ergeben sich aus den unterschiedlichsten Gründen gelegentliche Verschiebungen. Organisatorische Schwierigkeiten, zwischenzeitliche Erkrankungen, aber auch mangelnde Kooperation der nachbehandelnden Stellen und der Verletzten selbst spielen hier eine Rolle.

Intakte Kirschner-Drähte bedeuten in der Regel keine Gefahr, wenn die Enden sachgerecht umgebogen wurden. Sie können allenfalls nach lateral herausrutschen und unter der Haut Beschwerden verursachen. Im Falle des Drahtbruchs besteht hingegen das Risiko, daß die zentralen Drahtstücke wandern und zu schwerwiegenden Komplikationen führen. Die Verletzten müssen daher grundsätzlich nach dem Ersteingriff über die Notwendigkeit der zeitgerechten Metallentfernung und der bis dahin einzuhaltenden körperlichen Schonung aufgeklärt werden. Man tut gut daran, diesen speziellen Punkt auch schriftlich zu fixieren und seine Kenntnisnahme durch den Verletzten bei Entlassung aus der Klinik durch Unterschrift bestätigen zu lassen.

Ergebnisse

Der Verlauf bis zur Metallentfernung konnte ausnahmslos anhand der Krankenblätter kontrolliert werden. Bei 5 von 88 operierten Patienten traten Sekundärheilungen auf, die zur Revision führten. Die Metallentfernung erfolgte in diesen Fällen schon nach 6 Wochen. Bei 4 weiteren Operierten kam es zu Metalllockerungen ohne Zeichen der Infektion, die Kirschner-Drähte rutschten etwas nach lateral heraus. Die hieraus resultierenden Beschwerden waren jedoch unerheblich, so daß kein Abweichen vom Therapieschema notwendig wurde.

In 2 Fällen wurden Bohrdrähte falsch, d.h. neben das Schlüsselbein plaziert und deshalb in einem Sekundäreingriff vorsichtshalber ausgewechselt. Bei 2 Patienten brachen die Bohrdrähte in der Nachbehandlungsphase aus dem Acromion aus, weil sie offenbar zu oberflächlich eingebracht worden waren. Sechsmal waren Brüche korrekt liegender Kirschner-Drähte zu verzeichnen. Die betroffenen Patienten hatten den verabredeten Termin der Metallentfernung nicht eingehalten und zum Teil auch schon mit liegender Zuggurtung ihre Arbeit wieder aufgenommen.

234

Tabelle 1. Operativ behandelte Schultereckgelenksprengungen
Unfallchirurgische Klink Mannheim (1975—1981)

Verletzungsart	Operiert	Nachuntersucht
Frische Verletzungen		
Tossy II	13	10
Tossy III	70	45
Veraltete Verletzungen	5	5
Summe:	88	60

Bei der Auswertung der Spätergebnisse sind vom Hauptkontingent der frischen Tossy-III-Verletzungen zwei Randgruppen abzugrenzen und getrennt zu besprechen. Einmal die operierten Tossy-II-Verletzungen und zum anderen die veralteten Schäden, bei denen die Bänder nicht mehr direkt genäht werden konnten, sondern plastisch ersetzt werden mußten (Tabelle 1).

Von 70 frischen Läsionen des Types Tossy III, die operiert wurden, konnten 45 nachuntersucht werden. Die klinische Untersuchung konzentrierte sich auf die Schultergelenksfunktion. Verbliebene Bewegungseinschränkungen in den drei Hauptebenen wurden jeweils im Vergleich mit der gesunden Seite ermittelt (Abb. 3).

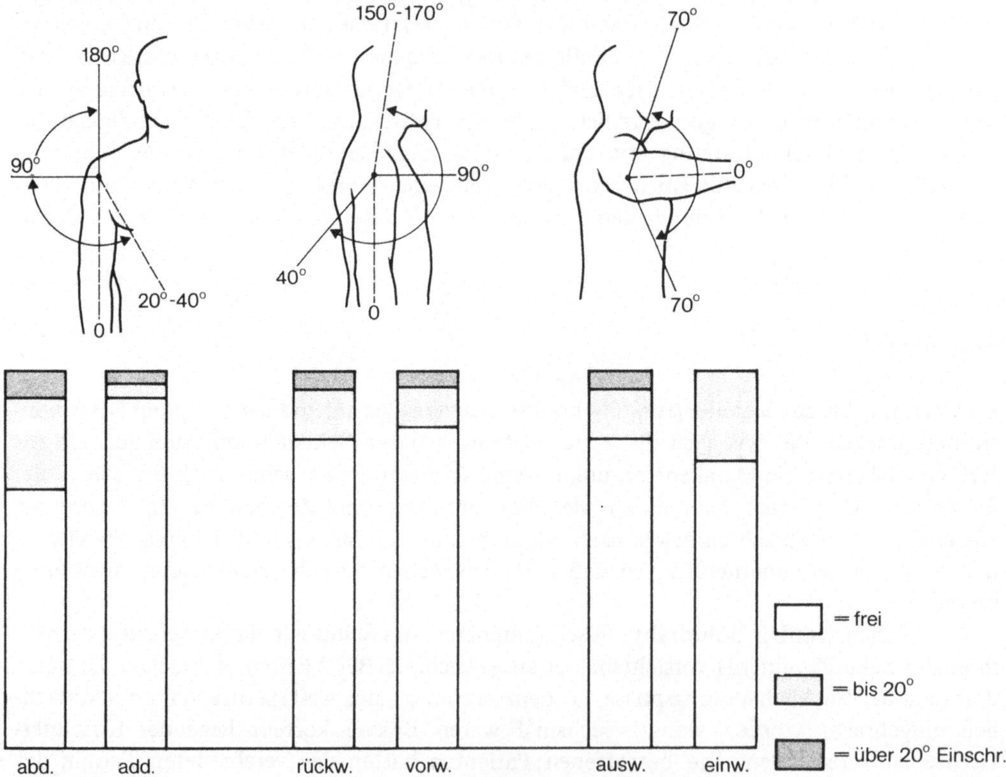

Abb. 3. Operationsergebnisse: Schultergelenksbeweglichkeit (n = 45)

Vor allem interessierte natürlich die erzielte Stabilität und Schlüssigkeit der AC-Gelenke. Sie wurde anhand der üblichen Aufnahmen mit 10 kg Belastung beurteilt, wobei wieder die Gegenseite zum Vergleich herangezogen wurde. Bei der Bildauswertung wurden zunächst die unteren Konturen des Acromions und der lateralen Clavicula auf eine Stufenbildung kontrolliert. Beim Vergleich der oberen Ränder taucht gelegentlich die Schwierigkeit auf, daß reaktive Randwülste die Ausmessung erschweren. Ferner wurde der Abstand zwischen Coracoid und unterer Schlüsselbeinkante überprüft. Von beiden Meßwerten wurde jeweils der schlechtere als Beurteilungskriterium herangezogen (Abb. 4). Schließlich wurde noch die Breite des eigentlichen AC-Gelenkspaltes nachgemessen. In 5 Fällen, bei denen auch eine vertikale Abweichung vorlag, war zusätzlich eine Verbreiterung des Gelenkspalts um 3–6 mm zu beobachten.

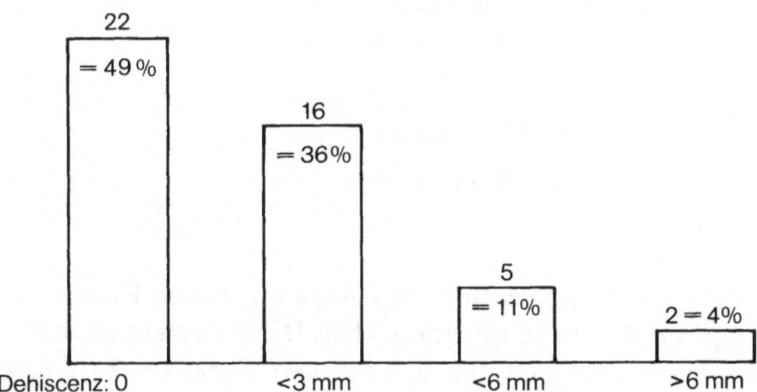

Abb. 4. Operationsergebnisse: Röntgenologische Stabilitätsprüfung (n = 45)

Tabelle 2. Operativ behandelte Schultereckgelenksprengungen frische Verletzungen des Typs Tossy III (n = 45)

Subjektive Beschwerden	Fallzahl	%
Keine	22	49
Geringe, erst bei Belastung über 30 kg	17	38
Deutliche, schon bei Belastung über 10 kg	6	13

Als weiteres Ergebnis der Röntgenuntersuchung ist zu erwähnen, daß bei 32 Patienten mehr oder weniger deutliche Verkalkungen im Verlauf des Lig. coraco-claviculare nachzuweisen waren. Beschwerden wurden hierdurch offenbar nicht verursacht. 19 Schultereckgelenke hatten mit einer Arthrose reagiert.

Etwa die Hälfte der nachuntersuchten Verletzten fühlte sich völlig beschwerdefrei und konnte die Schulter wieder einschränkungslos belasten. 38% der Patienten klagten nur bei extremer Belastung (über 30 kg) noch über geringe Beschwerden und lediglich 13% der Operierten gaben schon beim Heben und Tragen von Lasten ab 10 kg Beschwerden an (Tabelle 2).

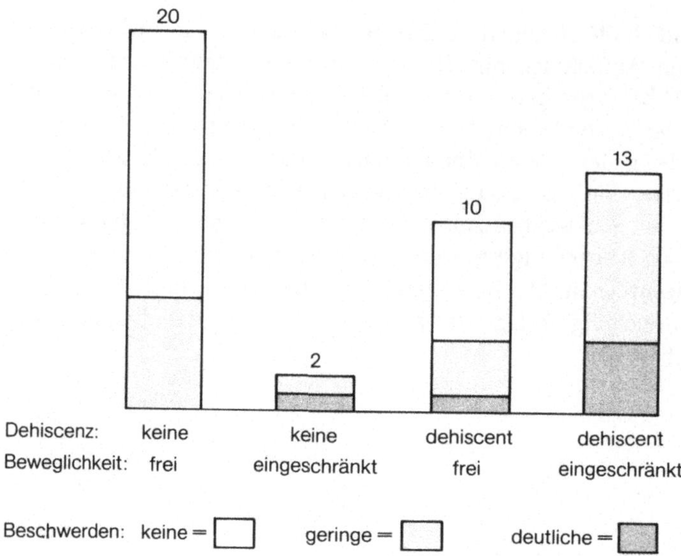

Abb. 5. Operationsergebnisse: Subjektive Beschwerden (n = 45)

Schulterfunktion und Stabilität des AC-Gelenks sind die beiden objektiven Parameter, an denen sich die Bewertung der Spätergebnisse zu orientieren hat. Daneben steht als unabhängige Größe das subjektive Urteil der Patienten, das sich mit den objektiven Kriterien nicht immer deckt. Von 22 Operierten, bei denen völlige Stabilität und freie Funktion festgestellt worden war, klagten 6 noch über Beschwerden. Andererseits gaben von 9 Operierten, bei denen eine Dehiscenz verblieben war, 6 keinerlei Beschwerden mehr an. Bewegungseinschränkungen, auch geringeren Grades, wurden durchweg als störend empfunden (Abb. 5).

Nachzutragen bleiben die Operationsergebnisse der Tossy-II-Verletzungen und der veralteten Tossy-III-Läsionen:

Von 13 Patienten, bei denen Tossy-II--Verletzungen operiert worden waren, 11 Männer und 2 Frauen, konnten 10 nachuntersucht werden. In allen Fällen bestand freie Schultergelenksbeweglichkeit. Bei 8 Patienten war das AC-Gelenk unter Belastung völlig stabil, bei den beiden übrigen lag eine Dehiscenz von weniger als 3 mm vor. 8 Operierte waren völlig beschwerdefrei, während 2 über geringe Beschwerden bei extremer Belastung klagten.

Die Ergebnisse der Fascia-lata-Plastiken fielen erwartungsgemäß etwas schlechter aus. Bei allen 5 Späteingriffen sind sowohl die acromio-claviculären als auch die coraco-claviculären Bandanteile durch einen Fascie-lata-Streifen plastisch ersetzt worden. Nur an 3 Patienten konnte eine befriedigende Gelenksstabilität hergestellt werden, die Operierten waren mit dem Ergebnis zufrieden (Tabelle 3).

Bei weiblichen Verletzten gewinnt neben der funktionellen Belastungsfähigkeit auch das kosmetische Ergebnis Bedeutung. Die Einwilligung zur Operation wird häufig von dem Wunsch bestimmt, die äußerlich sichtbare Dislokation des AC-Gelenks beseitigen zu lassen. Umso größer ist dan die Enttäuschung, wenn kosmetisch unbefriedigende Narben zurückblieben. Bei 13 von 60 nachuntersuchten Operierten fand sich ein mehr oder weniger störendes Narbenkeloid. Nur in 10 Fällen wurde eine unauffällige Idealnarbe angetroffen. Das Gros der Patienten wies flache, aber doch deutlich verbreiterte Narben auf.

Tabelle 3. Plastische Operationen bei veralteten Schultereckgelenksprengungen (n = 5) (1975–1981)

Patient		Unfall/OP	Funktion	Dehiscenz	Subj. Beschwerden
B.W.,	19 J.	8 Mo.	frei	2 mm	keine
A.K.,	59 J.	7 Jahre	bis 20°	8 mm	geringe
K.B.,	23 J.	2 Mo.	frei	3 mm	geringe
G.H.,	20 J.	18 Mo.	bis 40°	3 mm	deutliche
H.R.,	25 J.	2 Mo.	bis 30°	17 mm	deutliche

Diskussion

Die dargelegten Ergebnisse erfordern eine kritische Stellungnahme. Die operationstechnische Fehlerquote, die von anderen Autoren ähnlich hoch benannt wird, ist als alarmiierend einzustufen. Bei unserem Operationsgut von 88 Zuggurtungen wurden 4 Kirschner-Drähte von vornherein falsch plaziert und 4 weitere Drähte so ungenügend verankert, daß sie sich im postoperativen Verlauf lockerten. Offensichtlich sind an die Zuggurtung des AC-Gelenks erhöhte Anforderungen zu stellen. Leider scheint es das Schicksal dieser Operation zu sein, zu häufig von Anfängern durchgeführt zu werden (Tabelle 4).

Mit 5.7% liegt auch die postoperative Infektionsrate deutlich über der vergleichbarer Eingriffe. Eine vermehrte Neigung zu Wundheilungsstörungen wird von anderen Untersuchern bestätigt (Thelen u. Rehn [8]; Schmülling u. Wissing [7]; Bargren, Erlanger u. Dick [1]).

Drahtbrüche in der Nachbehandlungsphase sind als Folge unzulässiger Belastung anzusehen und sollten somit vermeidbar sein. Frühzeitige Entfernung des Materials schützt nicht immer vor unvernünftiger Belastung. So beobachteten Bargren u. Mitarb. [1], obwohl sie die Drähte nur 6 Wochen beließen, in 6 von 44 Fällen Drahtbrüche. Wesentlich erscheint in diesem Zusammenhang, daß kräftige, 2 mm starke Kirschner-Drähte verwandt werden.

Die Frage, wie lange die Bandnähte des Schutzes der Zuggurtung bedürfen, ist in der Vergangenheit eher vorsichtig behandelt worden. Nach der Sammelstatistik von Thelen u. Rehn aus dem Jahre 1976 [8] wurde die Metallentfernung meist zwischen der 13. und 14. Woche vorgenommen. In jüngeren Veröffentlichungen wird empfohlen, das Material zwischen der 6. und 8. Woche zu entfernen. Zweifellos wäre die Abkürzung der Behandlung

Tabelle 4. Operativ behandelte Schultereckgelenksprengungen Zahl der beteiligten Operateure: 29!

Operationen		Operateure
je	10	2
je	7	1
je	5	2
je	4	2
je	3	7
je	2	7
je	1	8
	88	Total 29

238

um rund 4 Wochen ein entscheidender Vorteil, wenn als gesichert gelten könnte, daß sich hieraus keine Stabilitätseinbußen ergeben. Leider sind die in der Literatur veröffentlichten Ergebnisse gerade in diesem Punkt nicht immer exakt vergleichbar.

Ein durchaus ernst zu nehmendes Fehlerergebnis stellen verbreiterte und celoidartig verdickte Operationsnarben dar. Im Werturteil der Operierten spielt die Narbenqualität eine nicht unerhebliche Rolle (Freiwald-Gehrig [2]). Unter kosmetischen Aspekten wird auch die percutane Kirschner-Draht-Spickung noch diskutiert, die freilich hinsichtlich der erreichbaren Stabilität kritisch bewertet werden muß (Hackstock [3]; Kopp [4]). Der von der Tübinger Unfallklinik empfohlene säbelhiebartige Sagittalschnitt, der den Verlauf der LANGERschen Hautlinien berücksichtigt, verspricht in dieser Hinsicht bessere Ergebnisse (Renne u. Bäuerle [6]; Meeder, Wentzensen u. Weise [5]).

Die geschilderten Operationsergebnisse lassen gewiß Wünsche offen. Die konservative Behandlung stellt aber bei den Tossy-III-Verletzungen keine gleichwertige Alternative dar, wie die Fälle zeigen, die später doch noch operativ rekonstruiert werden müssen.

Literatur

1. Bargren JH, Erlanger S, Dick HM (1978) Biomechanics of Complete Acromioclavicular Separation. Clin Orthop 130:267
2. Freiwald-Gehrig S (1981) Schultereckgelenksprengungen — Ergebnisse nach operativer Versorgung in 50 Fällen. Med Inaug Diss Heidelberg
3. Hackstock H (1966) Nachuntersuchungsergebnisse percutaner Bohrdrahtfixation bei frischer Luxation des Akromio-Klavikular-Gelenkes. Zbl Chir 91:1583
4. Kopp K (1982) Die Schultereckgelenksprengung. Diagnostik, Therapie, Ergebnisse. Beitr Orthop Traumatol (im Druck)
5. Meeder PJ, Wentzensen A, Weise K (1980) Die operative Behandlung der frischen acromio-claviculären Luxation (Tossy III) durch Naht der Ligamente und Kirschner-Drahtzuggurtung. Langenbecks Arch Chir 350:169
6. Renne J, Bäuerle E (1976) Kritische Überlegungen zur operativen Behandlung von Schultereckgelenksprengungen. Akt Traumatol 6:125
7. Schmülling F, Wissing H (1980) Die Verletzungen des Akromioklavikulargelenkes. Unfallchirurgie 6:213
8. Thelen E, Rehn J (1976) Acromioclavicularsprengungen — Ergebnisse nach operativer und konservativer Versorgung in 162 Fällen. Unfallheilkunde 79:417
9. Tossy JD, Newton CM, Sigmond HM (1963) Acromioclavicular separations: Useful and practical classification for treatment. Clin Orthop 28:111

Luxationen des Schultergelenkes

P. Matter

Die anatomischen Verhältnisse des Schultergelenkes mit der sehr flachen Gelenkpfanne im Vergleich zum Humeruskopf sowie das weitgehende Fehlen einer ligamentären Führung weisen auf ein wenig stabiles Gelenk hin. Durch eine straffe musculäre Führung des Gelenkes kommt es trotzdem nicht zu gehäuften Dislokationen des Humeruskopfes. Sind jedoch von außen einwirkende Kräfte stärker als die stabilisierenden Momente oder wirken diese Kräfte in einem Augenblick auf das Schultergelenk ein, in dem diese Muskeln keine aktive Funktion ausüben, so ist eine Luxation des Humeruskopfes wahrscheinlich.

Unfallursache und Luxationsart

Die Gewalteinwirkung ist meistens indirekt wie z.B. durch Sturz auf den ausgestreckten Arm oder durch Zug des Körpergewichtes beim Fallen mit fixiertem Arm. Wie der Vorgang auch ablaufen mag, es greifen in erster Linie Kräfte ein, die den Arm abduzieren und heben. Dabei stemmt sich der Humeruskopf unter Einwirkung axialer Gewalt gegen den vorderen Anteil des Labrum glenoidale. Dadurch entsteht mit über 90% die häufigste Form aller Schulterverrenkungen, nämlich die vordere bzw. subcoracoidale Luxation (Abb.1). Diesen Unfallmechanismus treffen wir vor allem bei jugendlichen Sportlern (60% Sportunfälle).

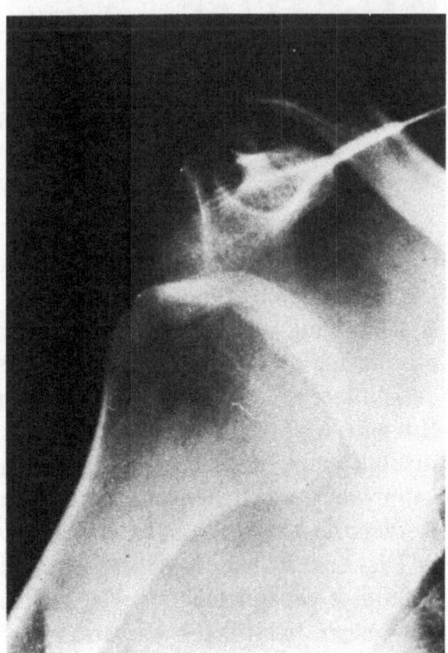

Abb. 1. Subcoracoidale Luxation

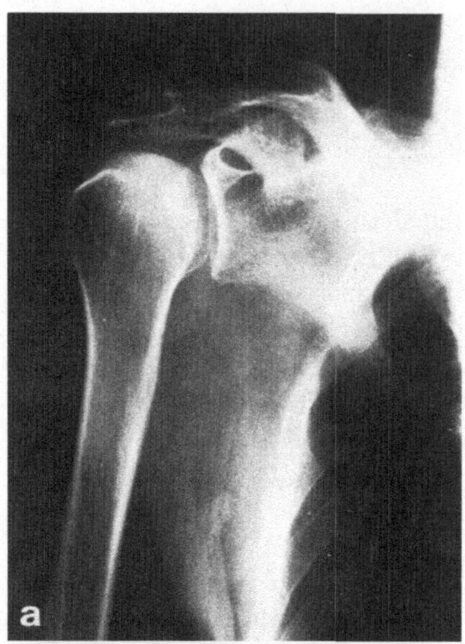

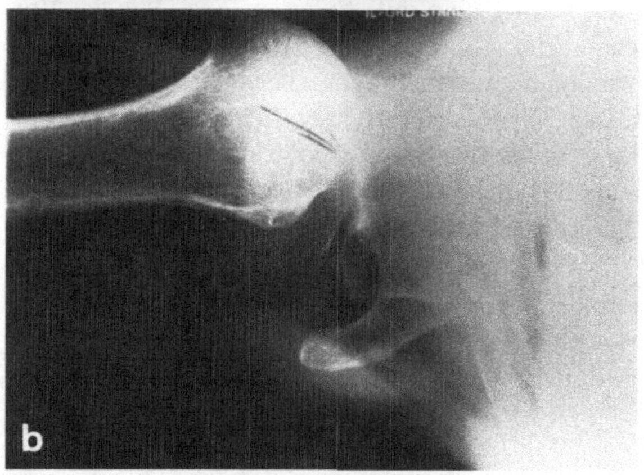

Abb. 2 a,b. Luxation nach hinten, **a** In der Aufnahme von vorn, Humeruskopf imponiert scheinbar in der Pfanne, **b** Luxation in der axialen Aufnahme erkennbar

Alle anderen Luxationsformen im Schulterbereich sind bedeutend seltener: Am zweithäufigsten ist die Luxation nach hinten (Abb.2). Im Gegensatz zur vorderen kommt diese Luxation durch Innenrotation und Adduktion des Oberarmes zustande. Eine genaue Beschreibung des Luxationsmechanismus durch den Patienten ist der beste Weg zur Diagnose in Fällen wo eine Reposition schon vor der Arztkontrolle erfolgte. Das klinische Bild der hinteren Luxation ist konstant: Das Coracoid ist prominent, der vordere Aspekt des Humeruskopfes imponiert weniger als normal. Unter dem Acromion kann man den Humeruskopf palpieren. Der Arm ist in Innenrotation und Adduktion fixiert.Die Abduktion ist kaum noch möglich. Radiologisch kann diese Luxationsform im ap-Bild leicht übersehen werden. Axiale Aufnahmen oder aber die Durchleuchtung bestätigen die Diagnose.

Die Luxatio erecta (Abb.3) ist durch eine reine infraglenoidale Dislokation des Humeruskopfes gekennzeichnet. Der Arm ist in Hyperabduktionsstellung fixiert, eine Entwicklung einer habituellen Luxationstendenz ist bei dieser Form der Luxation u.W. nicht beschrieben.

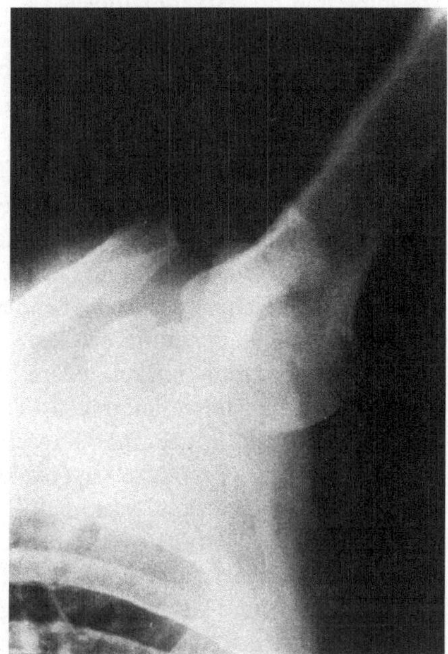

Abb. 3. Luxatio erecta

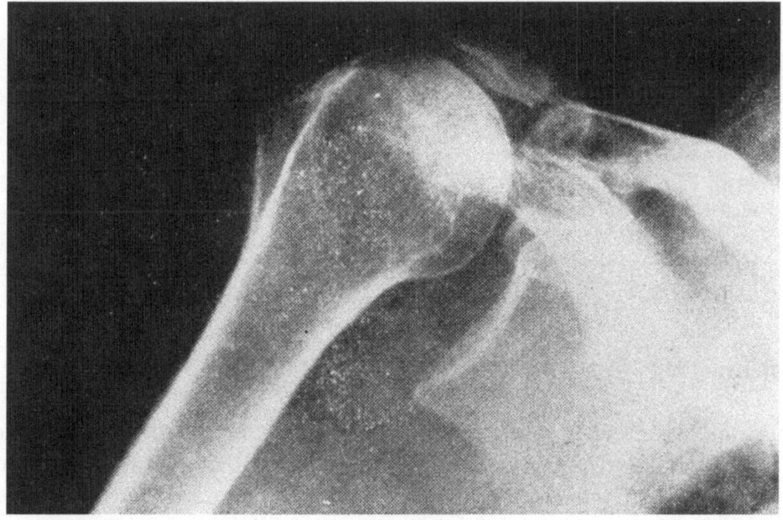

Abb. 4. Superiore Luxation mit knöcherner Verletzung des sogen. Schultergelenkdaches

Die superiore Luxation (Abb.4) kommt durch Einwirkung einer axialen Gewalt am herunterhängenden Arm zustande und ist stets mit einer knöchernen Verletzung des Acromion verbunden. Häufig kommt es hier zur Spontanreposition und nur die radiologisch erkennbaren knöchernen Läsionen lassen auf die dagewesene Verrenkung schließen. Wenn eine Einklemmung der Rotatorenmanschette eine Reposition verhindert, ist eine operative Revision unter gleichzeitiger Wiederherstellung der knöchernen Strukturen angezeigt.

Diagnose und Begleitverletzungen

Das klinische Bild der häufigsten subcoracoidalen Luxation ist charakteristisch. Der Patient erscheint beim Arzt mit dem Arm in leichter Abduktionsstellung und Außenrotation. Er unterstützt den betroffenen mit dem gesunden Arm. Das Schulterrelief ist verstrichen. Im Bereich des proximalen Oberarmes findet man den sogenannten Axthieb, was zur Verdachtsdiagnose einer proximalen Humerusschaftfraktur verleiten kann.

Röntgenaufnahmen sind für die Diagnose an sich nicht absolut notwendig, sie geben jedoch vor allem über knöcherne Begleitverletzungen Auskunft. Bei unklarem klinischen Bild oder bei nicht sicher auszuschließenden knöchernen Begleitverletzungen sollte deshalb eine radiologische Untersuchung erfolgen. Die Reposition darf deswegen jedoch nicht wesentlich verzögert werden, um sekundäre Ernährungsstörungen des Humeruskopfes zu verhüten.

Knöcherne Begleitverletzungen (Tabelle 1) wie Abriß des Tuberculum majus verschiedenen Ausmasses, knöcherner Kapselausriß am Labrum glenoidale sowie eine Impression nach Hill-Sachs sind nicht selten (Bankart [1,2], Hill [6]).

Auf neurologische und vaskuläre Zusatzverletzungen muß untersucht werden. Eine Sensibilitätsstörung über dem Musculus deltoideus weist auf eine Nervus axillaris-Schädigung hin. Selten resultiert eine vollständige Plexuslähmung, die erfreulicherweise meistens eine gute Prognose hat. Vasculäre Störungen werden vor allem nach Sportunfällen ganz ausnahmsweise beobachtet; sie benötigen eine rasche angiographische Abklärung und gefäßchirurgische Versorgung.

Tabelle 1. Begleitverletzungen und deren altersmäßige Verteilung (n = 127 Patienten)

	Total	< 20 J.	20–40 J.	> 40 J.
Ausriß Tuberculum maius	22	1	7	14
Neurolog. Symptome	4	0	2	2
Vasculäre Schäden	0	0	0	0

Behandlung

Die Luxationsdauer sollte so kurz wie möglich sein und das Ziel der Behandlung ist deshalb die baldmöglichste schonende Reposition. Vor allem der junge Sportler reagiert nach einer erstmaligen traumatischen Luxation mit einer schmerzbedingten Muskelverkrampfung, die vor jedem Repositionsversuch gelöst werden sollte.

Repositionsversuchen auf der Unfallstelle stehen wir mit etwelcher Skepsis gegenüber, auch wenn sie durch geschulte Laien oder selbst durch Ärzte durchgeführt werden. Neureuther [8] berichtet über 500 Repositionen von Schulterluxationen in den letzten 10 Jahren nach der Methode von Campell durch geschulte Bergwachtleute, die nur in 10 bis 15% erfolglos waren und zu keinen Schädigungen führten. Bei Anwendung der notwendigen Sorgfalt sind bisher auch keine Haftpflichtfragen aufgetaucht.

Trotzdem sollten u.E. Repositionen im Gelände nur bei zeitbeanspruchenden Transportwegen und durch erfahrene Ärzte vorgenommen werden.

In der Klinik erzielen wir die Reposition vorwiegend durch ein Analgeticum, u.U. kombiniert mit einem Diacepamrausch. Dadurch gelingt die Reposition in mehr als 80% der Fälle.

Repositionsmethoden sind viele beschrieben worden. Jede einzelne ist in den Händen des Geübten erfolgreich und gut. Man sollte dementsprechend immer diejenige Methode zuerst anwenden, die man am besten kennt und am häufigsten durchgeführt hat. In unserem Hause werden die Methoden nach Kocher und nach Hippokrates ungefähr gleich häufig angewendet.

Bei der Repositionsmethode nach Kocher (Abb. 5) wird der luxierte Arm mit rechtwinklig gebogenem Ellbogen langsam abduziert, außenrotiert und am Thorax hochgezogen, dann rotieren wir den Arm unter kontinuierlichem Zug nach innen. Damit springt der Humeruskopf über die vordere Gelenklippe in die Gelenkpfanne hinein und die Reposition ist vollendet.

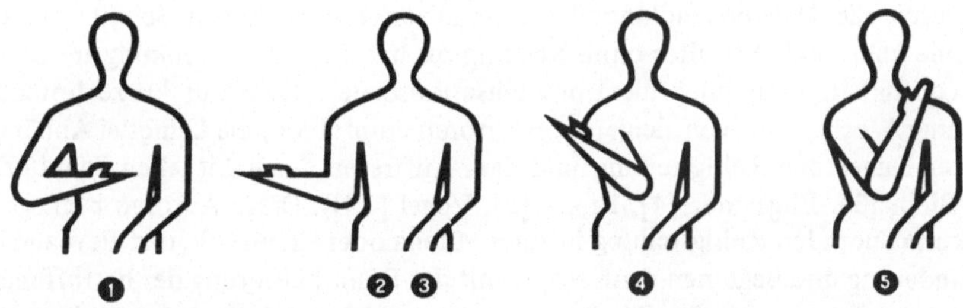

Abb. 5. Schulterreposition nach Kocher: *1)* präoperative Stellung, *2)* und *3)* Abduktion des Oberarmes und Außenrotation, *4)* Elevation am Körper, *5)* Hand auf Schulter

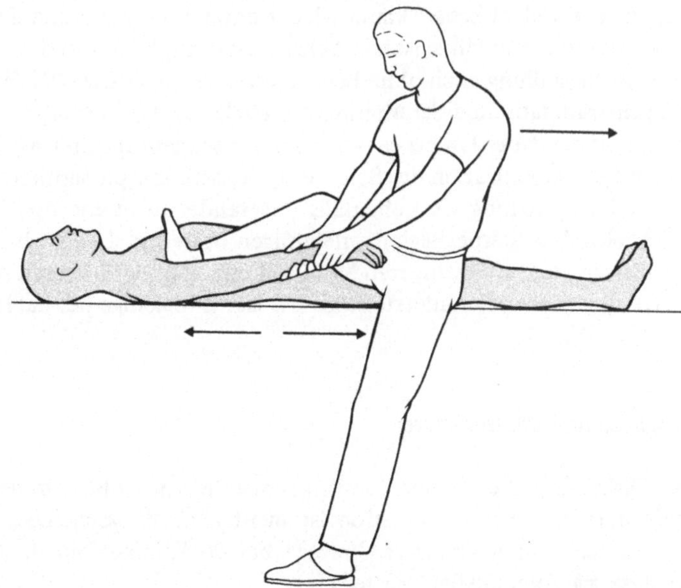

Abb. 6. Schulterreposition nach Hippokrates: Ferse in Axilla, Zug am Arm in der Körperachse

Die Methode nach Hippokrates (Abb.6) erfolgt am liegenden Patienten durch einen steten Zug am verunfallten Arm und Zuhilfenahme der eigenen Ferse oder des Vorderfusses als Hypomochlion in der Axilla. Gelegentlich hilft ein Gegenzug in der Axilla mit Hilfe eines Tuches die Reposition zu erleichtern.

Nach der Reposition lassen wir unseren Patienten während ein bis zwei Stunden im Aufwachraum ausruhen. Der reponierte Arm wird temporär mit einem Heftpflasterverband fixiert. Sobald der Patient wieder voll wach ist, wird ein Velpeauverband angelegt und das Repositionsergebnis radiologisch im ap und transthorakalen bzw. tangentialen Strahlengang bestätigt. Bevor wir den Patienten nach Hause entlassen wird erneut ein genauer peripherer Neurostatus sowie eine Zirkulationskontrolle durchgeführt.

Nachbehandlung

Durch die Nachbehandlung der erstmaligen traumatischen Schulterluxation streben wir eine vollmobile Schulter ohne Neigung zur habituellen Verrenkung an. Damit entsteht eine Konfliktsituation über die Immobilisationsdauer. Eine nur kurze Immobilisation bis zu einer Woche wird von denjenigen Autoren empfohlen, die keinerlei Abhängigkeit zwischen der Dauer der Ruhigstellung und dem Auftreten der habituellen Schulterluxation fanden (Biebl [3], Ehgartner [4], Frank [5], Vogel [13]). Diese Autoren begnügen sich mit einer kurzdauernden Ruhigstellung in einer Mitella oder einem Gilchrist-Verband bis zur Schmerzlinderung und beginnen dann sofort mit der Remobilisierung der betroffenen Schulter.

Anerkennen wir für Bänderzerrungen an anderen Gelenken wie dem oberen Sprunggelenk sowie im Kniegelenksbereich eine dreiwöchige Ruhigstellung als idealen Kompromiß zwischen späterer Bandinsuffizienz und Bewegungseinschränkung, so muß konsequenterweise angenommen werden, daß bei einer kurzen Ruhigstellung die am Labrum glenoidale ausgerissene Gelenkkapsel kaum wieder anwachsen kann und damit die Rezidivgefahr groß ist.Vertreter des anglikanischen Schrifttums empfehlen deshalb eine konsequente dreiwöchige Ruhigstellung auch ohne Begleitverletzungen (Rowe [9], Welsh [13]). Nach einer erstmaligen traumatischen Schulterluxation belassen wir deahalb den Velpeau-Verband bei jüngeren aktiven Patienten bis ca. 45 Jahre konsequent für drei Wochen und beginnen dann sofort mit der Mobilisation der Schulter unter strenger physiotherapeutischer Überwachung.

Die Ruhigstellung wird ebenfalls unverändert während drei Wochen angewendet, wenn gleichzeitig knöcherne Begleitverletzungen bestehen. Lediglich bei älteren Patienten neigen wir hier zu einer frühzeitigeren Mobilisation, da in der höheren Altersgruppe die Gefahr der posttraumatischen Schultersteife größer ist als diejenige der habituellen Schulterluxation.

Prognose und Spätresultate

Die Diskussion über Zusammenhänge zwischen Immobilisationsdauer und Entwicklung zur rezidivierenden Schulterluxation ist nicht abgeschlossen. Dies ergibt sich auch aus einer vor kurzem durchgeführten Umfrage bei 46 Kliniken im deutschen Sprachgebiet, deren Analyse wie folgt ausfiel (Matter [7]):

In der Reihenfolge ihrer Häufigkeit wird die Reposition in Narkose, mit Valium allein, bzw. mit Valium und Analgeticum durchgeführt.

Als Repositionsmethoden werden am meisten die Methode nach Hippokrates, nach Kocher, nach Arlt sowie vereinzelt andere Methoden angewandt.

Als Fixation nach Reposition wird am häufigsten ein Velpeau-Verband angelegt und in geringerer Zahl ein Desault-Verband, bzw. lediglich eine Mitella.

Die Immobilisationsdauer variiert ebenfalls sehr stark:
— 25 Kliniken immobilisieren die obere Extremität während einer Woche,
— je 10 Kliniken während 2 bzw. 3 Wochen, in
— einer Klinik wird über drei Wochen immobilisiert.

Die meisten Kliniken überlassen die Remobilisation der betroffenen Schulter dem Patienten selbst und unterstützen nur in Fällen von Mobilisationsschwierigkeiten durch Physiotherapie.

Zur Eruierung der Rezidivhäufigkeit haben wir unsere eigenen Patienten der Jahre 1973—78 nach einer erstmaligen traumatischen Schulterluxation durch einen Fragebogen zu erfassen versucht (Strömsöe [11]). Bedingt durch das vorwiegend touristische Krankengut war eine persönliche Nachkontrolle praktisch nicht durchführbar.

Die Antworten von 99 Patienten ergaben folgende Hinweise:
8 waren unter 20 Jahre, 48 zwischen 21 und 40 und 43 Patienten über 40 Jahre alt.

Erneute Schulterluxationen (Abb. 7) traten bei einem Kontrollintervall von mindestens einem bis sechs Jahre 9 Mal und immer bei Patienten unter 40 Jahren auf, davon 6 Mal bei einer u.E. zu kurz beibehaltenen Immobilisation von unter drei Wochen und nur 3 Mal entsprechend 6% nach konsequenter dreiwöchiger Ruhigstellung im Velpeau-Verband.

Diese sehr günstigen Resultate müssen weiter erhärtet werden und wir haben deshalb seit mehr als einem Jahr eine prospektive Studie laufen, an der bisher 10 deutsche und schweizerische Kliniken bzw. Kollegen an Wintersportorten mitwirken.

Bis jetzt wurde nur von der frischen traumatischen Schulterluxation gesprochen, die innert nützlicher Frist reponiert werden kann. Bei komatösen oder betagten Patienten kann es vorkommen, daß Schulterluxationen übersehen werden oder lange nicht zum Arzt gelangen. Der Zeitpunkt der Luxation läßt sich u.U. schwer eruieren. Behandelt man solche Lu-

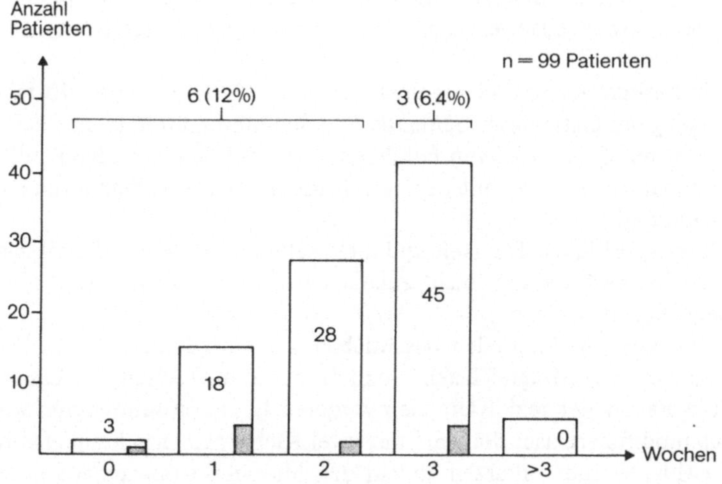

Abb. 7. Immobilisationsdauer und Reluxationen in Abhängigkeit der Ruhigstellung

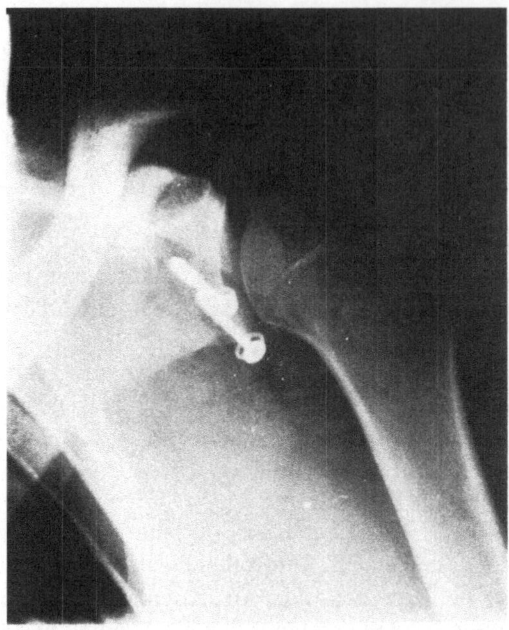

Abb. 8. Operation der rezidivierenden Schulterluxation mit Reinsertion des Limbus, modifiziert nach Bankart mit zwei Kleinfragmentschrauben mit Plastikunterlagsscheiben sowie Verkürzung des Subscapularis nach Putti-Platt

xationen analog frischer Verletzungen, so riskiert man beträchtliche Komplikationen wie Frakturen, sowie neurologische und vasculäre Schädigungen.

Die Reposition muß dann in Relaxationsnarkose äußerst schonungsvoll versucht werden. Sie hat bei der vorderen Luxation vier bis sechs Wochen nach der Luxation Erfolgsaussichten. Gelingt dies nicht, so muß offen reponiert werden, wobei vorsichtige Manipulationen notwendig sind, da der Humeruskopf in der Regel sehr brüchig ist. Nach gelungener Reposition muß anschließend oft der Humeruskopf in die Gelenkpfanne für drei Wochen mit Kirschner-Drähten transfixiert werden. Betagte Patienten haben sich bis zur Diagnose u.U. funktionell im Schultergelenk soweit adaptiert, daß die Indikation zur offenen Reposition fraglich erscheinen kann.

Die rezidivierenden Schulterluxationen sind vor allem bei jungen Patienten unter 40 Jahren sehr häufig. Der Übergang der erstmaligen traumatischen Schulterluxation in eine habituelle hängt von vielen Faktoren ab, so z.B. von familiären aber auch individuellen Prädispositionen, dann vom Traumamechanismus mit den verschiedenen Begleitverletzungen sowie auch der Art der Behandlung.

Die Patienten sind in ihrer sportlichen Tätigkeit und nicht selten auch im Beruf stark behindert und sollen deshalb operiert werden, nicht zuletzt da sie sich ernsthaft gefährden können, wie z.B. beim Bergsteigen.

Operationstechnisch sind über 30 Methoden beschrieben worden (Schreier [10]). Die operative Therapie ist wohl dann am erfolgreichsten, wenn die gewählte Technik der Läsion entspricht. In den meisten Fällen der rezidivierenden vorderen Luxation reinserieren wir den ausgerissenen Limbus modifiziert nach Bankart mit zwei Kleinfragmentschrauben mit Plastikunterlagsscheiben (Abb. 8) und verkürzen zudem den Musculus subscapularis nach Putti-Platt in der Regel mit einem Opeartionszugang ohne Coracoidosteotomie. Die Resultate sind nach unserer Erfahrung erfreulich gut.

Literatur

1. Bankart ASB (1923) Recurrent of habitual dislocation of the shoulder. Br Med J II:1131
2. Bankart ASB (1948) Discussion on recurrent dislocation of the shoulder. J Bone Joint Surg (Br) 30:46
3. Biebl R (1935) Behandlung und Prognose frischer Schulterluxationen. Arch Orthop Unfallchir 35:381
4. Ehgartner K (1977) Hat die Dauer der Gipsfixation nach Schulterluxation einen Einfluß auf die Häufigkeit der habituellen Schulterluxation? Arch Orthop Unfallchir 89: 187
5. Frank E (1959) Behandlung und Prognose von Verrenkungen der Schulter. Chir Praxis 385
6. Hill HA, Sachs MD (1940) The grooved defect of the humeral head, a frequently unrecognised complication of dislocation of the shoulder joint. Radiology 35:690
7. Matter P, Strömsöe K, Senn E (1979) Die traumatische Schulterluxation. Unfallheilkunde 82:407
8. Neureuther G (1982) Persönliche Mitteilung.
9. Rowe CR (1956) Prognosis in dislocation of the shoulder. J Bone Joint Surg (Am.) 38:957
10. Schreier M (1969) Operationsmethoden bei habitueller Schulterluxation und ihre Erfolge, mit besonderer Berücksichtigung des Verfahrens nach Putti-Platt. Helv Chir Acts 4:412
11. Strömsöe K, Senn E, Simmen B, Matter P (1980) Rezidivhäufigkeit nach erstmaliger traumatischer Schulterluxation. Helv Chir Acta 47:85
12. Vasey H (1981) La luxation de l'épaule. Helv Chir Acta 48:551
13. Vogel A (1978) Nachuntersuchung über Behandlung und Alter des Patienten bei der ersten Schulterluxation im Zusammenhang mit der Entstehung einer rezidivierenden Luxation. Orthopädie 7:145
14. Welsh RP (1981) A long term follow-up of primary shoulder dislocation. A paraitre dans "Shoulder Surgery", Proceedings of the International Conference, Sept 25/26, 1980. Springer, Berlin Heidelberg New York

Diskussionsbemerkungen und Empfehlungen aller Teilnehmer
Leitung: S. Weller

Zusammengefaßt und redigiert von A. Rüter und C. Burri

Sternoclaviculargelenk

Von den frischen traumatischen Luxationen sind die chronischen Subluxationen speziell bei Patientinnen im 5. und 6. Lebensjahrzehnt abzugrenzen.

Die retrosternale Verrenkung stellt immer eine Operationsindikation dar. Bei den suprasternalen Luxationen ist die Indikation anhand der Verschiebung individuell zu diskutieren.

Technik

Es sind verschiedene Formen der Zuggurtung angegeben (s. Beitrag Ecke).

Die große Gefahr der Osteosynthese stellt die Perforation der großen Gefäße oder des Herzens entweder primär bei Einbringen von Kirschner-Drähten oder sekundär über Drahtwanderung und Drahtbruch dar. Das Einbringen der Implantate hat daher mit äußerster Sorgfalt und möglichst flach zu erfolgen. Das an sich in jeder Körperregion obligatorische Umbiegen der Kirschner-Drähte muß an dieser Stelle mit besonderem Nachdruck gefordert werden.

Nachbehandlung

Wegen der Gefahr des Drahtbruches und seiner möglichen deletären Folgen fordern die meisten Teilnehmer eine Ruhigstellung des Schultergürtels im Thorax-Armgipsverband für 6 Wochen. Danach Metallentfernung, zumindest jedoch Entfernung der Kirschner-Drähte und unterstützte Übungsbehandlung.

Auch nach primärer Ruhigstellung werden die meisten Narben an dieser Stelle breit und kosmetisch unbefriedigend.

Acromioclaviculargelenk

Die Einteilung nach Tossy hat sich bewährt. Nicht ausreichend behandelte Verletzungen nach Tossy III enden mit einem Hochstand der Clavicula. Diese hat dann jedoch den Kontakt zum Acromion verloren, so daß hier keine schmerzhaften Arthrosen entstehen können.

Anders ist der Endzustand bei Subluxationen nach Tossy II. Hier haben Clavicula und Acromion noch Kontakt, die pathologischen Bewegungen führen auf Dauer häufig zu schmerzhaften Arthrosen, so daß das Endergebnis zwar vielleicht kosmetisch besser, funktionell jedoch schlechter ist als bei vollständigen Zerreißungen.

Die Indikation zur Operation bei Verletzungen nach Tossy II muß daher großzügig gestellt werden.

Hierfür spricht auch, daß es eine Verletzung gibt, bei der das Lig. trapezoideum reißt, das Lig. conoideum jedoch stehenbleibt. Dies verhindert ein Hochtreten der Clavicula und damit eine Eingruppierung der Verletzung in die Klasse III. Der Bandschaden führt jedoch zu einer Instabilität der Clavicula in der Horizontalen, die erhebliche Beschwerden auslösen kann.

Technik

Trotz der theoretischen Vorbehalte bezüglich einer Rotationsblockierung hat sich die Zuggurtung des AC-Gelenkes mittels zweier Kirschner-Drähte und einer Drahtschlinge bewährt.

Ein Teil der Diskussionsteilnehmer führt zusätzlich oder alternativ eine Stabilisierung der Clavicula gegen den Processus coracoideus mittels Schraube oder Drahtschlinge durch.

In jedem Fall werden vor Einbringen eines Implantates Nähte durch die Stümpfe der coracoclaviculären Bänder gelegt. Ein Anheben der Clavicula mit einem Einzinkhaken erleichtert diesen Schritt.

Danach wird das AC-Gelenk reponiert und stabilisiert, und abschließend die zuvor gelegten Fäden im coracolaviculären Bandapparat geknotet.

Da die Zwischenscheiben im Acromioclavicular- und Sternaclaviculargelenk aus Faserknorpel bestehen, haben sie recht gute Regenerationschancen und sollten daher wenn irgend möglich belassen bzw. refixiert werden.

Nachbehandlung

Ruhigstellung der Schulter im Desault-Verband für 3—4 Wochen. Danach Aufnahme geführter Übungsbehandlung. Metallentfernung nach 6—8 Wochen.

Schultergelenk

Pathophysiologie

Das Problem der Schulterluxation ist nicht die Erstverletzung, sondern die Rezidivprophylaxe. Zu dieser Problematik gehört auch die medizinisch und versicherungsrechtlich interessierende Frage, was als Spätrezidiv und was als neue „Primär"-Luxation angesehen werden muß.

Die Angaben der Literatur sowie die Sammelstatistik von Matter belegen, daß die überwiegende Anzahl der Rezidive im ersten Jahr eintritt. Wie der weitere Verlauf dieser Fälle zeigt, ist damit an sich eine Indikation zur Behandlung der rezidivierenden Luxation dann schon gegeben.

In der Sammelstatistik von Matter fanden sich bei 8% der Luxationen röntgenologisch Zeichen einer Kopfimpression. Diese Angaben beziehen sich jedoch auf Standardröntgenbilder. Die Impression wurde nicht durch Spezialaufnahmen gesucht. Der Prozentsatz muß daher als bei weitem zu niedrig angesehen werden. Kopfnekrosen traten in diesem Krankengut nicht auf. Sie sind auch in der Literatur kaum erwähnt.

Therapie

In der Hand des jeweils Erfahrenen sind alle bekannten Repositionsmanöver erfolgreich. Eine gröbere Kraftanwendung ist nie gerechtfertigt.

Aufgrund der hohen Rezidivquote bei Kopfimpressionen wird in der Literatur gelegentlich gefordert, solche Verletzungen durch eine primäre Anhebung der Impression und Spongiosaunterfütterung zu behandeln. Dieser Ansatz ist theoretisch sicher richtig. Im Teilnehmerkreis liegen jedoch keine eigenen Erfahrungen oder Kenntnisse entsprechender Literaturerfolge über diese Vorgehen vor.

Eine primär operative Behandlung der ersten Luxation mag beim jugendlichen Hochleistungssportler gerechtfertigt sein. Wenn durch konsequente Nachbehandlung die Rezidivquote maximal 30% beträgt, kann eine operative Behandlung einer primären Schulterluxation jedoch keinesfalls großzügig gerechtfertigt sein.

Nachbehandlung

Die Angaben in der Literatur über die Rezidivhäufigkeit schwanken zwischen 5 und 80%. Von ausschlaggebender Bedeutung erscheint das Alter des Verletzten sowie die Ruhigstellungszeit.

Generell ist zu fordern: Je jünger der Patient, je länger muß die Schulter ruhiggestellt werden. Bei den Zahlen von 80% handelte es sich um unter 20jährige, deren Schulter nur wenige Tage fixiert war.

Der Teilnehmerkreis einigt sich auf folgende Empfehlungen:

Patienten bis zum 20igsten Lebensjahr sowie aktive Sportler: Ruhigstellung für 4 Wochen.

Danach abnehmend pro Lebensjahrzehnt Verringerung der Ruhigstellungsdauer um 1 Woche.

V. Verletzungen der Rotatoren

Verletzungen der Rotatorenmanschette – Entstehung, Formen, Diagnose

W. Keyl

Die Rupturen der Rotatorenmanschette des Schultergelenkes sind nicht so selten, wie allgemein angenommen wird. Die Verletzungen werden häufig übersehen und verbergen sich hinter den Pauschaldiagnosen „Schulterdistorsion", „Schulterkontusion" oder „Periarthritis humero-scapularis". Die ungezielte Behandlung führt nicht selten zu schlechten Resultaten. Nur die exakte Diagnose und die adäquate Therapie können Leistungseinbußen verhüten, die bei Nichterkennung oder insuffizienter Behandlung häufig auftreten und zu Dauerschäden führen.

Entstehung

Die Rotatorenmanschette der Schulter unterliegt mit zunehmendem Alter der Degeneration. Die Verschleißerscheinungen an der supra- und infraspinalen Portion der Rotatotenplatte gehören nach dem dritten Dezennium zum normalen anatomischen Bild. Im Sektionsgut alter Menschen werden in über 50% der Fälle Sehnenperforationen beobachtet [5, 8, 10, 11].

Für die beachtliche Häufigkeit der Rupturen der Supra- und Infraspinatussehnen im Vergleich mit anderen Sehnen des menschlichen Körpers ist das Zusammenspiel verschiedener anatomisch-physiologischer, pathologischer und mechanischer Faktoren verantwortlich. Die wesentliche Ursache ist in der phylogenetischen Entwicklung zu suchen. Während beim Säuger der Humerus in der Verlängerung des Schulterblattes steht, ist es bei der Aufrichtung des Menschen zu einer Abwinkelung der Humerus- zur Scapulaachse gekommen [1]. Das bedeutet, daß sowohl die Supra- und Infraspinatussehne als auch die lange Bicepssehne um den Humeruskopf herumgeführt bzw. in einer Knochenrinne umgelenkt werden. An den Ansatz- bzw. Umlenkstellen unterliegen die Sehnen einer vermehrten Druck- und Reibebeanspruchung. (Abb. 1).

Bei der Abduktion des Armes wird der subacromiale Raum bei einem Winkel zwischen 70 und 130 Grad stark eingeengt. Der Oberarm muß nach außen rotiert werden, um dem Tuberculum majus die Passage unter dem Acromion zu ermöglichen. Sie Bursa subacromialis kann die Reibung zwar vermindern, aber nicht vollständig unterdrücken. Vor allem bei ständigen Überkopfarbeiten unterliegen die sehnigen Rotatorenansätze unter dem Acromion bzw. unter dem Ligamentum acromio-coracoidale einer starken Irritation.

Aber auch die Abduktion des Armes bewirkt eine vermehrte Kompression der Sehnenansatzstelle (Abb. 2). Die längsverlaufenden Gefäße der Supra- und Infraspinstusportion werden regelrecht ausgewunden, so daß an ihren Ansätzen konstant eine hypovasculäre Zone besteht. Mikroangiographische Studien zeigen eindrucksvoll die schlechte Blutver-

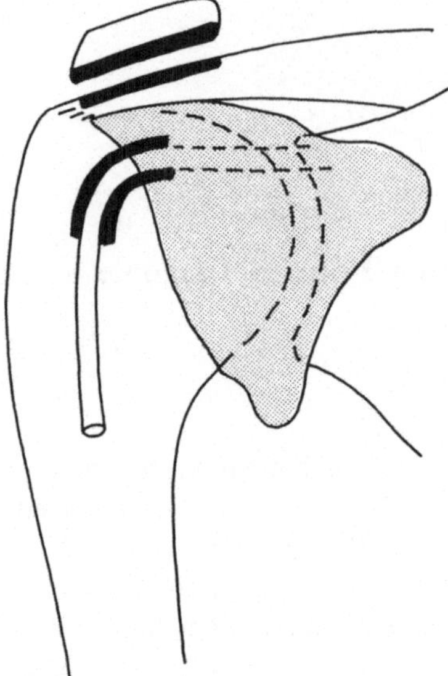

Abb. 1. Reibungszone am Schultergelenk: Subacromialer Gleitweg und Gleitrinne der langen Bicepssehne

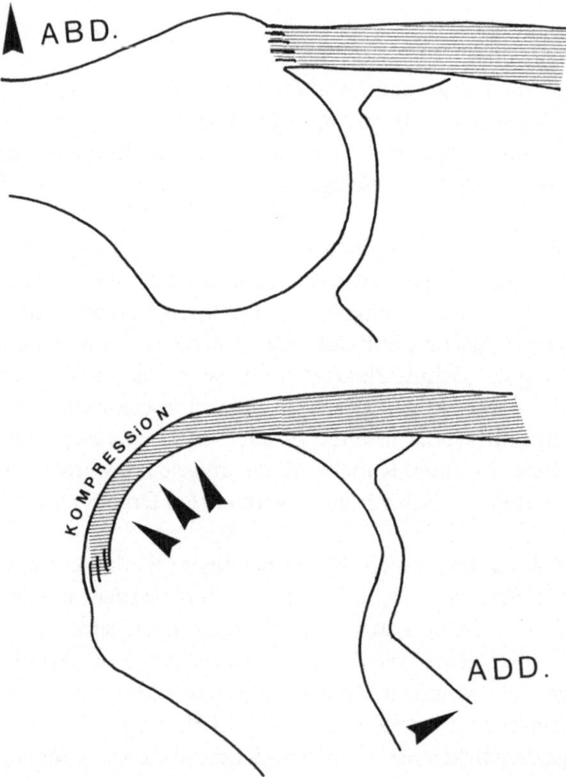

Abb. 2. Druckzone am Ansatz der Supraspinatussehne: Bei Adduktion drückt der Humeruskopf auf den Sehnenansatz und unterbricht die Blutversorgung

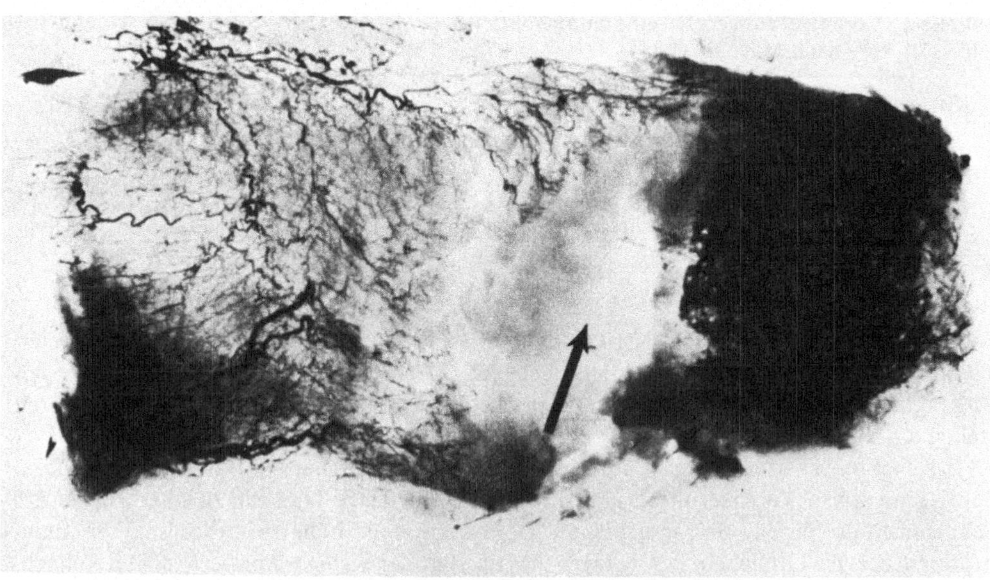

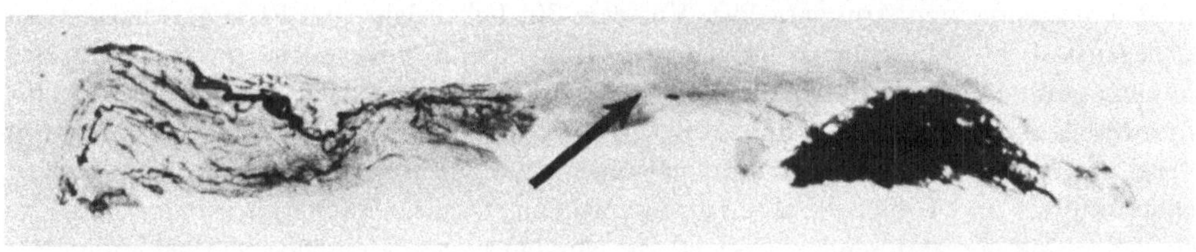

Abb. 3. Mikroangiogramm der Supraspinatussehne: Hypovasculäre Zone im Sehnenansatz-
bereich (*Pfeil*). (Aus Rathbun und Macnab 1970)

sorgung im Ansatzbereich des Supra- und Infraspinatus (Abb. 3). Die Zellen dieser Region
müssen durch Diffusion ernährt werden. Da mit zunehmendem Alter die Diffusion aber
immer schwieriger wird, kommt es zum Zelltod als grundlegende Läsion der degenerativen
Sehnenveränderungen [7, 9, 12].

Die nekrobiotischen Prozesse rufen eine lokale Tendinitis hervor, die zu einer Schultersteife führen kann, wenn sie die ganze Gelenkkapsel erfaßt. In der Regel entwickeln sich
aber zwei grundlegend verschiedene Folgeerscheinungen:

— Sofern noch eine gewisse Minderdurchblutung gewährleistet ist, kommt es zu einer
  Kalkablagerung (Tendinitis calcarea), was vor allem bei jungen Menschen um das 30. Lebensjahr anzutreffen ist.
— Fehlt diese Mindestdurchblutung, was bei Menschen jenseits des 50. Lebensjahres in
  zunehmendem Maße der Fall ist, so sind Totalnekrosen mit Spontanrupturen zu erwarten.

Für das Zustandekommen degenerativer Sehnenveränderungen spielen neben der vermin-
derten Blutversorgung aber auch noch andere Faktoren eine Rolle. So bewirkt der Druck-
effekt des Humeruskopfes eine Kräftekonzentration am Ansatz der Sehne, eine partielle

Tabelle 1. Voraussetzungen für eine Supraspinatus-
sehnenruptur (nach Macnab 1981)

1. Kurze Sehne
2. Verminderte Blutversorgung am Sehnenansatz
3. Kräftekonzentration am Sehnenansatz
4. Partielle Ruptur bei deg. Vorschädigung
5. Keine propriozeptive Rückkopplung

Sehnenruptur erleichtert bei Belastung den totalen Riß, und eine kurze Sehne reißt rascher als eine lange Sehne gleichen Kalibers. Schließlich führt auch der Verlust der Nervenversorgung zum Ausfall der schützenden proprioceptiven Rückkoppelung. Alle diese Faktoren stellen die Voraussetzungen für die Ruptur der Rotatorenmanschette dar (Tabelle 1).

Das Trauma ist in aller Regel nur die auslösende Ursache der Ruptur. Je nach Stadium der degenerativen Veränderungen können schon geringfügige Traumen zu einer Ruptur des Sehnenmantels führen. Bei ausgeprägter Degeneration in höherem Alter sind Spontanrupturen bei gewöhnlichen Bewegungen häufig. Bei der weniger vorgeschädigten Sehnenplatte wird der Riß durch ruckartiges Anheben einer schweren Last oder durch den Sturz auf den ausgestreckten Arm ausgelöst. Vor dem 30. Lebensjahr sind Risse dagegen selten, da degenerative Veränderungen im allgemeinen noch nicht vorhanden sind. Eine schwere Traumatisierung der Schulter führt in dieser Altersklasse eher zum Ausriß des knöchernen Ansatzes als zur Ruptur der Sehne.

Bei der Begutachtung wird man deshalb einen Zusammenhang zwischen Rotatorenmanschettenruptur und Unfall im allgemeinen ablehnen. Dem Unfallereignis kommt lediglich die Bedeutung der auslösenden Ursache zu. Nur bei jungen Menschen und bei Vorliegen eines schweren Unfallereignisses kann ein Zusammenhang anerkannt werden.

Rupturformen

Pathologisch-anatomisch kann man komplette von inkompletten Rupturen unterscheiden. Bei den inkompletten Rissen ist die Sehnenplatte nur partiell geschädigt, aber keine Verbindung zwischen Gelenkhöhle und Bursa subacromialis hergestellt. Die komplette Ruptur zeichnet sich dagegen durch eine direkte Verbindung zwischen Gelenk und Bursa aus (Tabelle 2).

Die Größe des Risses kann variieren vom kleinen Einriß der Supra- oder Infraspinatusportion bis zur breiten Ruptur der gesamten Rotatorenmanschette. Am häufigsten ist der Sehnenanteil des Musculus supraspinatus wegen seiner ungünstigen anatomischen Lage

Tabelle 2. Formen der Rotatorenmanschettenrupturen

1. Partielle Ruptur
2. Totale Ruptur
   – frischer Riß
   – alter Riß
   – trophische Perforation

Tabelle 3. Diagnostik der Rotatorenmanschettenruptur

1. Klinische Symptomatik
   - Anamnese
   - Funktionsprüfung
2. Röntgenbefund
   - Standardaufnahme
   - Arthrographie

allein betroffen. Aber auch der Anteil des Musculus infraspinatus, seltener dagegen die Anteile des Musculus teres minor oder des Musculus subscapularis können miteingerissen sein.

Die frische Ruptur zeigt eine unregelmäßige Begrenzung der Rupturränder. Bei alten Rupturen bzw. trophischen Perforationen sind die avasculären Ränder dagegen glatt und dünnwandig. Nicht selten pfropft sich auf eine alte Ruptur eine frische Verletzung auf. Der Humeruskopf kann dann vollständig frei liegen; wir sprechen von einer sogenannten Kopfglatze.

Diagnose

Die frische Ruptur ist gekennzeichnet durch heftige Schulterschmerzen und Verlust der aktiven Abduktion und/oder Außenrotation des Armes. Der mehr oder weniger ausgeprägte Riß am oberen oder hinteren Anteil der Rotatorenplatte verursacht eine Pseudoparalyse. Nach Ausfall des Supra- und Infraspinatus kann der Drehpunkt des Oberarmkopfes in der Pfanne nicht mehr fixiert werden, so daß der Musculus deltoideus seine abduzierende Kraft nicht entfalten kann. Bei der Kontraktion des Deltoideus wird der Oberarmkopf subluxiert und unter dem Schulterdach blockiert (Abb. 4). Die Seithebung des Armes wird fast ausschließlich durch Schwenken des Schulterblattes und nicht durch Abduktion im Schultergelenk selbst vollzogen. Eine langsame Abduktion über 90 Grad hinaus ist nicht möglich. Über die Horizontale kann der Arm nur mit Schwung seitlich gehoben werden. Die passive Beweglichkeit ist dagegen frei. Das Röntgenbild vermag knöcherne Ausrisse auszuschließen, bringt aber für die Sehnenruptur im allgemeinen keine Hinweise.

Veraltete Risse zeigen neben dem Funktionsausfall schon bald eine deutlich sicht- und tastbare Muskelatrophie im Gebiet der Fossa supra- und/oder infraspinata. Die bei der frischen Ruptur vorhandene freie passive Beweglichkeit kann schon nach einigen Wochen verloren gehen, wenn sich eine Kontraktur einstellt. Zu der aktiven Funktionsbehinderung kommt dann eine passive Bewegungseinschränkung hinzu.

Bei der trophischen Perforation kann die Symptomatik sehr unterschiedlich sein oder sogar ganz fehlen. Meistens besteht ein Schulterschmerz ohne genaue Lokalisation. Die Abduktions-Rotationsbewegungen sind auch bei breiten Einrissen der Rotatorenmanschette erstaunlicherweise nur selten ganz aufgehoben. Bei einer Perforation der Supraspinatusportion kann durch Innen- oder Außenrotation des Armes der Subscapularis oder Infraspinatus zum Abduktor werden und so eine Funktionsbehinderung kaschieren. Bei breiten Sehnenläsionen beobachtet man aber meistens eine Einschränkung des aktiven und passiven Vor- und Seithebens oder zumindest eine Verminderung der groben Kraft.

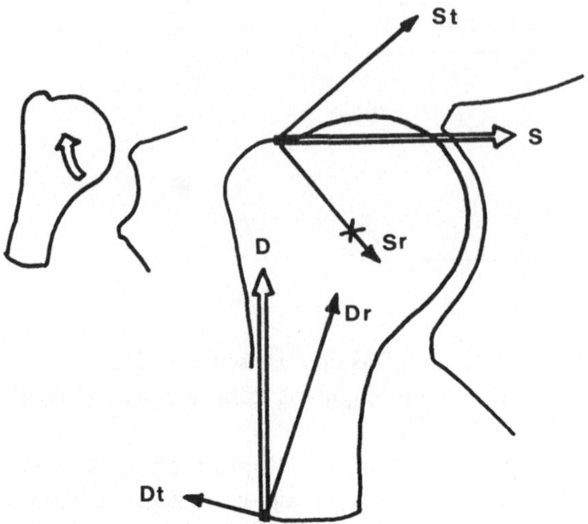

Abb. 4. Funktion des M. deltoideus (D) und des M. supraspinatus (S): Der M. deltoideus arbeitet aus einer ungünstigen Ausgangsposition. Nur wenn die Rotatoren den Drehpunkt des Oberarmkopfes fixieren, kann er seine Kraft entfalten. Bei Schwächung oder Ausfall der Rotatoren wird der Kopf nicht in die Pfanne zentriert; er tritt nach oben und kann den subacromialen Raum nicht passieren

Im Gegensatz zum frischen Riß zeigen die Röntgenaufnahmen bei alten Rupturen oder trophischen Perforationen häufig Veränderungen, die als Folgeerscheinung der Perforation zu deuten sind und im allgemeinen nur im Zusammenhang mit ihnen gesehen werden [3]: Osteophyten der Acromionunterseite, Abschliff an der oberen Facette des Tuberculum majus, Verengung des subacromialen Raumes mit Hochsteigen des Humeruskopfes bei aktiver Abduktion.

Differentialdiagnose

Zu differentialdiagnostischen Irrtümern können die Krankheitszustände führen, die ähnlich wie die Ruptur der Rotatorenmanschette mit akutem Schulterschmerz und Funktionsausfall des Schultergelenkes einhergehen.

Die Lähmungen des M. deltoideus und des M. supraspinatus lassen sich klinisch am schwierigsten von einer Rotatorenmanschettenruptur unterscheiden. Eine Abduktionsbehinderung nach heftigem Trauma kann nicht nur die Folge einer Sehnenruptur, sondern auch die Folge einer Nervenläsion sein [11]. Durch eine genaue klinisch-neurologische Untersuchung kann die Genese meistens geklärt werden. Nicht all zu selten wird außer einer Axillarislähmung aber auch eine Ruptur der Rotatorenmanschette beobachtet.

Auch akute Tendopathien im Schulterbereich können zu Verwechslungen Anlaß geben. Ist die Tendopathie der Supraspinatussehne mit charakteristischem Druckschmerz über dem Tuberculum majus und mit einer schmerzreflektorischen Schultersperre verbunden, so ist das klinische Bild dem der Ruptur der Rotatorenmanschette zum Verwechseln ähnlich. Aufgrund der Schmerzmodalität und Topographie lassen sich dagegen die Tendopathien der langen Bicepssehne, des M. deltoideus und der am Proc. coracoideus einstrahlenden Sehnen besser abgrenzen.

Mit akuten Schmerzkrisen und reflektorischen Funktionsausfällen können ferner die entzündliche Phase einer Sehnenverkalkung, der Gichtanfall und die septische Arthritis einhergehen. Auch an diese Erkrankungen muß differentialdiagnostisch gedacht werden.

Informationswert der Arthrographie

Entstehen Zweifel an der Richtigkeit der Diagnose und damit an der einzuschlagenden Therapie, so kommt der Arthrographie eine entscheidende Bedeutung zu [2, 6]. Normalerweise steht die Bursa subacromialis mit dem Gelenkraum nicht in Verbindung. Das Gelenk

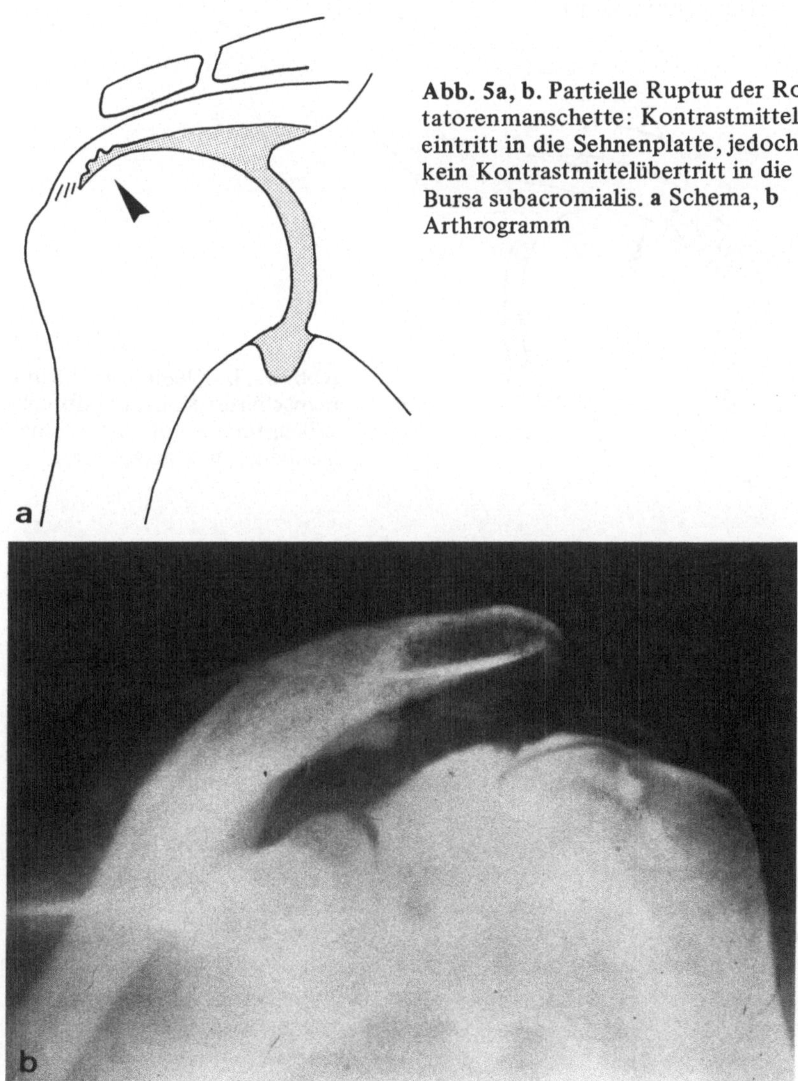

Abb. 5a, b. Partielle Ruptur der Rotatorenmanschette: Kontrastmitteleintritt in die Sehnenplatte, jedoch kein Kontrastmittelübertritt in die Bursa subacromialis. **a** Schema, **b** Arthrogramm

und die Bursa werden durch die intakte Rotatorenmanschette von einander getrennt. Liegt ein Riß in der Rotatorenmanschette vor, so kommt es von der Gelenkhöhle aus zu einer Kontrastmittelfüllung der Bursa subacromialis, evtl. auch der Bursa subdeltoidea. Die arthrographische Darstellung dieser Bursen ist für eine Ruptur der Sehnenplatte beweisend. Aufnahmen in verschiedenen Strahlengängen und bei verschiedenen Rotationsstellungen des Schultergelenkes können Hinweise für Lokalisation und Ausmaß der Risse geben. Inkomplette Rupturen können von kompletten abgegrenzt werden.

- Die partielle Ruptur an der Unterseite der Sehnenplatte gibt sich durch eine entsprechende Kontrastmittelaussparung nahe am Sehnenansatz zu erkennen. Die Bursa subacromialis ist nicht gefüllt (Abb. 5a, b).
- Ein kleiner Riß der Rotatorenmanschette zeigt eine scharf abgegrenzte Bursa subacromialis bzw. subdeltoidea und häufig auch noch die Perforationsstelle der Rotatorenmanschette (Abb. 6a, b).

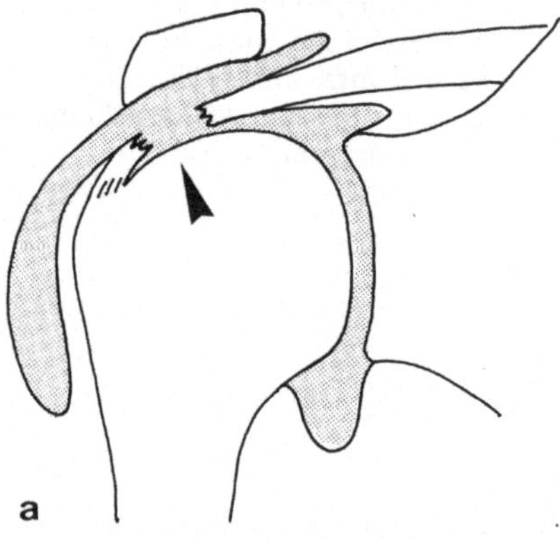

Abb. 6a, b. Kleine totale Ruptur der Rotatorenmanschette: Kontrastmittelübertritt in die Bursa subacromialis mit Darstellung der Rupturstelle. **a** Schema, **b** Arthogramm

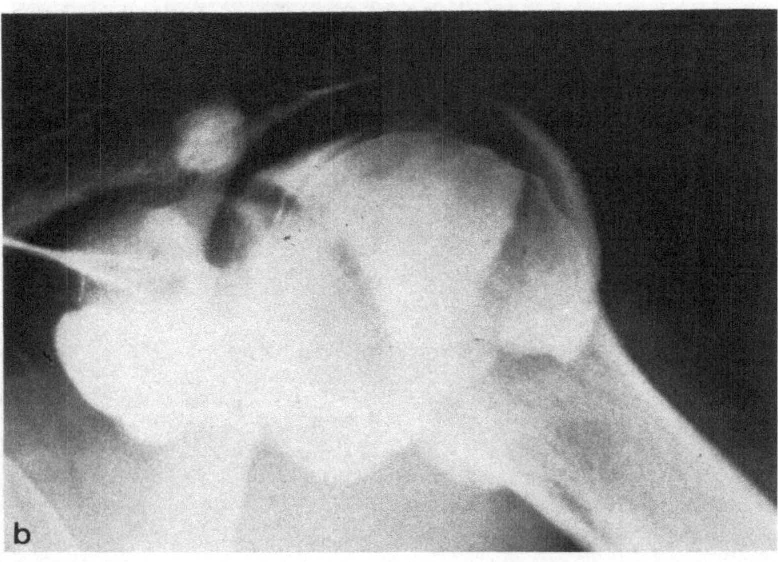

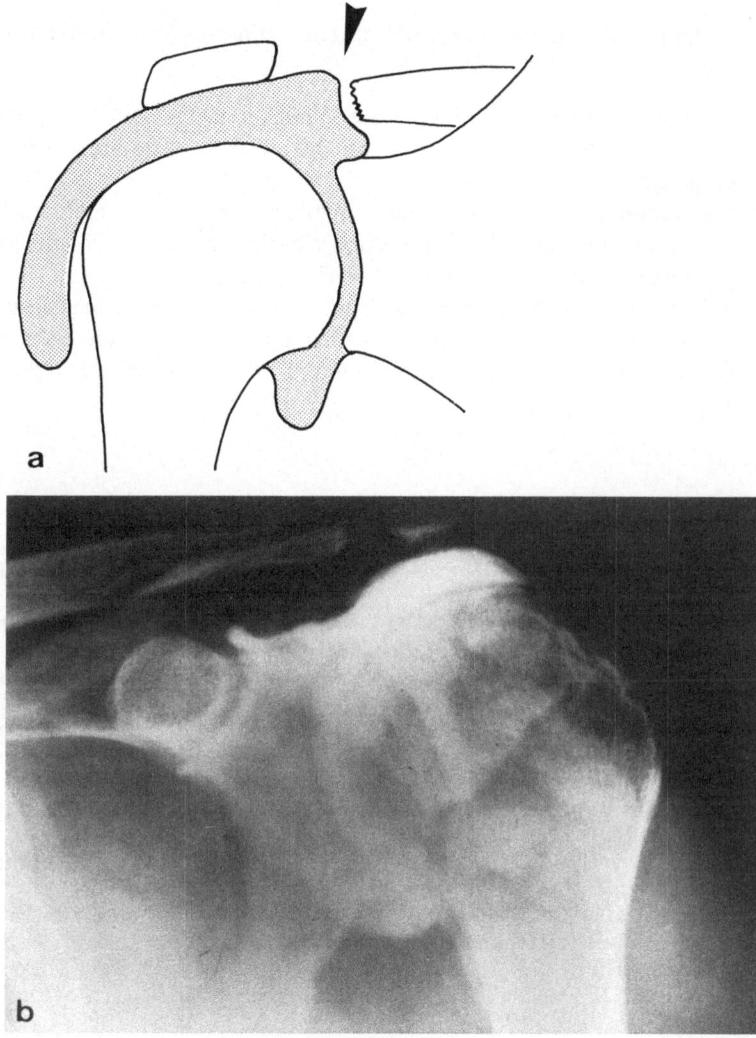

Abb. 7 a, b. Große totale Ruptur der Rotatorenmanschette: Bursa subacromialis und Gelenkhöhle bilden einen einheitlichen Raum. Die Sehnenplatte hat sich retrahiert. **a** Schema, **b** Arthrogramm

— Ein breiter Riß der Rotatorenmanschette führt zu einer einheitlichen Höhle von Gelenk und Subacromialraum, was an der Kontrastmittelansammlung zwischen Humeruskopf und Acromion deutlich zu erkennen ist (Abb. 7a, b).

Wahl der Therapie

Nicht jede nachgewiesene Ruptur der Rotatorenmanschette bedarf einer operativen Behandlung. Entscheidend für die Wahl des therapeutischen Vorgehens ist nicht der arthrographische Nachweis einer Läsion, sondern die klinische Symptomatik, wie Pseudoparalyse und therapieresistente Beschwerden [4].

Aufgrund der gemachten Erfahrungen kann folgendes Indikationsschema empfohlen werden:

1. Die frische Ruptur mit erheblichem Funktionsausfall sollte möglichst frühzeitig operativ versorgt werden. Je frühzeitiger die Operation vorgenommen wird, desto besser ist die Prognose.
2. Die veraltete Ruptur wird dann operiert, wenn trotz mehrwöchiger Physiotherapie Schmerzen und erhebliche Funktionseinschränkungen zurückgeblieben sind. Eine eingetretene Schulterkontraktur muß vorher beseitigt werden.
3. Bei der trophischen Perforation alter Menschen kommt man in der Regel mit konservtiven Maßnahmen aus. Nur in Ausnahmefällen, wenn die Schmerzen nicht zu beeinflussen und die Funktionsbehinderung groß ist, ist ein chirurgisches Vorgehen zu erwägen.

Literatur

1. Bateman JE (1978) The shoulder and neck, 2. Aufl. Saunders, Philadelphia London Toronto
2. Bernageau J, Patte D (1972) Bilan radiologique pre-opératoire de la périarthrite scapulo-humérale. J Radiol Electrol 53:432
3. De Sèze S, Hubault A, Caroit M, Weksler M (1967) Paralysis de l'épaule et ruptures de la coiffe des rotateurs. Rev Rhum 34:461
4. Jäger M, Keyl W (1981) Behandlung frischer und veralteter Verletzungen der Rotatorenmanschette. Unfallmed. Tagung der Landesverbände der gewerbl. Berufsgenossenschaften. Heft Nr.43
5. Koechlin Ph, Apoil A (1881) Ruptur der Rotatorenmanschette. Resektion und Erweiterung des Défilés. Orthopäde 10:216
6. Lindblom K (1939) Arthrography and roentgenography in ruptures of the tendon of the shoulder joint. Acta Radiol (Stockholm) 20:548
7. Macnab I (1981) Die pathologische Grundlage der sogenannten Rotatorenmanschetten-Tendinitis. Orthopäde 10:191
8. Moseley HF (1953) Shoulder lesions, 2. Aufl. Hoeber, New York
9. Rathbun JB, Macnab I (1970) The microvascular pattern of the rotator cuff. J Bone Joint Surg 52B:540
10. Rothman Rh, Parke W (1965) The vascular anatomy of the rotator cuff. Clin Orthop 41:176
11. Welfing J (1969) Der Schulterschmerz, die Schultersteife. Folia rheumatologica, Dokumenta Geigy
12. Welsh RP, Macnab J (1971) The biomechanical studies of the rabbit tendon. Clin Orthop 81

Therapie der Rotatorenmanschettenrupturen

M. Jäger und W. Keyl

Häufigkeit

Kadaveruntersuchungen haben ergeben, daß bei Individuen im 5. Lebensjahrzehnt 1/4 bis 1/3 Rotatorenmanschettenrupturen vorlagen. Im 6. Lebensjahrzehnt erhöhten sich die Quoten auf 1/4 bis 5/6 und im 7. Lebensjahrzehnt konnten bei allen untersuchten Individuen Rupturen festgestellt werden (Rothman and Parke [8] und Koechlin und Apoil [5]).

Aus diesen Zahlen sehen wir, daß die Rotatorenmanschettenruptur häufig und eine zunehmende Tendenz zur Ruptierung im Alter zu beobachten ist. Nur selten sind die Beschwerden so andauernd und die Funktionseinbuße so störend, daß die Indikation zum operativen Vorgehen gegeben ist.

Indikationen

Eine Reihe konservativer Maßnahmen kann bei akuten Schmerzzuständen Besserung und damit eine deutliche Funktionszunahme bewirken. Eine Indikation zum operativen Vorgehen sehen wir deshalb nur

— bei frischen Rupturen mit komplettem Funktionsausfall,
— bei veralteten Rupturen, bei denen trotz mehrwöchiger konservativer Therapie eine Pseudoparalyse eingetreten ist.
— bei chronisch therapieresistenten Schulterbeschwerden mit arthrographisch nachgewiesener Ruptur der Rotatorenmanschette.

Operations-Methoden

Welche operativen Maßnahmen stehen uns heute zur Verfügung?

Zwei wesentliche Therapiemaßnahmen werden heute von Operateuren, die sich eingehend mit der Problematik der Rotatorenmanschettenruptur beschäftigt haben, in der ein oder anderen Form kombiniert angewandt. Die ausschließliche Durchführung nur einer Therapiemaßnahme wird unseres Wissens nur von einer Autorengruppe bevorzugt (Koechlin und Apoil [5]). Die zumeist kombiniert durchgeführten Maßnahmen versuchen zum einen die Wiederherstellung der Rotatorenmanschette, zum anderen versuchen sie durch Erweiterung der subacromio-coracoidalen Passage die Schmerzen zu lindern und die Funktion wiederherzustellen.

Um die Kontinuität der Rotatorenmanschette wiederherzustellen, werden verschiedene Verfahren angegeben; diese Verfahren sind im wesentlichen nach dem vorliegenden pathologisch-anatomischen Substrat der Ruptur auszuwählen. So kann bei kleinen Defekten die alleinige Excision der avasculären Ränder mit anschließender Naht genügen. Wenn hingegen der gesamte Supraspinatus ansatznahe ausgerissen ist, bietet sich die knöcherne Reinsertion an. Bei länger zurückliegendem Rupturereignis kann es manchmal notwendig werden, sowohl den M. supraspinatus wie auch den M. infraspinatus mit seinem anhängigen Gefäßnervenbündel zu desinserieren und zu lateralisieren, um anschließend eine knöcherne Reinsertion seiner Sehnen zu ermöglichen. In Konkurrenz hierzu wird auch der partielle und totale plastische Ersatz der Rotatorensehnenplatte vorgenommen.

Dies kann entweder durch die ortsständige aufgeweitete Bicepssehne erfolgen oder durch lyophilisiertes homologes Bindegewebe, das als Nahtmaterial verwendet wird, um den Defekt zu überbrücken. Der alloplastische prothetische Ersatz der Rotatorenmanschette wurde in letzter Zeit ebenfalls propagiert, insbesondere bei Patienten mit chronischer Polyarthritis im höheren Alter.

Um eine Einklemmung des ruptierten bzw. wieder reinserierten Sehnenabschnittes unter dem subacromio-coracoidalen Dach zu vermeiden, werden die genannten Verfahren meist mit einer Erweiterung dieses Raumes kombiniert. Die Resektion des Ligamentum coracoacromiale bietet sich hauptsächlich deshalb an, weil bei der üblichen Arbeitshaltung des Armes mit 30 bis 40° Innenrotation, leichter Abduktion, die Sehne des M. supraspinatus unter diesem Ligament verläuft und irritiert werden kann. Bei größerer Ausdehnung der Ruptur, insbesondere in den oberen Bereich des Ansatzes des M. infraspinatus, ist die partielle vertikale und/oder horizontale Acromiectomie durchzuführen. Häufig werden diese beiden Maßnahmen auch miteinander kombiniert. Ein radikales Vorgehen stellt die En-bloc-Resektion des Ligamentum coracoacromiale mit partieller Acromiectomie und Resektion des Acromioclaviculargelenkes dar. Wir sahen uns zu diesem Vorgehen noch nicht veranlaßt. Eine interessante Lösung zur Erweiterung der subacromiocoracoidalen Passage stellt die sog. TRE-Osteotomie dar. Es gilt zu betonen, daß wir keine Erfahrung bzw. keine unbedingte Notwendigkeit des Einsatzes bisher für den alloplastischen prothetischen Ersatz, die TRE-Osteotomie sowie für die radikale En-bloc-Resetion (Patte et al. [7]) in unserem Krankenbestand sahen. Diese Verfahren beruhen zwar auf exakten pathologisch-anatomischen Untersuchungen (Grammont et al. [23]) aber die daraus gefolgerten Operationsverfahren erscheinen uns in Anbetracht des pathologischen Substrates der Rotatorenmanschettenruptur zum einen sehr aufwendig, zum anderen sehr radikal. Die bisher mitgeteilten Nachuntersuchungen sind in Bezug auf die Zahl noch gering, so daß es abzuwarten gilt, ob es sich hier um allgemein sich durchsetzende Methoden handelt. Bei unseren Vorgehen lehnen wir uns im wesentlichen an die Verfahren von Mac Laughlin und Debeyre an [6, 1, 4,]).

Zugang: Der Eingriff wird in Seitlagerung des Patienten durchgeführt. Der Arm ist bis zum Halsansatz frei beweglich abgedeckt. Je nach diagnostizierter Ausdehnung der Ruptur wird der Hautschnitt gelegt. Ist ein lokal begrenzter Defekt zu erwarten, führen wir den Epauletten-Schnitt durch, beim Verfahren nach Debeyre ist hingegen die Schnittführung an der Spina beginnend bis in die Mitte der mittleren Portion des Deltamuskels notwendig. Bei dieser Schnittführung ist der quer verlaufende N. axillaris zu beachten.

Der Deltamuskel wird am Acromion scharf abgetrennt, wobei aber genug Periost am Acromion belassen werden muß, um ihn hier wieder anzuheften. Das laterale Ende des Acromions wird subperiostal freigelegt, wobei das Schultereckgelenk identifiziert und geschont wird. Wenn erforderlich, erfolgt nun mit der Säge oder mittels des Meißels die partielle Osteotomie des Acromions.

Es werden etwa 1 bis 2 cm des Knochens weggenommen. Neben dieser vertikalen Osteotomie führen wir häufig zur Erweiterung der subacromio-coracoidalen Passage die horizontale Osteotomie des Acromions durch. Die Resektion des Ligamentum coracoacromiale wird in fast allen Fällen erforderlich, da bei der schon beschriebenen Arbeitshaltung des Armes die meist rupturierte Sehne des M. supraspinatus darunter durchzieht. Es ist besser, dieses Ligament nicht einzukerben, sondern zu resezieren. Wenn man nun einen Längszug am Arm des Patienten ausführt und gleichzeitig das Acromion mit einem Haken nach oben zieht, gewinnt man einen ausreichenden Überblick über die gesamte Rotatorenmanschette. Vor der Naht der Sehnenplatte sollen vorliegende Verwachsungen gelöst und Kalkablagerungen entfernt werden. Die Ruptur ist meistens erst voll einsehbar, wenn die Bursa subacromialis eröffnet oder entfernt ist.

End-zu-End-Naht: Bei kleineren Rissen werden die Sehnenenden gut angefrischt und mit U-Nähten gefaßt, miteinander vernäht bzw. Knochenbohrkanäle am Tuberculum verankert. Bei der Naht muß der Arm in Abduktion gehalten werden. Bei breiteren Rissen kann sich der Sehnenmantel stark retrahiert haben, er muß dann mit Klemmen gefaßt und die avasculären Ränder entfernt werden. Nach zungenförmiger Ausschneidung der Hauptportion (meist der Sehne des M. supraspinatus) wird dieser vorsichtig heruntergezogen. Zur sicheren Fixation ist die Sehne unter einem angehobenen Knochenperiostlappen am Ansatzort einzuschieben und durch zwei oder mehrere transossäre Nähte zu verankern.

Raffnaht: Bei veralteten Rissen oder trophischen Perforationen sind die betroffenen Sehnenanteile häufig so stark retrahiert oder in ihrer Substanz gemindert, daß eine End-zu-End-Naht oder eine einfache Reinsertion am Tuberculum majus nicht mehr möglich ist. Der Defekt muß dann durch die Raffnaht geschlossen werden. Bei sog. „Humerusglatzen" gelingt auch dies nicht mehr, wir haben in diesen Fällen dann nach Resektion der avasculären Rotatorenmanschettenränder doppelte und gedreifachte schmale Durastreifen als Nahtmaterial verwendet. Um einen raschen Einbau des homologen Bindegewebstransplantates zu ermöglichen, ist die gute Deckung der Dura mit ortsständigem Bindegewebe erforderlich, zumal vom Gelenk her ein Einbau nicht erfolgen kann.

Auf zwei Besonderheiten sei noch eingegangen:

Bei länger bestehenden veralteten Rotatorenmanschettenrupturen kann es zur konsekutiven Einsteifung der Schulter durch Verklebung des Rec. axillaris kommen. In diesem Fall haben wir entweder vorgängig Narkosemobilisationen durchgeführt und nach erreichter Mobilisation die immer noch störende Rotatorenmanschettenruptur in der beschriebenen Weise versorgt. In zwei Fällen haben wir intraoperativ die Aufsprengung des Rec. axillaris vorgenommen und anschließend sofort die Rotatorenmanschettenruptur versorgt. Diese Fälle waren in der Nachbehandlung zwar schwieriger, konnten jedoch zum gleichen Ergebnis gebracht werden.

Eine ab und an mit der Rotatorenmanschettenruptur verbundene Bicepssehnenruptur kann, wenn sie störend im Gelenkbereich ist, refixiert werden im Sulcus intertubercularis oder sie kann auch, wenn sie im Gelenkbereich nicht störend ist, unbehandelt bleiben. Die Bicepssehne kann aufgebreitet auch bei größeren Defekten zur Reinsertion der Rotatorenmanschette herangezogen werden.

Nachbehandlung: Die Ruhigstellung im Thoraxabduktionsgips führen wir am zweiten postoperativen Tag durch. Am ersten postoperativen Tag wird ein Desault-Verband gegeben. Der Thoraxabduktionsgips wurde bislang für 6 Wochen gegeben. Aufgrund einer neuen Thoraxabduktionsschiene, die eine einwandfreie Fixation des Schienenanteils am Beckenkamm erlaubt, sind wir heute mit dem Thoraxabduktionsgips auf 3 Wochen zurückgegangen und geben weitere 3 Wochen die Schiene. Von dieser Schiene wird dann mit der Übungsbehandlung begonnen. Eine Einsteifung haben wir nie beobachten können, dies ist auch schwer vorstellbar, da bei einem ordnungsgemäß angelegten Thoraxabduktionsgips bzw. Thoraxabduktionssschiene der für die Einsteifung verantwortliche Recessus axillaris voll entfaltet ist.

Operation nach Debeyre

Zugang: Siehe oben.

Partielle Mobilisation: Es muß zunächst geprüft werden, ob nach Ausscheiden der Supraspinatusportion der Muskel soweit mobilisiert werden kann, daß er ohne allzu große Spannung am Tuberculum majus-Ansatz zu reinserieren ist. Wenn dies möglich ist, muß der M. supraspinatus nicht aus seinem Bett gelöst und lateralisiert werden. Die an ihrem Ende mit zwei doppelten U-Nähten angeschlungene Supraspinatussehne muß sich aber auf jeden Fall in eine mit dem Meißel gebildete 2 bis 3 cm breite und 6 bis 10 mm tiefe Rinne am Tuberculum majus hineinziehen lassen, um eine stufenlose Deckung des Defektes und eine sichere ossäre Fixation des Sehnenendes zu erreichen.

Totale Mobilisation: Gelingt dies nicht, so muß der M. supraspinatus unter Schonung seiner Gefäß- und Nervenversorgung aus seinem Bett gelöst und im Gesamten um 2 bis 3 cm nach lateral verlagert werden. Der Defekt ist dann immer sufenlos zu decken. Die Nachbehandlung ist aber langwierig, da nicht nur der Defekt der Rotatorenmanschette ausheilen muß, sondern auch der Muskel in seinem knöchernen Lager wieder sich reinserieren muß. Die subacromio-coracoidale Passage wird in der oberen beschriebenen Form von uns immer miterweitert.

Nachbehandlung

Die Ruhigstellung erfolgt im Thoraxabduktionsgips für 6 Wochen, danach kann der Gipsverband gedeckelt und mit aktiver Nachbehandlung begonnen werden. Sobald der Arm aktiv gehoben werden kann, wird der Gipsverband ganz entfernt. Eine weitere krankengymnastisch und physikalisch-therapeutische Nachbehandlung ist gerade nach dem Verfahren nach Debeyre zur Wiederherstellung einer befriedigenden Funktion dringend über eine längere Zeit hinaus erforderlich.

Ergebnisse (Tabelle 1): In den letzten 3 Jahren haben wir 41 Patienten mit einer Rotatorenmanschettenruptur operativ behandelt. Es waren 36 Männer und 5 Frauen betroffen, der älteste Patient war 71, der jüngste 29 Jahre, das durchschnittliche Alter bei der Operation lag bei 49 Jahren. In unserem Krankengut war die re. Seite, der Arbeitsarm, häufiger betroffen als der li.. Wir führten bei 34 Patienten das Verfahren, angelehnt an MacLaughlin, durch und nur bei 7 Patienten war es notwendig, nach Debeyre vorzugehen (Tabelle 2). Vergleicht man die Ergebnisse der beiden Operationsmethoden, so ist bei der geringen

Tabelle 1. Rotatorenmanschetten-Ruptur (n = 41). Operative Behandlung

Fallzahl	41	(1978–1981)	
Geschlecht	♂	36	
	♀	5	
	Maximum		71 Jahre
Alter	Minimum		29 Jahre
	Durchschnitt		49 Jahre
Seitenverhältnis		re. 37	li. 4

Tabelle 2. Rotatorenmanschetten-Ruptur (n = 41). Operationsmethoden

OP nach MacLaughlin	34
Transossäre Refixation	23
Raffnaht	7
Lyophilisierte Dura	4
OP nach Debeyre	7
Partielle Mobilisation	6
Totale Mobilisation	1

Tabelle 3. Rotatorenmanschetten-Ruptur (n = 41) Operationsergebnisse

Methode	MacLaughlin	Debeyre
Sehr gut	14	1
Gut	12	3
Mäßig	7	1
Schlecht	1	2
Zusammen	34	7

Tabelle 4. Operationsergebnisse (n = 41) Schmerzen

Keine	14
Selten (nicht störend)	16
Gebessert (nicht störend)	8
Unverändert (oder schlecht)	3

Tabelle 5. Operationsergebnisse (n = 41). Funktion

Volle Wiederherstellung	15
Bewegungseinschränkung gering	15
Bewegungseinschränkung gebessert	9
Bewegungseinschränkung nicht gebessert	2

Fallzahl kein Vorteil einer bestimmten Methode klar zu erkennen (Tabelle 3). Auch ist zu bedenken, daß die Operation nach Debeyre bei primär schlechteren Verhältnissen und großflächigen Defekten durchgeführt wurde. Die Aufschlüsselung der Ergebnisse im Verhältnis zur präoperativen Beschwerdezeit zeigt aber, daß die Ergebnisse bei frischen Rupturen insgesamt etwas besser als bei sehr veralteten waren. Die Ergebnisse in Bezug auf Schmerzbefreiung bzw. -verminderung und die Funktionsverbesserungen sind zufriedenstellend und berechtigen u.E. den operativen Eingriff. Interessant ist, daß die subjektiven Angaben (Schmerz) im Vergleich zu den objektivierbaren Untersuchungsergebnissen (Funktion) annähernd gleich sind. Bei 41 Operationen hatten wir einen tiefen Infekt, es traten jedoch keine Wundheilungsstörungen und Nervenlähmungen auf, einmal mußten wir einen passageren Morbus Sudeck beobachten, der sich jedoch gut rückbildete. 2 Reoperationen mußten durchgeführt werden, einmal nach einer Duraplastik, bei der die avasculäre Randzone nicht genügend ausgeschnitten war und einmal nach einer Raffnaht (Tabelle 4 und 5).

Schlußfolgerung

Aufgrund unserer Ergebnisse kommen wir zu der Ansicht, daß die operative Behandlung der Rotatorenmanschettenruptur sowohl bei den frischen und auch bei den veralteten Verletzungen zu einer wesentlichen Besserung der Funktion und der Beschwerden führen kann und daß diese Behandlungsmöglichkeit einen fest umrissenen Platz in unserem therapeutischen Konzept hat.

Literatur

1. Debeyre J, Patte D, Elmelik E (1965) Repair of ruptures of the rotator cuff of the shoulder. J Bone Joint Surg 47-B:36
2. Grammont PM (1979) The place of osteotomy of the spine of the scapula with translation, rotation and elevation of the acromion in chronic ruptures of the rotators. Lyon Chir 75:327
3. Grammont PM, Lelaurin G (1981) Die Scapula-Osteotomie und Acropole-Prothese. Orthopädie 10:219
4. Jäger M, Keyl W : Behandlung frischer und veralteter Verletzungen der Rotatorenmanschette. Bericht über die Unfallmed. Tagung in Mainz am 18./19.10.1980. Schriftenreihe: Unfallmed. Tagung der Landesverbände der gewerblichen Berufsgenossenschaften Heft Nr. 43
5. Koechlin PH, Apoil A (1981) Die Resektion und Erweiterung des Défiles. Orthopädie 10:216
6. MacLaughlin HL (1944) Lesions of the musculotendinous cuff of the shoulder. J Bone Joint Surg 26:31
7. Patte D, Goutallier D, Debeyre J: Rotatorenmanschettenruptur (Ergebnisse und Perspektiven).
8. Rothman RH, Parke W (1965) The vascular anatomy of the rotator cuff. Clin Orthop 41:176

VI. Begleitverletzungen

Gefäßverletzungen an der Schulter

H. Loeprecht

Die obere Thoraxapertur und der Schultergürtel weisen beim Gesunden bereits 3 physiologische Engen auf. Jede direkte oder indirekte Gewalteinwirkung wird deshalb die in den Engstellen exponierten Gefäße und Nerven bevorzugt schädigen. Für die Verletzung des Schultergürtels von herausragender Bedeutung ist die *costoclaviculäre Enge*. Bei Belastung des Armes ist bereits bei jedem 4. Gesunden eine Pulsauslöschung festzustellen [6].

Häufigkeit von Schultertraumen mit Gefäßverletzung und Diagnostik

Die Kombination von Knochenschäden und Gefäßbeteiligung ist im Allgemeinen selten, nach unseren Erfahrungen nur 0,9% [4, 7]. Die hier angesprochene Gefäßprovinz, nämlich die A. subclavia und A. axillaris macht nach Burri [1] und Rich [5] nur 3–5% aller

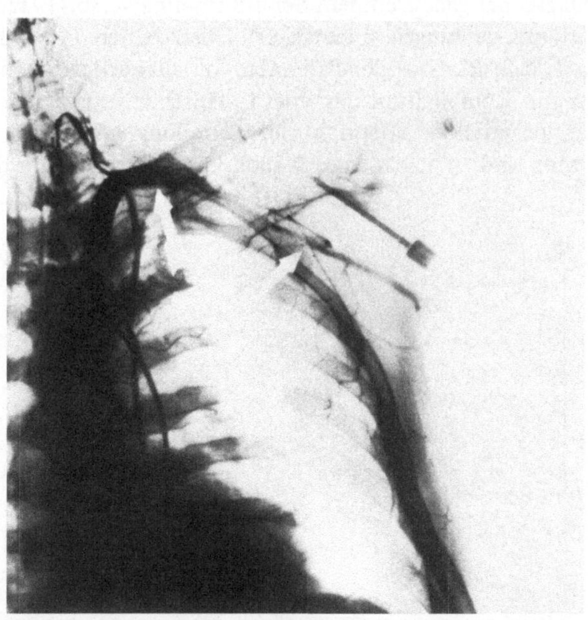

Abb. 1. 57jähriger Patient, Motorradunfall mit Scapulafraktur, Plexusausriß. Katheterangiographie: Abriß der A. subclavia im costoclaviculären Bereich. Gute Collateralisation über das Rete axillaris mit Wiederauffüllung der A. brachialis (inkomplette Ischämie)

268

Gefäßverletzungen im Krieg wie im Frieden aus. Allerdings liegt bei Ligatur des A. subclavia nach DeBakey [2], basierend auf Erfahrungen des 2. Weltkrieges, die Amputationsrate bei 29% und bei Ligatur der A. axillaris zwischen 40 und 50%. Die offene Gefäßverletzung bereitet normalerweise keine diagnostische Schwierigkeit und die arterielle Blutung
ist durch einen Kompressionsverband sicher unter Kontrolle zu bekommen. Das Gros
traumatischer Gefäßschädigungen (95%) aber machen geschlossene stumpfe und scharfe
Verletzungen aus. *Scharfe Verletzungen* meistens durch *Knochensplitter* und *Fragmente,
stumpfe* häufig durch *Distraktion* der Gefäße mit *Intimaeinriß* oder *lokaler Thrombose.*
Das Überleben der Gliedmaße hängt zum einen von einem suffizienten Collateralkreis-
lauf (Abb. 1), zum anderen von der raschen Erkennung und Versorgung der arteriellen
Begleitverletzung ab. Es muß deshalb bei jeder Gliedmaßenverletzung sorfort nach statio-
närer Aufnahme ein Pulsstatus erhoben werden neben der obligatorischen neurologischen
Überprüfung. Der Schweregrad der Ischämie läßt sich anhand der 6-P von Pratt erkennen.
Schwierigkeiten bereitet allerdings die Diagnostik bei ausgedehnten Hämatomen, wie sie
bei Schulterverletzungen häufig sind und bei Zentralisation, wenn der Verunfallte sich im
Schock befindet. In allen Zweifelsfällen, vor allem aber bei Verletzungen im costoclaviculären Bereich, sollte präoperativ eine Angiographie durchgeführt werden. Liegt eine
komplette Ischämie vor, ist auch die Probefreilegung ohne vorhergehende Angiographie
gerechtfertigt.

Unfallmechanismen

Wir haben im Zeitraum von 1970–1981 23 Gefäßverletzungen der A. subclavia und A.
axillaris bei gleichzeitigem Schultertrauma versorgt. Eine auffällige Häufung dieser Kombinationsverletzungen findet sich in den Jahren 1977–1980 (Abb. 2). Betont werden aber
muß, daß das Gros der Patienten von auswärtigen Kliniken wegen der Schwere der Verletzung in Kombination mit einer Gefäßschädigung zu uns verlegt wurde. Die Altersverteilung
der Verunfallten entspricht der Verteilung, wie wir sie bei anderen Gefäßverletzungen ge-
wohnt sind, d.h. daß das 2. und 3. Lebensdezenium dominiert (Abb. 3). Aufschluß über

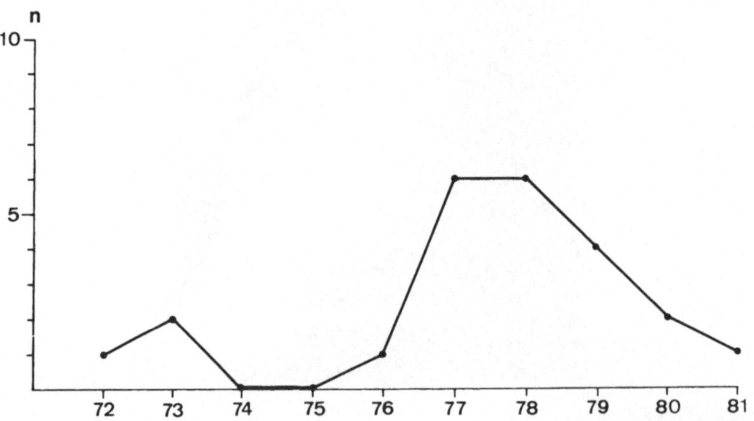

Abb. 2. Operativ versorgte Schulterverletzung mit Gefäßbeteiligung (n = 23), 1.8.70–
31.7.81

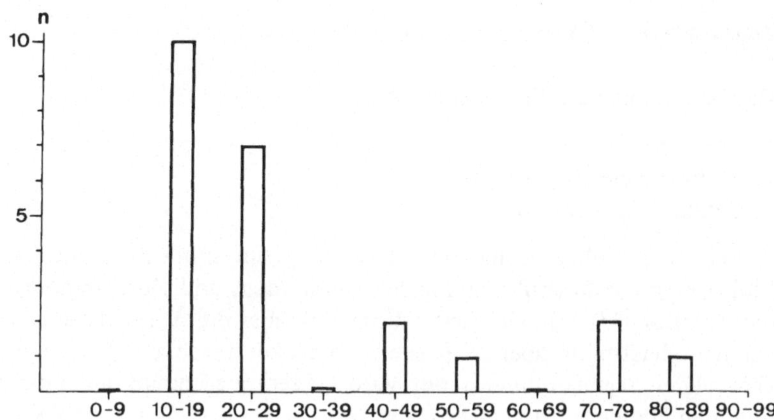

Abb. 3. Altersverteilung bei 23 Schulterverletzungen mit Gefäßbeteiligung (1.1.72–31.7.81)

Tabelle 1. Unfallmechanismus bei 23 Schulterverletzungen mit Gefäßbeteiligung (1.8.70–31.7.81; Reg.Nr.: 1–5720)

Arbeitsunfall	Häusl. Unfall	Verkehr	Spiel und Sport
4	1	18	0
(17,5%)	(4,5%)	(78%)	
		Auto 0	
		Motorrad 91%	
		Fußgänger 9%	

die auffällige Häufung derartiger Verletzungen in den letzten Jahren gibt die Analyse der Unfallursachen (Tabelle 1). In fast 80% der Fälle lag ein Verkehrsunfall vor, hiervon wiederum fast nur Motorrad- oder Mopedfahrer. Der ungeschützte Zweiradfahrer ist demnach geradezu prädestiniert für schwere Kombinationsverletzungen im Schulterbereich. Neben dem direkten Trauma durch Aufprall stehen die Ausrißverletzungen durch Distraktion im Vordergrund. Die costoclaviculäre Enge oder der luxierte Humeruskopf als Hypomochleon führen zur Intimadissektion und Thrombose in der A. subclavia bzw. axillaris. Die *Schwere des stattgehabten Traumas* findet ihren Niederschlag in der Tatsache, daß 61% der Patienten eine *gleichzeitige Plexusschädigung*, totaler oder partieller Ausriß, aufwiesen.

Eine komplette Ischämie aber lag regelmäßig nur dann vor, wenn neben der A. subclavia oder axillaris zusätzlich die A. brachialis verletzt wurde oder Gerinnsel in die Peripherie abgeschwemmt waren.

Zugangswege und Versorgung der Gefäßverletzung

Die Versorgung derartiger Kombinationsverletzungen richtet sich nach der Maxime:

1. Blutungskontrolle,
2. übungsstabile Osteosynthese,
3. Gefäßrekonstruktion.

Für die A. subclavia hat sich als Zugang eine supraclaviculäre Incision bewährt. Nach Einkerbung des Musculus sternocleidomastoideus und Durchtrennung des Musculus scalenus anterior läßt sich ein breiter Überblick über die A. subclavia in der Scalenuslücke gewinnen, gleichzeitig aber auch über den Plexus brachialis. Ist die A. subclavia im costoclaviculären Segment durchtrennt, wird der zentrale Stumpf durch die A. mammaria interna und den Truncus thyreo-cervicalis in seiner Lage fixiert und kann sich nicht in die Thoraxapertur retrahieren. Die Endstrecke der A. subclavia ist erreichbar über eine Incision in der Mohrenheimschen Grube mit Durchtrennung des Musculus pectoralis minor. Eine Osteotomie der Clavicula, wie sie teilweise empfohlen wird [3], ist nach unseren Erfahrungen überflüssig und verlängert den Eingriff unnötig.

Die A. axillaris wird durch einen Längsschnitt in zentraler Fortsetzung des Sulcus bicipitis aufgesucht. Bei Bedarf kann diese Incision nach zentral erweitert werden, entlang dem Rand des Musculus pectoralis maior. Mit diesen Incisionen kann die A. subclavia von der Thoraxapertur bis zum Oberarm problemlos dargestellt bzw. rekonstruiert werden. Durchgehende Hautschnitte von der Fossa supraclavicularis bis zum Oberarm sollten wegen der Möglichkeit von Kontrakturen und des kosmetisch unbefriedigenden Ergebnisses vermieden werden.

Rekonstruktionsverfahren

Ziel der Operation muß es sein, möglichst eine primäre Vereinigung der Gefäßstümpfe zu erreichen. Deshalb sparsame Resektion der Arterienstümpfe, Eingehen mit dem Ballonkatheter zentral und in den peripheren Schenkel. Damit wird einerseits vorhandenes Thrombenmaterial entfernt und zum anderen das Gefäß aufgedehnt. Die A. subclavia und axillaris lassen sich bei Defekten von 1–2 cm problemlos so weit mobilisieren, daß hier noch eine ausreichend spannungsfreie Anastomose durchgeführt werden kann. Unabdingbar ist eine intraoperative *Kontrolle der Gefäßperipherie* durch *Angiographie*; nur so kann die Offenheit des Gefäßes zuverlässig dokumentiert werden. Für die Anticoagulation bevorzugen wir eine regionale Heparinisierung des zuführenden und abführenden Gefäßschenkels. Basierend auf den Berichtsfällen stehen an Rekonstruktionsprinzipien im Vordergrund die End-zu-End-Naht und die Interposition eines Transplantates (autolog; alloplastisch). Die A. subclavia hat erfahrungsgemäß ein Kaliber von 5–8 mm. Bei angeschrägter Anastomosierung der Gefäßstümpfe mit Distanznaht bestehen hier normalerweise keine nahttechnischen Probleme.

Langstreckige Intimadissektionen oder Zerreißungen der Gefäßwand erfordern eine Resektion des verletzten Gefäßareals und die Überbrückung des Defektes durch ein Transplantat. Abhängig vom Kaliber der aufgefundenen Arterie benutzen wir die autologe V. saphena magna oder Kunststoffprothesen (Dacronvelour, PTFE) (Abb. 4). Die Einhei-

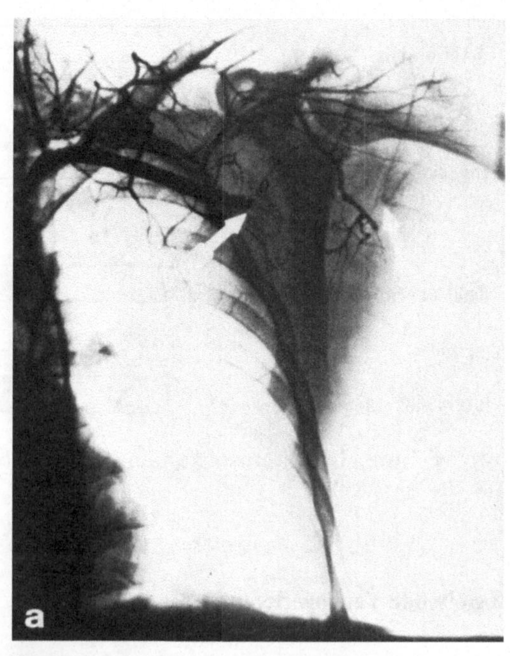

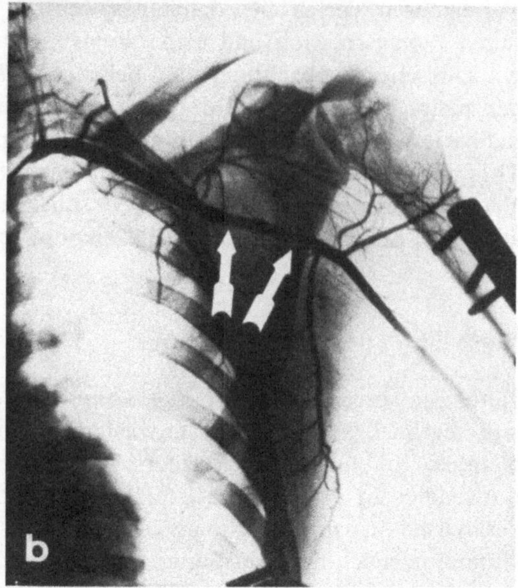

Abb. 4. a 18jähriger Patient. Motorradunfall. Fraktur des linken Humerus im Schaftbereich. Distraktionstrauma mit Abriß der A. axillaris und partieller Plexusschädigung. **b** Kontrollangiographie nach Osteosynthese der Humerusfraktur und Rekonstruktion der A. axillaris durch ein 5 cm langes Veneninterponat (V. saphena magna)

lung der Gefäßprothesen zeigte trotz des meist vorhandenen Weichteiltraumas keine Schwierigkeiten.

Die durchgeführten Rekonstruktionen gehen nach Technik und Anzahl aus Abb. 5 hervor.

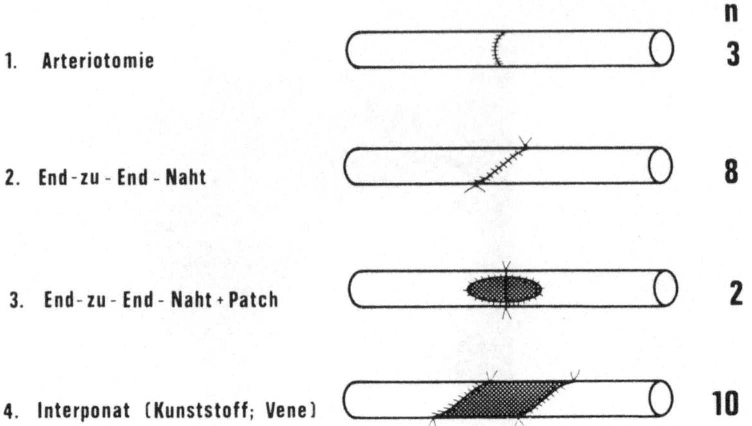

Abb. 5. Rekonstruktionsverfahren bei 23 Schulterverletzungen mit Gefäßbeteiligung (1.8.70–31.7.81)

Begleitende Venenverletzung

Verletzungen der großen Leitvenen zentral des Ellenbogens sollten nach Möglichkeit durch Rekonstruktion und nicht durch Ligatur versorgt werden. Aus tierexperimentellen wie klinischen Beobachtungen ist bekannt, daß die Ligatur der Hauptvene einer Gliedmaße den peripheren Widerstand drastisch erhöht und damit der arterielle Einstrom um ca. 40% reduziert wird. Folge davon ist eine Perfusionsminderung in der Peripherie, die zur Re-Thrombosierung führen kann. Bei den hier referierten Fällen lag dreimal eine begleitende Venenverletzung vor, zweimal die V. subclavia und einmal die V. axillaris. Diese wurden alle durch End-zu-End-Naht mit Einzelknopf versorgt.

Ergebnisse

Unter den vorgenannten Kriterien konnte bei den Verletzungen der A. subclavia und axillaris regelmäßig eine Strombahnwiederherstellung erreicht werden, womit auch eine problemlose Frakturheilung gesichert war. Es waren insgesamt 2 sekundäre Amputationen notwendig: im ersten Fall bei fortbestehender Ischämie im Unterarm, bedingt durch eine zusätzliche massive Weichteilquetschung und im zweiten Fall bei massivem Infekt im Unterarmbereich nach versorgter zusätzlicher drittgradiger offener Fraktur. Hieraus ergibt sich eine Amputationsrate von 9%. Von unseren Patienten verstarben im postoperativen Verlauf nach unterschiedlichen Zeiten 2, wobei der Tod nicht auf Komplikationen nach der lokalen Schädigung im Schulterbereich zurückzuführen war, sondern auf ein multiples Organversagen bei Polytraumatisierung.

Wenngleich somit bei 21 überlebenden Patienten die Strombahn wieder völlig hergestellt war, hing das funktionelle Spätergebnis der rekonstruierten Gliedmaße weniger von der Qualität der arteriellen oder venösen Rekonstruktion ab, sondern vielmehr vom Grad der Schädigung des Plexus brachialis. Obwohl die arteriellen und venösen Anastomosen keine Probleme mehr darstellen und selbst Großreplantationen möglich sind, bleibt die Gliedmaße eine funktionslose Attrappe, wenn keine Innervation der Muskulatur und Schutzsensibilität mehr vorhanden ist.

Zusammenfassung

Schulterverletzungen mit Gefäßbeteiligung finden sich überwiegend bei Zweiradunfällen.

Bei derartigem Unfallmechanismus ist eine genaue angiologische Abklärung bei Aufnahme des Verunfallten notwendig und die operative Revision der verletzten Strombahn unverzüglich durchzuführen.

Gefäßverletzungen der A. subclavia und der A. axillaris können regelmäßig mit End-zu-End-Naht oder Interponat rekonstruiert werden.

Das funktionelle Spätergebnis hängt weitgehend davon ab, ob eine Mitschädigung des Plexus brachialis vorliegt.

Literatur

1. Buri P (1973) Traumatologie der Blutgefäße. Huber, Bern Stuttgart Wien
2. DeBakey ME, Simeone FA (1946) Battle injuries of the arteries during the second World War. Ann Surg 123:534
3. Denck H (1976) Chirurgie der peripheren Aneurysmen. In: J. Vollmar, F.P. Nobbe: Arterio-venöse Fisteln – Dilatierende Arteriopathien. Thieme, Stuttgart
4. Oberlinner R, Maurer PC, Prokscha GW (1977) Verletzungen von A. und V. subclavia bei Klavikulafrakturen. VASA 6:381
5. Rich NM, Baugh JH, Hughes CW (1970) Acute arterial injuries in Vietnam: 1000 cases. J Trauma 10:359
6. Vollmar J (1975) Rekonstruktive Chirurgie der Arterien. Thieme, Stuttgart
7. Vollmar J, Yung M (1976) Kombinierte Gefäß- und Knochenverletzungen. Akt Traumat 6:309

Nervenverletzungen an der Schulter

W. Spier

Nervenschäden bei frischen Schulterverletzungen sind laut Statistik häufiger, als man nach der täglichen Erfahrung annehmen sollte. So fand Pasila [6] bei 238 frischen Schulterverrenkungen Plexusläsionen in 12% und Schäden des Nervus axillaris in 9% der Fälle. Auch London [3] gab 10% axilläre Schäden an. Wenn wir in unserem Krankengut nur ganz vereinzelt bleibende Nervenschäden fanden, so liegt das daran, daß die meisten neurologischen Ausfälle flüchtig sind und bei der ersten klinischen Untersuchung von den Symptomen der Schulterverletzung überlagert werden. Bleibende Plexuslähmungen aber stellen für den Arzt und vor allem den Patienten ein äußerst schwieriges Problem dar.

Der Armplexus entspringt auc C 5 bis Th 1, formiert den Truncus superior, medius und inferior, daraus stammen drei Sekundärstränge, die Faszikel, hieraus wiederum die langen Armnerven, und zwar aus dem hinteren Faszikel der Nervus axillaris und radialis, aus dem lateralen der Nervus musculocutaneus und ein Teil des Nervus medianus und aus dem medialen die andere Hälfte des Medianus und der Nervus ulnaris. Der Plexus nimmt einen sanduhrförmigen Raum zwischen Halswirbelsäule und Schulter ein, seine engste Stelle liegt zwischen Schlüsselbein und erster Rippe.

Offene Verletzungen des Plexus sind verhältnismäßig selten, es handelt sich um Stich-, Schnitt- oder Schußverletzungen. Die Diagnose dürfte in diesen Fällen nicht allzu schwierig sein. Weit häufiger wird der Plexus geschlossen verletzt oder an seinen Wurzeln geschädigt. Nach der Statistik treten 86% der Plexusläsionen nach Verkehrsunfällen auf, dabei sind in 56% Motorradfahrer betroffen. Industrielle Unfälle nehmen die zweite Stelle ein.

Man kann unterscheiden zwischen direkten und Zerrungstraumen. Erstere findet man häufig nach Claviculafrakturen durch direkte Gewalteinwirkung (Abb. 1), auch bewirkt beim Karate der Handkantenschlag auf die Schlüsselbeinmitte eine sofortige Armlähmung.

In aller Regel aber wird der Plexus durch eine abrupte Vergrößerung des Abstandes zwischen Halswirbelsäule und Schulter gezerrt. Dabei sind der Schlag auf die Schulter,

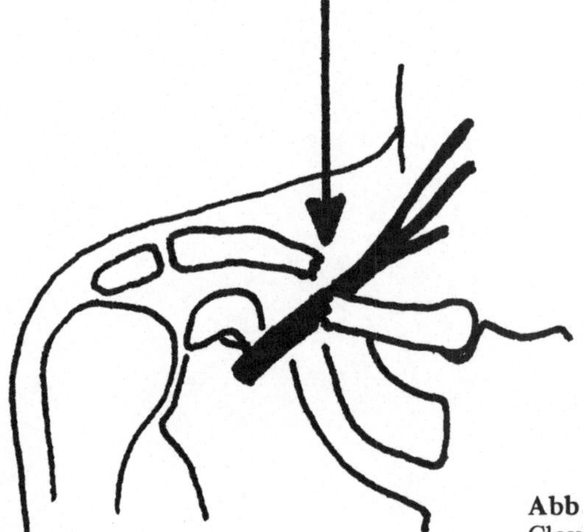

Abb. 1. Direkter Plexusschaden durch dislocierte Clavicularfraktur

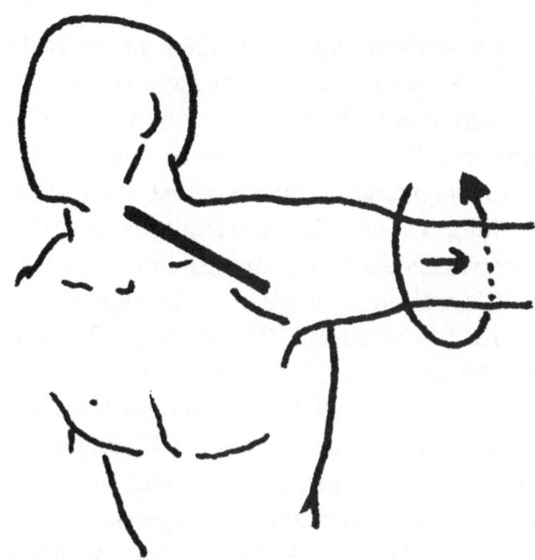

Abb. 2. Zerrung des Plexus durch Längszug und
Rotation des Armes

das Aufpralltrauma mit Verbiegung des Halses nach der Gegenseite und die Längszerrung
des Armes unter gleichzeitiger Rotation zu nennen (Abb. 2). Wird die Schulter nach
caudal gezogen, leiden die oberen Wurzeln und der obere Truncus, ein Zug nach oben/
hinten verletzt die unteren Wurzeln und den Truncus inferior, der seitliche Zug am Arm
schädigt den Truncus intermedius und die Wurzel C 7. Die Zerrung kann die Wurzeln
aus- oder abreißen bzw. den Plexus in seinem Verlauf schädigen. Die individuelle Länge
des Querfortsatzes, der als Hypomochlion fungiert, kann hier maßgeblichen Einfluß auf
die Lokalisation der Läsion nehmen.

Isolierte Axillarisparesen finden sich vor allem nach Schulterluxationen und Oberarmkopffrakturen, besonders dann, wenn es sich um ältere Patienten handelt, deren Dislokation erst verspätet eingerichtet wird. Der Nervus axillaris verläuft unmittelbar am Unter-
rand der Schulterkapsel und gerät bei gewaltsamer Reposition und bei Schulteropera-
tionen in Gefahr. Die schwere Sprengung des Acromioclaviculargelenkes nach Tossy III
läßt die Schulter nach unten sinken und dehnt bisweilen den Plexus über der ersten Rippe.

Die Intensität der Nervenschädigung läßt sich, wie in der Neurologie üblich, grob in
Neurapraxie, Axonotmesis und Neurotmesis einteilen. Seddon [7] unterscheidet differen-
zierter für den Armplexus 5 Grade:

Der erste Grad ist die rein funktionelle Lähmung ohne strukturelle Veränderung des
Nerven. Sie bildet sich rasch, spätestens nach 2 Monaten vollständig zurück.

Beim zweiten Grad sind die Axone unterbrochen, die innere Architektur des Nerven
jedoch erhalten. Mit einer Erholung ist, allerdings erst nach langen Monaten, zu rechnen,
wenn die Axone an den Einsatzort vorgewachsen sind. Die kleinen Handmuskeln erholen
sich meist nicht mehr.

Beim dritten Grad ist die innere bindegewebige Struktur des Nerven zerstört, es bilden
sich intraneurale Narben, welche oft längere Strecken des Nerven veröden. Die Regeneration ist dadurch ganz erheblich erschwert.

Der vierte Grad beinhaltet die scharfe Gewalteinwirkung. Eine Regeneration ist möglich,
Voraussetzung ist die Nervennaht unter dem Mikroskop. Ist der Nerv zerrissen und nicht
scharf durchtrennt, so ist die Prognose wegen der intraneuralen Narben auch nach der
Nervennaht recht zweifelhaft.

Als fünften Grad schließlich nennt Seddon [7] den Ausriß der Nervenwurzel. Eine Naht oder Regeneration ist nicht mehr möglich.

Sehr häufig findet man Kombinationen dieser Schweregrade, man kann also Ausrisse einzelner Wurzeln neben mehr oder weniger schweren Zerrungen von Faszikeln antreffen. Dementsprechend schwierig ist im Frühstadium eine endgültige Diagnose und Prognosestellung. Unmittelbar posttraumatisch findet man meist eine totale Parese, aus der sich oft zwei verschiedene Lähmungsbilder herausbilden:

Die weitaus häufigere obere Plexusparese nach Duchenne-Erb, welche die von den Wurzeln C 5/6 versorgten Nerven betrifft und die untere Plexuslähmung nach Klumpke, welche den Wurzeln C 8/Th 1 entspricht.

Selbstverständlich ist eine hochdifferenzierte neurologische Untersuchung nötig, die dem Fachmann überlassen bleibt. Dabei sollte das ganze Rüstzeug moderner neurologischer Diagnostik zum Einsatz kommen, wie Elektroneurographie, Elektromyographie und Myelographie des Halsmarkes. Ausgerissene und retrahierte Wurzeln kann man manchmal im lateralen Halsdreieck tasten, ein positives Tinel-Hofmannsches Zeichen beim Beklopfen kann auf den Ort der Plexusläsion hinweisen.

Besondere Bedeutung kommt der frühzeitigen Diagnose eines Wurzelausrisses zu. Folgende Zeichen weisen darauf hin:

1) Blut im Liquor bei reinen Armzerrungen.
2) Rückenmarksymptome caudal des Halsmarkes.
3) Horner-Syndrom.
4) Leere Wurzeltaschen bei der Myelographie.

Eine absolut sichere Diagnostik ist oft erst durch eine operative Exploration möglich.

Eine primäre operative Therapie der Plexusschädigung kommt nur ausnahmsweise und bei sauberen, scharfen Durchtrennungen in Frage. In solchen Fällen ist meist eine mikroskopische Naht der sichtbaren Stümpfe möglich, von einer Mobilisation und weiteren Exploration ist wegen der Infektionsgefahr abzusehen. Eine frühe Sekundärnaht des Plexus nach Abheilung der Wunde nach 6—8 Wochen verschlechtert die Prognose nicht. Frakturen sollten so früh wie möglich übungsstabil fixiert werden, besonders dann, wenn sie den Plexus von außen komprimieren.

In allen anderen Fällen ist die Therapie zunächst konservativ: Der Arm wird auf einer Abduktionsschiene in leichter Anteversion gelagert, alle gelähmten Gelenke sollten täglich passiv durchbewegt werden. Die gelähmte Schulter sollte man erst nach einigen Wochen, alle anderen Gelenke sofort mobilisieren. Erhalten gebliebene Funktion sollte man aktiv auftrainieren, Streichmassage fördert die Durchblutung der gelähmten Muskeln. Der Dehnungsschmerz läßt sich in der Frühphase durch Neigung des Kopfes nach der verletzten Seite mindern.

Wegen der schnell eintretenden Muskelatrophie, die eine Wiederkehr der Funktion auch bei späterer Regeneration unmöglich machen würde, ist eine direkte elektrische Stimulation der gelähmten Nerven äußerst wichtig. Diese Behandlung sollte man mehrmals täglich bis zum Wiedereintritt der Funktion fortsetzen, was naturgemäß jede Krankengymnastik weit überfordert. Bateman [1] empfiehlt daher ein Reizgerät, das der Patient an festgelegten Punkten selbst ansetzt und dessen Gebrauch in Abständen von 4—6 Wochen vom Therapeuten kontrolliert wird.

Die Verfeinerung mikrochirurgischer Operationstechnik ermöglicht es, eine operative Rekonstruktion auch nach älteren Plexusschäden zu versuchen. Dabei gelten folgende Indikationen:

Bei geschlossenen Plexusläsionen operiert man, wenn 2—3 Monate nach der Verletzung sich weder klinisch noch elektromyographisch eine Restitution anbahnt und wenn optimale personelle und instrumentelle Voraussetzungen vorhanden sind. Es handelt sich stets um mehrstündige mikrochirurgische Eingriffe, die an Erfahrung und Konzentration des Operateurs erhebliche Anforderungen stellen. Nach Infektionen sollte man erheblich länger zuwarten, ein neuerlicher Infekt zerstört den Erfolg jeder Nervenrekonstruktion.

Schußverletzungen sollte man erst nach 4—5 Monaten explorieren.

Steht eine Wurzelrausriß oder -abriß fest, sollte man etwa 2 Monate nach der Verletzung einen Nerventransfer aus einem Intercostalnerv oder dem Nervus accessorius versuchen, um der Muskelatrophie zuvorzukommen. Die Verbindung der genannten Nerven mit den zugehörigen Faszikeln über ein Transplantat läßt jedoch bestenfalls gröbere aktive Motilität und eine gewisse Schutzsensibilität erwarten.

Der Zugang zum Plexus erfordert nicht immer die Osteotomie der Clavicula, allerdings eine breite Freilegung des Plexus von den Wurzeln bis zur Axilla. Die operativen Möglichkeiten am Plexus reichen von der extra- und intraneuralen Neurolyse über die Resektion eines Neuroms bis zur Interpositionsplastik großer Defekte durch Suralistransplantat. Gerät man an ausgedehnte Bindegewebsnarben, ist es besser, nach neurologischer Vordiagnostik die Nervenstümpfe im Gesunden aufzufrischen und durch Transplantate zu überbrücken, als alles Narbengewebe zu entfernen. Steht nur eine intakte Wurzel zur Verfügung, sollte man sie stets mit dem lateralen Faszikel verbinden, um die funktionell wichtigen Nervus musculocutaneus für den Musculus biceps und Nervus medianus zu versorgen. Bei der kompletten Schädigung des Nervus axillaris bringt die Neurolyse in Frühfällen eine Wiederkehr der Funktion, evtl. ist auch hier ein Suralistransplantat bei Fibrosierung des Nerven notwendig. Veraltete Deltoideuslähmungen sind wegen der Überdehnung der Muskulatur prognostisch ungünstig. Causalgiforme Schmerzen lassen sich durch eine Neurolyse kaum je nachhaltig beeinflussen, wesentlich sicherer hilft hier die Sympathektomie, evtl. nach vorheriger Stellatumblockade.

Die Prognose der operativen Eingriffe am Armplexus erfordert größte Zurückhaltung. Mumenthaler [5] berichtet, daß nach zerrungsbedingten Plexusläsionen in zwei Dritteln der Fälle nach mehreren Jahren auch ohne chirurgische Intervention noch Besserungen auftraten, wobei die Rückbildung der Lähmungen oft erst nach einem Jahr einsetzte und über mehr als drei Jahre weiter fortschritt. Eine völlig objektive Beurteilung operativer Ergebnisse stößt also auf Schwierigkeiten. Die Fallzahlen der einzelnen Berichte sind nicht sehr groß.

Millesi [4] veröffentlichte 1973 Ergebnisse an einem größeren Krankengut und berichtet über 10 Patienten mit kompletter und 12 Fälle mit partieller Plexuslähmung. In der ersten Gruppe sah er bei 9 Patienten eine Wiederkehr der Trophik und Schutzsensibilität, bei 6 Verletzten trat auch eine faßbare motorische Funktionsverbesserung ein, wobei allerdings eine nützliche Fingerbeugung nur einmal beobachtet wurde. Bei partieller Lähmung hatten 10 von 12 Verletzten eine Funktionszunahme. Eine Statistik von Kretschmer [2] ist in Tabelle 1 wiedergegeben.

Es sind dies Ergebnisse, die keinen allzu großen Optimismus aufkommen lassen, jedoch bei der Schwere der Beschädigung doch in jedem Falle eine operative Intervention angezeigt erscheinen lassen.

Tabelle 1. Operative Eingriffe bei Schäden am Armplexus (Kretschmer 1981)

Schädigung	Obere Plexuslähmung	16
	Untere Plexuslähmung	11
	Komplette Plexuslähmung	26
Therapie	Primärnaht	1
	Neurolyse	4
	Suralistransplantat	47
Ergebnisse	Verbesserung der Schutzsensibilität	70%
	Motorischer Funktionsgewinn	48%

Ersatzoperationen bei irreparabler Plexusschädigung sind mannigfaltig. Sie setzen zumindest eine Schutzsensibilität des Armes, einen intelligenten und kooperativen Patienten und meist auch ein Lebensalter unter 50 Jahren voraus. Bei oberer Plexusparese mit erhaltener Schulterblattbeweglichkeit liefert die Arthrodese des Schultergelenkes in 60° Abduktion, 30° Anteposition und 40° Außenrotation befriedigende Ergebnisse. Ersatzeingriffe durch Sehnen- und Muskelplastiken sind zahllos und würden den Rahmen dieses Referates sprengen. Lange bestehende Ausfälle korrigieren zu wollen, ist höchst riskant und führt bei Patient und Arzt oft zu großer Enttäuschung, da man eine mühsam erworbene Ordnung zerstört. Eine vollständige Plexuslähmung ohne Sensibilität zwingt manchmal zur Amputation, zu welcher der Patient jedoch psychisch reif sein muß, zumal die prothetische Versorgung äußerst schwierig ist.

Zusammenfassung

Nervenschäden nach Schulterverletzungen sind häufig reversibel. Bleibende Lähmungen des Armplexus stellen eine äußerst schwere Behinderung dar. Scharfe Durchtrennungen des Plexus sind nach mikrochirurgischen Regeln zu nähen. Wenn nach Zerrung im Verlauf von 2–3 Monaten unter konservativer Therapie keine Regeneration eintritt, ist entsprechend dem Lokalbefund eine Neurolyse, eine Sekundärnaht oder ein Nerventransfer angezeigt. Die Prognose ist eher ungünstig.

Literatur

1. Bateman JE (1972) The shoulder and neck. Saunders, Philadelphia
2. Kretschmer H (1981) Nervenplastische Eingriffe bei traumatischen Schädigungen des Plexus brachialis. Neurochirurgia 24:94–97
3. London PS (1971) Treatment and Aftercare for Dislocation of the Shoulder. Physiotherapy 57:2
4. Millesi H, Meissl G, Katzer H (1973) Zur Behandlung der Verletzungen des Plexus brachialis. Bruns Beitr Klin Chir 220:429–446
5. Mumenthaler M, Schliack H (1977) Läsionen peripherer Nerven. Thieme, Stuttgart
6. Pasila M, Jarama H, Kiviluoto O, Sundholm A (1977) Eearly complications of dislocation of the humerus. Acta Orthop Scand 48:551
7. Seddon HJ (1972) Surgical disorders of the peripheral nerves. Churchill Livingstone, Edinburgh London

Verletzungen der Rotatorenmanschette und Begleitverletzungen

Diskussionsbemerkungen und Empfehlungen aller Teilnehmer
Leitung: E. Trojan

Zusammengefaßt und redigiert von A. Rüter und C. Burri

Rotatorenmanschette

Pathophysiologie

Die Sehnen der kurzen Rotatoren reißen häufiger als diejenigen der langen. Ursache ist wahrscheinlich der verminderte Federweg.

Die von den Anatomen als häufig beschriebene Verbindung des Gelenkes mit der Bursa subacromialis ist an sich unphysiologisch. Sie findet sich jedoch häufiger bei 60 bis 70jährigen auf dem Boden degenerativ-arthrotisch ausgelöster Rupturen der Rotatorenmanschette. Dies erklärt die Frequenz ihrer Beobachtung im Präparations- bzw. Sektionsgut, das sich überwiegend auf alte und sehr alte Menschen bezieht.

Diagnostik

Ein eindeutiges klinisches Zeichen für die frische Verletzung gibt es nicht. Jede über einige Tage unverändert bestehende posttraumatische schmerzhafte Bewegungseinschränkung der Schulter muß daher Veranlassung zu einem Arthogramm sein.

Bei veralteten Verletzungen oder spontan einsetzenden Beschwerden kann zunächst der Erfolg konservativer Behandlungsmaßnahmen abgewartet werden.

Ein Vergleich der intraoperativen Befunde mit den Arthogrammen in der Serie von Keyl zeigte, daß röntgenologisch nie falsch-negative Befunde erhoben worden waren. Dagegen fanden sich einige röntgenologisch falsch-positive Diagnosen. Dies waren die Fälle, in denen die Bursa subacromialis weit nach ventral reichte, bei der Punktion des Gelenkes eröffnet worden war und sich dann direkt über die Nadel oder evtl. später über die entstandene Verbindung zum Gelenk mit Kontrastmittel füllte.

Operationsindikation

Alle sicheren frischen Verletzungen der Rotatorenmanschette sollten zum frühestmöglichen Zeitpunkt operativ behandelt werden. Die Prognose des Erfolges ist stark abhängig vom Zeitintervall, da sich sowohl die Rotatoren, wie die immer mitverletzte Kapsel rasch retrahieren und die Rupturstelle degenerativen Veränderungen unterliegt.

Bei den veralteten oder spontan aufgetretenen Verletzungen ist die Indikation in den Fällen gegeben, bei denen nach konservativer Behandlung chronische Schulterbeschwerden bei arthrographisch nachgewiesener Ruptur der Manschette bestehen.

Operationstechnik

Bei frischen Verletzungen Naht der Ruptur, evtl. Sicherung der Sehne auf dem entsprechenden Tuberculum durch Kleinfragmentschraube.

Bei den alten Verletzungen ist die Naht in dem avasculären Gewebe sehr gefährdet.

Ausgedehnte Verlagerungen des M. supraspinatus gehen immer mit der Gefahr einer Schädigung des N. suprascapularis einher. Technisch einfacher und insgesamt sicherer erscheint daher die Versorgung des Defektes durch einen Cutis- oder Duralappen.

Bei allen veralteten Fällen gehört die sorgfältige Erweiterung der subcromialen Passage durch tangentiale Acromiektomie und Durchtrennung des Lig. coraco acromiale unabdingbar zur Rekonstruktion.

Nachbehandlung

Bei frischen Verletzungen Fixierung in Abduktion für 3- 4 Wochen. Auch hier wird ein Thorax- Abduktionsgips meist besser vertragen als eine Schiene.

Bei veralteten Verletzungen und Plastiken Fixierung in dieser Stellung für 4- 6 Wochen.

Begutachtung

Die Zuordnung des geltend gemachten Unfallereignisses macht häufig Schwierigkeiten. Zu berücksichtigen ist in jedem Fall, ob die Schulter röntgenologisch irgendwelche degenerativen Veränderungen, speziell im Sinne einer Periarthritis humero scapularis aufweist, ob vor dem angegebenen Ereignis schon Schulterbeschwerden bestanden und wie sich intraoperativ und histologisch das Gewebe in den Rißrändern darstellt.

Begleitverletzungen

Gefäßschäden: Bei der Seltenheit dieser Verletzung liegen im Teilnehmerkreis keine größeren eigenen Erfahrungen vor.

Bezüglich der Pathophysiologie und Entstehung ist jedoch darauf hinzuweisen, daß diese Gefäßschäden im Schulterbereich häufig als Distraktionsverletzungen entstehen, deren Höhe mit derjenigen einer Fraktur nicht übereinstimmen muß. Am häufigsten ist die Kombination einer proximalen Oberarmfraktur und einer weiter körpernah liegenden Gefäßverletzung.

Nervenschäden: Auch hier fehlen größere persönliche Erfahrungen der Diskussionsteilnehmer. Bedeutung wird jedoch auf die Empfehlung geleg, daß eine Nachbehandlung durch Elekrotherapie nach Rekonstruktionsversuchen nur sinnvoll sein kann, wenn diese konsequent durchgeführt wird. Hierbei sind die einzelnen Sitzungen auf 2—3 min. pro gereizte Muskelgruppe zu beschränken, da danach der Muskel zu stark ermüdet.

Optimal wäre es, diese Behandlung 6—8 mal täglich durchzuführen. Dies läßt sich in Wirklichkeit wohl nicht erreichen. Eine tatsächliche Effektivität ist jedoch nur bei mindestens 3—4 Behandlungsphasen pro Tag - einschließlich der Wochenenden - zu erwarten.

Eine Restitutio ad integrum nach Plexusdurchtrennung und Rekonstruktion wurde noch nie erreicht. Vor der Alternative der Amputation eines funktionslosen Armes nach Plexusverletzung sind jedoch bereits geringe Bewegungen bei wiedergekehrter Schutzsensibilität als Erfolg zu werten, der alle Rekonstruktionsmaßnahmen rechtfertigt.

Hefte zur Unfallheilkunde

Beihefte zur Zeitschrift „Unfallheilkunde/Traumatology"
Herausgeber: J. Rehn, L. Schweiberer

135. Heft: M. Weinreich
Der Verkehrsunfall des Fußgängers
Ergebnisse einer Analyse von 2000 Unfällen
1979. 38 Abbildungen, 4 Tabellen. VII, 62 Seiten
DM 36,-. ISBN 3-540-09217-X

136. Heft: F. E. Müller
Die Infektion der Brandwunde
1979. 18 Abbildungen, 12 Tabellen. IX, 57 Seiten
DM 32,-. ISBN 3-540-09354-0

137. Heft: H. Jahna, H. Wittich, H. Hartenstein
Der distale Stauchungsbruch der Tibia
Ergebnisse von 583 frischen Fällen
1979. 106 Abbildungen, 46 Tabellen.
VIII, 136 Seiten
DM 58,-. ISBN 3-540-09435-0

138. Heft:
**42. Jahrestagung der Deutschen
Gesellschaft für Unfallheilkunde e. V.**
23. bis 25. November 1978, Berlin
Kongreßthemen: Offene Verletzungen – Infektionen nach offenen Verletzungen – Begleitbehandlung von Verletzungen in der Früh- und Spätphase – Experimentelle Unfallchirurgie
Kongreßbericht im Auftrag des Vorstandes zusammengestellt von J. Probst
1979. 143 Abbildungen, 62 Tabellen.
XXI, 397 Seiten
DM 98,-. ISBN 3-540-09494-6

139. Heft: U. Lanz
Ischämische Muskelnekrosen
1979. 34 Abbildungen, 11 Tabellen.
VII, 72 Seiten
DM 38,-. ISBN 3-540-09436-9

140. Heft:
**Frakturen und Luxationen im
Beckenbereich**
12. Reisensburger Workshop zu Ehren von
A. N. Witt, 15.–17. Februar 1979
Herausgeber: C. Burri, A. Rüter
Unter Mitarbeit zahlreicher Fachwissenschaftler
1979. 1 Porträt, 136 Abbildungen, 87 Tabellen.
XIII, 262 Seiten
DM 58,-. ISBN 3-540-09647-7

141. Heft:
**14. Tagung der Österreichischen
Gesellschaft für Unfallchirurgie**
6. bis 7. Oktober 1978, Salzburg
Kongreßbericht im Auftrag des Vorstandes zusammengestellt von A. Titze
1980. 281 Abbildungen, 74 Tabellen.
XVII, 319 Seiten
DM 108,-. ISBN 3-540-09878-X

142. Heft: P. Hertel
**Verletzungen und Spannung von
Kniebändern**
Experimentelle Studie
1980. 61 Abbildungen, 25 Tabellen.
VII, 94 Seiten
DM 40,-. ISBN 3-540-09847-X

143. Heft:
**Antibiotica-Prophylaxe in der
Traumatologie**
Von D. Stolle, P. Naumann, K. Kremer, D. A. Loose
1980. 1 Abbildung, 7 Tabellen. IX, 55 Seiten
DM 23,-. ISBN 3-540-09851-8

144. Heft: J. Harms, E. Mäusle
**Biokompatibilität von Implantaten
in der Orthopädie**
1980. 63 Abbildungen, 12 Tabellen.
IX, 119 Seiten
DM 54,-. ISBN 3-540-09852-6

145. Heft: G. Lob
**Chronische posttraumatische
Osteomyelitis**
Tierexperimentelle und klinische Untersuchungen zu einer oralen antibakteriellen Vaccination
1980. 19 Abbildungen, 23 Tabellen.
IX, 108 Seiten
DM 48,-. ISBN 3-540-09946-8

146. Heft: J. Rehn, H. P. Harrfeldt
**Behandlungsfehler und Haftpflicht-
schäden in der Unfallchirurgie**
1980. V, 40 Seiten
DM 15,-. ISBN 3-540-09896-8

147. Heft: L.-J. Lugger
Der Wadenbeinschaft
1981. 69 Abbildungen, 10 Tabellen.
VIII, 100 Seiten
DM 38,-. ISBN 3-540-10421-6

Springer-Verlag
Berlin Heidelberg New York

Hefte zur Unfallheilkunde

Beihefte zur Zeitschrift „Unfallheilkunde/Traumatology"
Herausgeber: J. Rehn, L. Schweiberer

148. Heft:
3. Deutsch-Österreichisch-Schweizerische Unfalltagung in Wien
3. bis 6. Oktober 1979
43. Jahrestagung der Deutschen Gesellschaft für Unfallheilkunde e.V.
15. Jahrestagung der Österreichischen Gesellschaft für Unfallchirurgie
65. Jahresversammlung der Schweizerischen Gesellschaft für Unfallmedizin und Berufskrankheiten
Kongreßbericht zusammengestellt von V. Vécsei, J. Probst, C. A. Richon
1980. 313 Abbildungen, 251 Tabellen.
XLVII, 895 Seiten (42 Seiten in Englisch)
DM 136,-. ISBN 3-540-10156-X

149. Heft:
Verletzungen der Wirbelsäule
13. Reisensburger Workshop zu Ehren von H. Willenegger
14. bis 16. Februar 1980
Herausgeber: C. Burri, A. Rüter
Unter Mitarbeit zahlreicher Fachwissenschaftler
1980. 1 Porträt, 168 Abbildungen, 38 Tabellen.
XIII, 270 Seiten
DM 64,-. ISBN 3-540-10202-7

150. Heft: E. Jonasch, E. Bertel.
Verletzungen bei Kindern bis zum 14. Lebensjahr
Medizinisch-statistische Studie über 263 166 Verletzte
1981. 5 Abbildungen, 188 Tabellen.
XI, 146 Seiten
DM 42,-. ISBN 3-540-10476-3

151. Heft: R. Kleining:
Der Fixateur-externe an der Tibia
Biomechanische Untersuchungen
1981. 78 Abbildungen, 12 Tabellen.
VII, 85 Seiten
DM 34,-. ISBN 3-540-10665-0

152. Heft: F. Klapp
Diaphysäre und metaphysäre Verletzungen im Wachstumsalter
Eine experimentelle Studie
1981. 51 zum Teil farbige Abbildungen in 106 Einzeldarstellungen. VII, 77 Seiten
DM 49,-
ISBN 3-540-10760-6

153. Heft:
44. Jahrestagung der Deutschen Gesellschaft für Unfallheilkunde e.V.
19. bis 22 November 1980, Berlin
Kongreßbericht im Auftrage des Vorstandes zusammengestellt von J. Probst, A. Pannike
1981. 184 Abbildungen. XXIV, 531 Seiten
DM 128,-
ISBN 3-540-10926-9

154 Heft:
F. Eitel
Indikation zur operativen Frakturenbehandlung
Experimentalchirurgische und klinische Aspekte
1981. 38 Abbildungen. VIII, 88 Seiten
DM 36,-
ISBN 3-540-10995-1

155. Heft:
Verletzungen des Ellbogens
14. Reisenburger Workshop
19.-21. Februar 1981
Herausgeber: C. Burri, A. Rüter
Unter Mitarbeiter zahlreicher Fachwissenschaftler
1982. 213 Abbildungen.
XIII, 325 Seiten
DM 98,-. ISBN 3-540-11028-3

157. Heft:
16. Jahrestagung der Österreichischen Gesellschaft für Unfallchirurgie
3.-4. 10. 1981
Kongreßbericht im Auftrag des Vorstandes zusammengestellt von J. Poigenfürst
1982. Etwa 244 Abbildungen, etwa 97 Tabellen. Etwa 420 Seiten
DM 128,-. ISBN 3-540-11387-8

158. Heft:
45. Jahrestagung der Deutschen Gesellschaft für Unfallheilkunde e.V.
22. bis 25. November 1981, Berlin
Kongreßbericht im Auftrage des Vorstandes zusammengestellt von A. Pannike
1982. Etwa 260 Abbildungen. Etwa 728 Seiten
DM 168,-. ISBN 3-540-11718-0

Springer-Verlag Berlin Heidelberg New York